食事療法はじめの一歩シリーズ

消化がよく胃腸にやさしい

胃・十二指腸潰瘍の安心ごはん

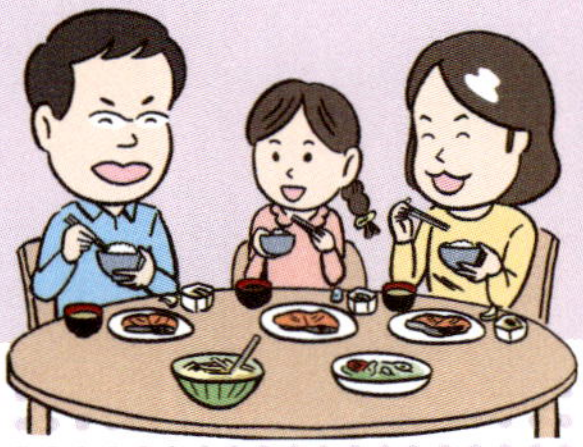

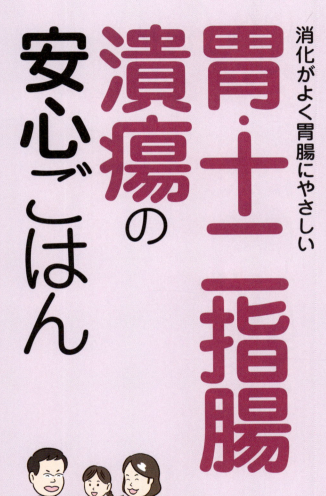

女子栄養大学出版部

おすすめです

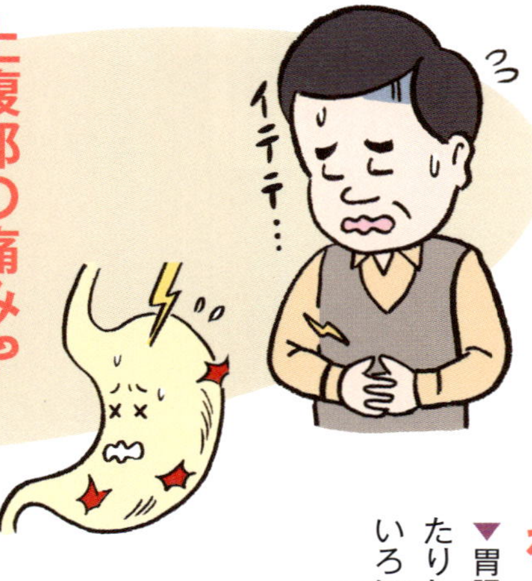

上腹部の痛みや胃の膨満感など、気になる症状が……

▼この本では、胃・十二指腸潰瘍の原因や症状、治療法について、また、似た症状や関連する病気についても概要を解説しています。

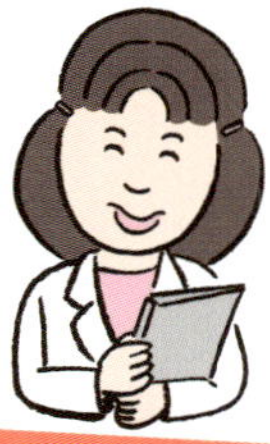

痛みなどの症状があるとき、なにを食べたらいいのかわからない

▼胃腸に不快な症状を感じたり、食欲が減退したりしているときにとりやすい料理や飲み物をいろいろ紹介しています。

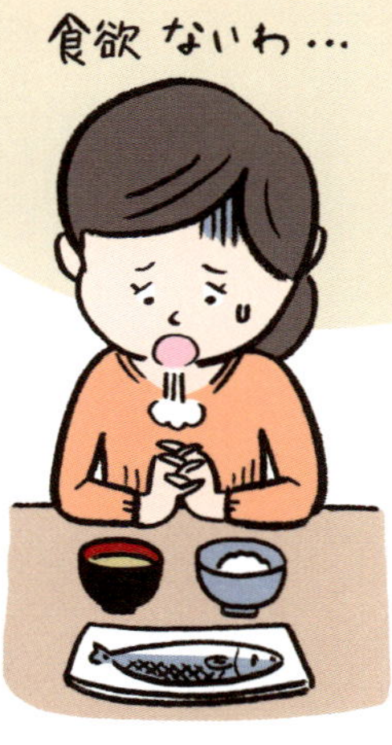

潰瘍を治すには、どんな食事をとればいいのか知りたい！

▼傷んだ胃腸粘膜の回復を早める食生活や栄養のポイントをお伝えするとともに、献立や一品料理例をたくさん載せました。

本書を手にした方へ

胃潰瘍、十二指腸潰瘍などの消化性潰瘍にかかる日本人は、近年はピロリ菌の除菌によって年々大きく減ってきています。しかし、3年ごとに行われる厚生労働省の平成23年「患者調査」をみると、今も40万人ほど患者さんがいます。

胃のあたりが重い、痛い、などの症状が続くと、気持ちも重くなり、食事もとりにくくなりますね。また、なにか食べたほうがよいと思っても、なにを食べたらよいのかよくわからない、という人が少なくないでしょう。お医者さんは「消化のよいものを」と言われると思いますが、さて、消化のよいものって具体的にはなんだろう、と疑問に感じることもあるのではないでしょうか。

そこで、胃・十二指腸潰瘍を主と

この本は、こんな人に

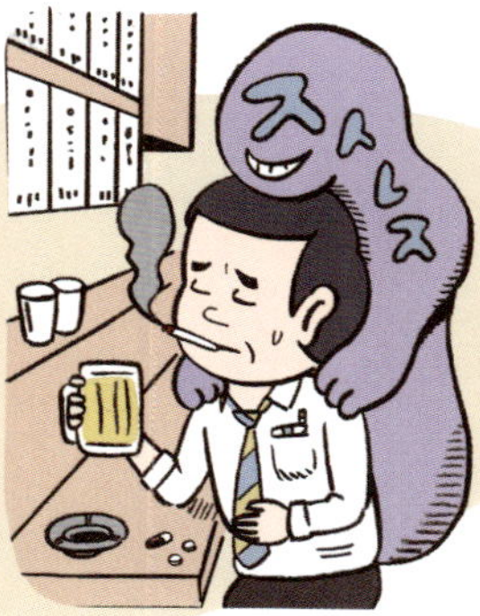

病気や食生活で、気にかかることがいろいろある……

▼病気や食事療法に関する解説に加えて、Q&Aでもいろいろなギモンにお答えしています。

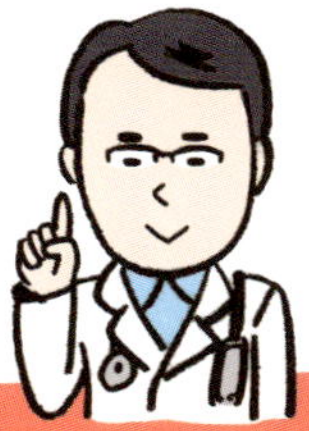

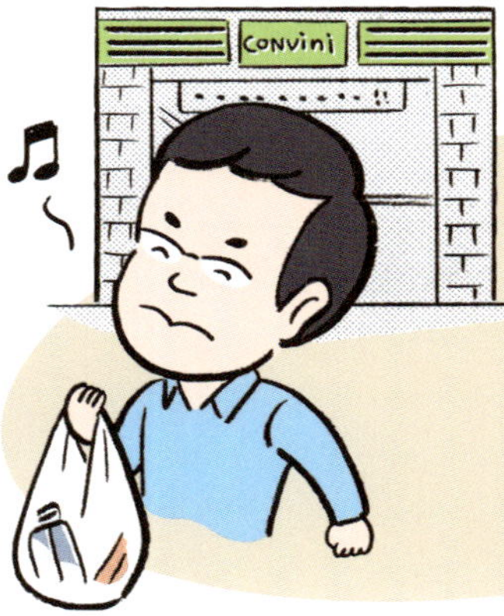

料理はどうも苦手で……

▼ほとんどの料理は、調理に不慣れな人でも簡単に作れます。また、外食や市販のお総菜の選び方アドバイスもご参考に。

した胃腸障害がある人のために、病気の説明、食生活の注意、そして、実際の献立例や料理例の数々を、この本の中に収めました。食事でたいせつなのは、「胃腸に負担をかけずに、胃腸の健康をとりもどす」ことです。これは潰瘍だけでなく、胃炎や胃食道逆流症、胃がん治療後などにも共通するので、そうした病気の方々にも参考にしていただけます。

潰瘍が治れば普通の食事にしてかまいませんが、暴飲暴食や不規則な食生活は、再発や別の病気の一因にもなります。栄養バランスや食事時間などの注意は、健康全般を守る基本でもあるので、ぜひ習慣として続けていただきたいと思います。この本が、みなさまの健康増進のお役に立てば幸いです。

順天堂大学医学部附属浦安病院
栄養科　管理栄養士
髙橋徳江

CONTENTS

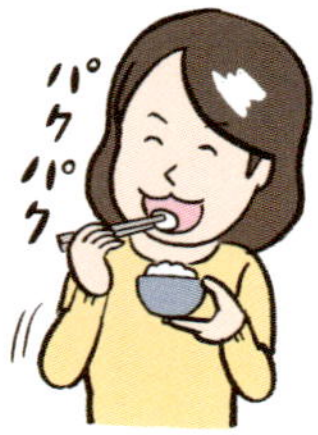

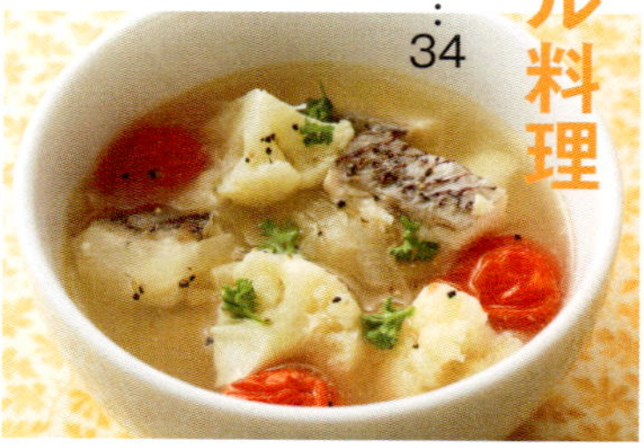

第3章 胃腸にやさしい1日の献立

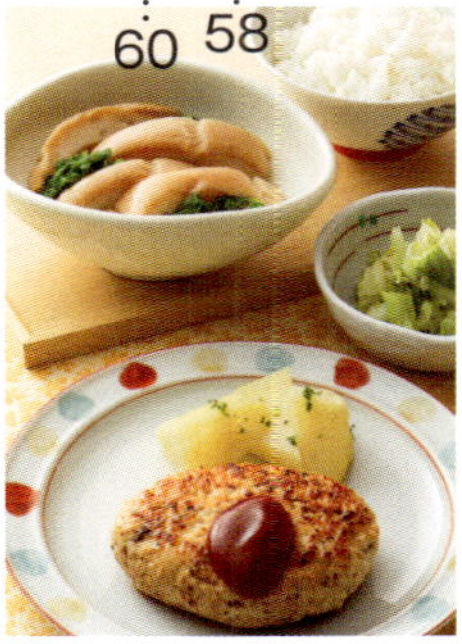

第4章 胃腸を元気にする一品料理

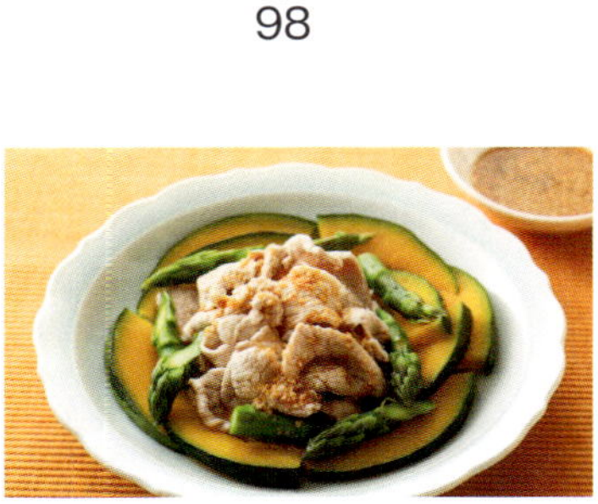

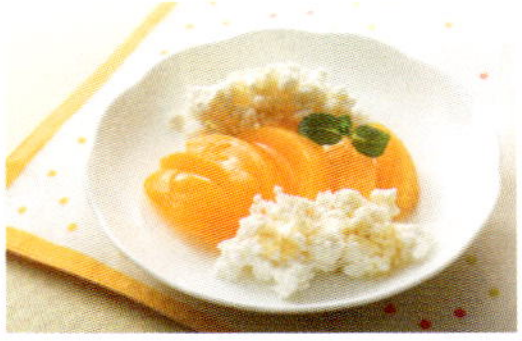

本書の使い方

レシピについて

1人分のエネルギー、たんぱく質、塩分を紹介（詳しくは下記参照）

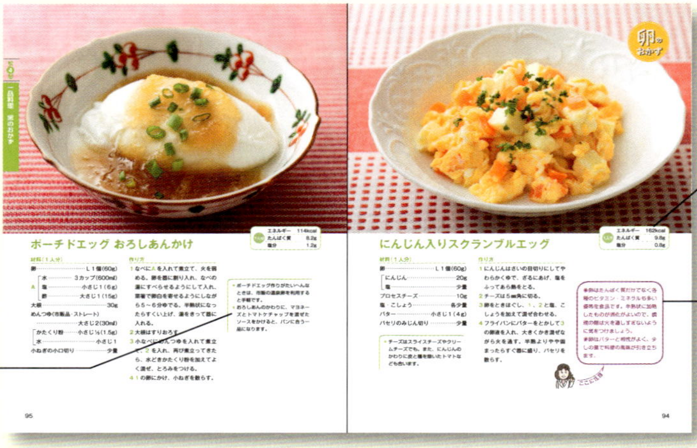

材料や調理法の代替ヒントなどを紹介

「ここに注目」料理や献立のポイント（胃腸への影響を考えた工夫点、栄養面の特徴など）を紹介

- 食品（肉、魚介、野菜、くだものなど）の重量は、特に表記がない場合は、すべて正味重量です。正味重量とは、皮、骨、殻、芯、種など、食べない部分を除いた、実際に口に入る重量のことです。
- 材料の計量は、標準計量カップ・スプーンを使用しました。大さじ1＝15mℓ、小さじ1＝5mℓ、1カップ＝200mℓが基準です。
- フライパンはフッ素樹脂加工のものを使用しました。
- 電子レンジは、600Wのものを使用しました。お使いの電子レンジのW数がこれより小さい場合は加熱時間を長めに、大きい場合は短めにしてください。
- 調味料は特に表記のない場合は、塩＝精製塩（食塩）、砂糖＝上白糖、酢＝穀物酢、しょうゆ＝濃口しょうゆ、みそ＝淡い色のみそを使っています。
- だしはこんぶやカツオ節でとったものです。だしのもとを使ってもかまいません。

そのほかの表記について

脂質と脂肪

「脂質」と「脂肪」には明確な違いはありませんが、「脂肪」は食べ物に含まれる中性脂肪を、「脂質」は中性脂肪にコレステロールなどを含めたものを指す場合が多くみられます。本書では、栄養素を表す場合は「脂質」とし、「低脂肪」「高脂肪」「乳脂肪」など一般的によく耳にする言葉には「脂肪」を用いています。

エネルギーとカロリー

エネルギーの量を表す単位が、カロリー（cal）。1ℓの水を1度上げるのに必要なエネルギー量が1kcal（キロカロリー）です。本書では、基本的にエネルギーを表す場合は「エネルギー」「エネルギー量」と表記しています。

塩分とは

「塩分」とは、食塩相当量のこと。本書でも「塩分」として表記されている重量は、食塩相当量です。これは、食品に含まれるナトリウム量を合算した値に2.54を掛けたもの。たとえばナトリウム量2.2gの食品の場合は、2.2g×2.54＝5.588（5.6）gとなります。

第1章

胃潰瘍・十二指腸潰瘍の基礎知識

── 病気の解説と食事の注意 ──

胃や十二指腸になぜ潰瘍ができるの？
症状や治療法は？
食事はどんなものをとればよいの？
病気の不安がある人にとってぜひ知っておきたい点について、
最新の情報をお伝えします。

胃・十二指腸の働き

食べ物の通り道、消化管

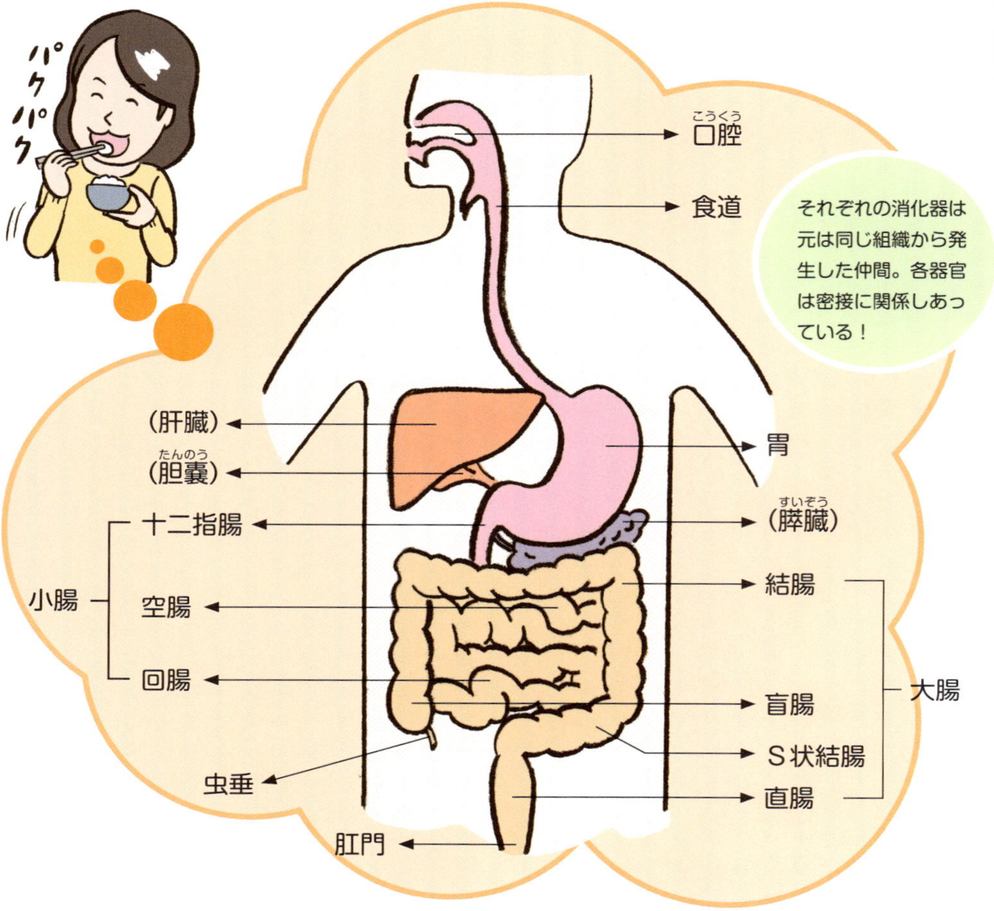
パクパク
口腔《こうくう》
食道
それぞれの消化器は元は同じ組織から発生した仲間。各器官は密接に関係しあっている！
（肝臓）
（胆嚢《たんのう》）
胃
十二指腸
（膵臓《すいぞう》）
小腸
空腸
結腸
回腸
大腸
盲腸
S状結腸
虫垂
直腸
肛門

胃は食べ物の貯蔵と初期消化の器官

口から食道・胃・小腸・大腸・肛門まで、食べ物が通る一本の管を消化管といいます。その一つである胃は、食べたものを一時的に貯蔵し、初期消化をする臓器です。消化管の中で最も内腔が広くて壁も厚く、空腹時は平らですが、食べ物が入ると風船のようにふくらみ、へそより下に下がります。

胃の内壁は伸縮する粘膜のひだでおおわれています。食べ物が唾液とともに胃に入ると、唾液中の消化酵素がでんぷんを、胃液中の胃酸と消化酵素のペプシンがたんぱく質を分解し、同時に胃の蠕動《ぜんどう》運動（収縮する動き）によって食べ物はかゆ状になります。胃の筋肉は効果的に蠕動運動が行えるよう、3層でできています。

胃と十二指腸のつながり

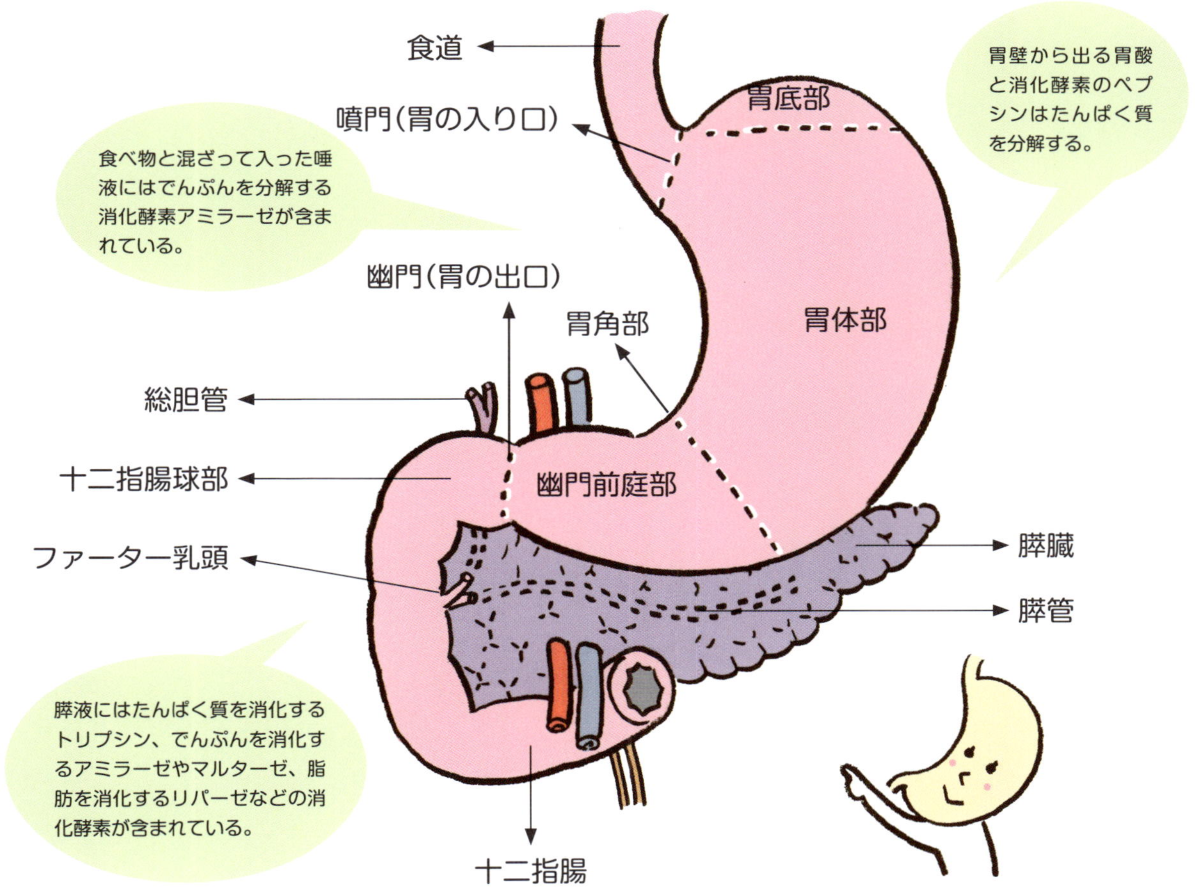

十二指腸は消化吸収のコントロールタワー

かゆ状になった食べ物が胃の出口(幽門)近くに運ばれると、胃に続く小腸の一部、十二指腸に排出されますが、幽門は狭くて少しずつしか排出されず、大部分は胃に押し返されます。これは、小腸の粘膜が刺激に弱いため、胃でよく消化を促すための仕組みです。

十二指腸に入る食べ物は胃酸を含む強い酸性ですが、十二指腸でアルカリ性の分泌液によって中和されます。また、膵臓《すいぞう》からの膵液と胆嚢《たんのう》からの胆汁が、ファーター乳頭という突起から流れてきます。膵液は多くの消化酵素を含み、胃から入った食べ物をさらによく消化し、胆汁は脂肪を吸収しやすくします。また、さまざまなホルモンも分泌され、十二指腸とそれに続く空腸の上部ではミネラルやビタミンの吸収も行われます。十二指腸は、消化吸収のコントロールタワーともいえるでしょう。

病気のことを知ろう②

潰瘍ってなに？ なぜ起こるの？

防御因子と攻撃因子のバランスが問題

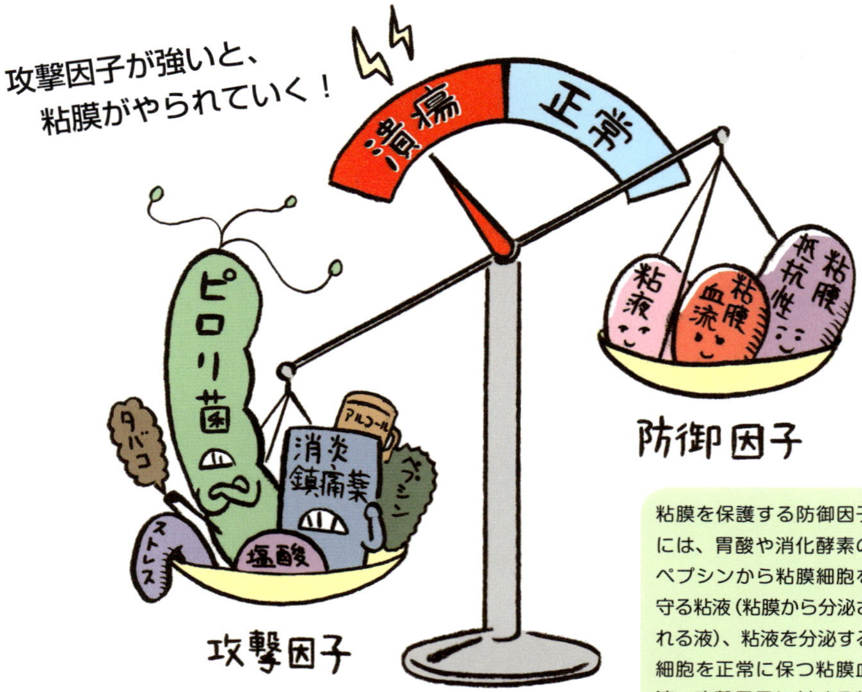

粘膜を保護する防御因子には、胃酸や消化酵素のペプシンから粘膜細胞を守る粘液（粘膜から分泌される液）、粘液を分泌する細胞を正常に保つ粘膜血流、攻撃因子に対する粘膜の抵抗性などがある。

粘膜の攻撃因子の最大のものはピロリ菌。非ステロイド性消炎鎮痛薬、胃酸や消化酵素のペプシンも粘膜の攻撃因子となる。アルコール、たばこの煙、ストレスなども若干関与するとみられる。

患者の80~90%がピロリ菌感染者

胃や十二指腸の壁（粘膜）は、粘膜血流や粘液などさまざまな防御因子で守られており、強い塩酸を含む胃液にも溶かされません。しかし、強い攻撃因子が現れ、防御因子とのバランスが崩れると、粘膜が傷ついて潰瘍を起こすと考えられています。

かつては、攻撃因子として胃酸過多の影響が大きいとされ、胃酸分泌抑制薬による治療が主流でしたが、再発をくり返す例が多く、長期間薬をのみ続ける維持治療が必要でした。

しかし近年では、ピロリ菌感染の影響が大きいとみられています。胃潰瘍・十二指腸潰瘍の患者の80~90%がピロリ菌に感染しており（十二指腸潰瘍では90%以上が感染）、左ページ上

主要な原因はピロリ菌感染

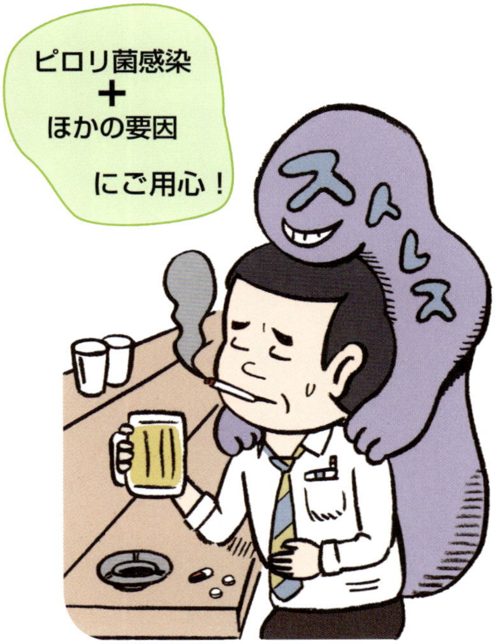
ピロリ菌感染
＋
ほかの要因
にご用心！
ストレス

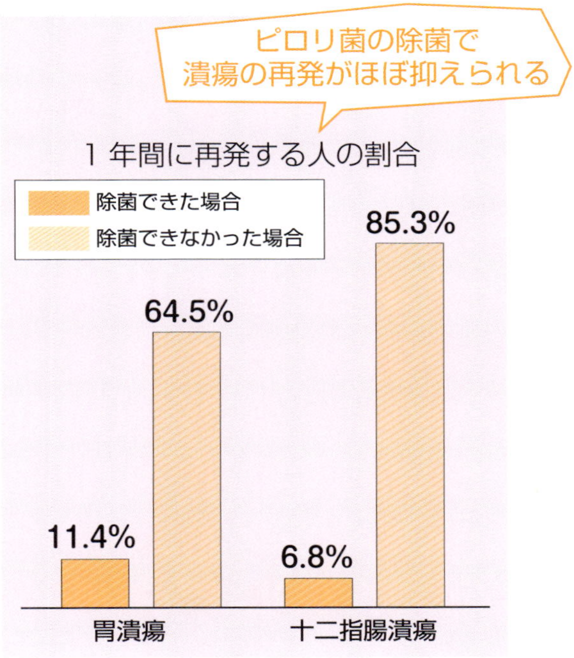
ピロリ菌の除菌で
潰瘍の再発がほぼ抑えられる
1 年間に再発する人の割合
除菌できた場合
除菌できなかった場合
11.4%
64.5%
6.8%
85.3%
胃潰瘍
十二指腸潰瘍

Asaka M,et al:J Gastroenterol 2003

非ステロイド性消炎鎮痛薬とは

アスピリンが最も有名で、かぜ薬や鎮痛薬、低用量（少量）で血栓予防薬などにもよく用いられる。ほかにイブプロフェン、インドメタシンなど数々ある。NSAIDs（エヌセイド、エヌセイズ）とも呼ばれる。

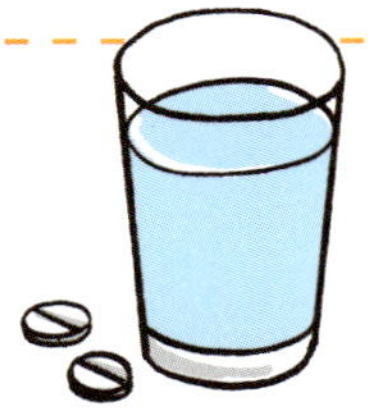

のグラフのように、除菌することによって再発が顕著に抑制されることがわかったのです。日本人のピロリ菌感染者は、約3500万人いるとみられています。

消炎鎮痛薬の影響も ストレスは間接要因

ピロリ菌以外の原因として次に多いのは、かぜや頭痛、腰痛、血栓予防などの治療に用いられる、非ステロイド性消炎鎮痛薬（上参照）などの薬剤の影響です。この場合、気づかないうちに潰瘍が進行してしまうことも少なくないようです。

　ほかの要因としては、過度の飲酒や喫煙、ストレスなどが挙げられます。ただし、非ステロイド性消炎鎮痛薬を除き、ピロリ菌と無関係に潰瘍を起こす可能性は低いと考えられています。一般的には、ピロリ菌感染とそのほかの要因が重なると、潰瘍を起こす危険性がより高くなる、という見解になっています。

病気のことを知ろう③

ピロリ菌ってなに？

クセモノ、ピロリ菌に要注意

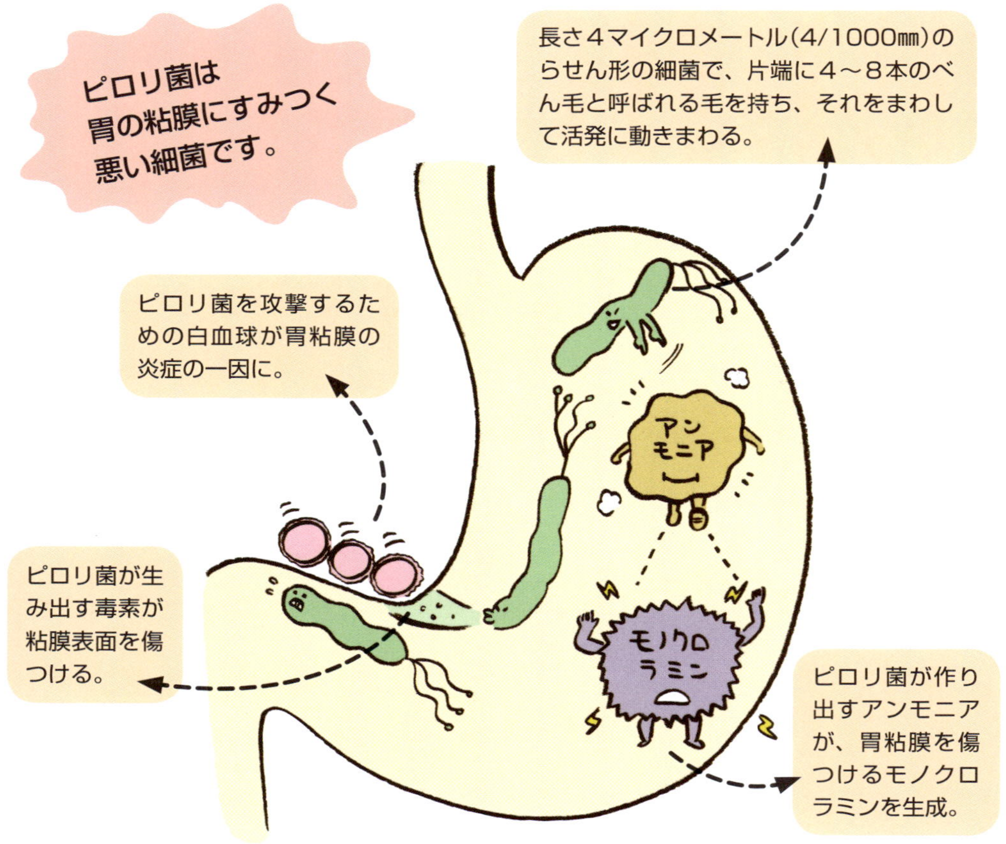
ピロリ菌は胃の粘膜にすみつく悪い細菌です。
長さ４マイクロメートル（4/1000㎜）のらせん形の細菌で、片端に４～８本のべん毛と呼ばれる毛を持ち、それをまわして活発に動きまわる。
ピロリ菌を攻撃するための白血球が胃粘膜の炎症の一因に。
アンモニア
ピロリ菌が生み出す毒素が粘膜表面を傷つける。
モノクロラミン
ピロリ菌が作り出すアンモニアが、胃粘膜を傷つけるモノクロラミンを生成。

胃酸を中和して生きる菌　乳幼児期に感染

胃には強い酸性の胃酸があるため、昔から細菌はいないと考えられていました。ところが、1982年にオーストラリアの学者と医師が胃の粘膜からピロリ菌（正式名ヘリコバクター・ピロリ）の培養に成功し、存在を明らかにしたのです。

　ピロリ菌は、ウレアーゼという酵素によって胃液中の尿素を分解し、アルカリ性のアンモニアを菌の周囲に生成して胃酸を中和することで身を守り、粘液の中で生きています。

　ピロリ菌は乳幼児期に感染しやすく、成人は感染しても定着しにくいものです。飲食物を通しての経口感染が多く、衛生環境のよくない国で感染が多くみられます。日本では上下水道の

ピロリ菌感染が進むと……

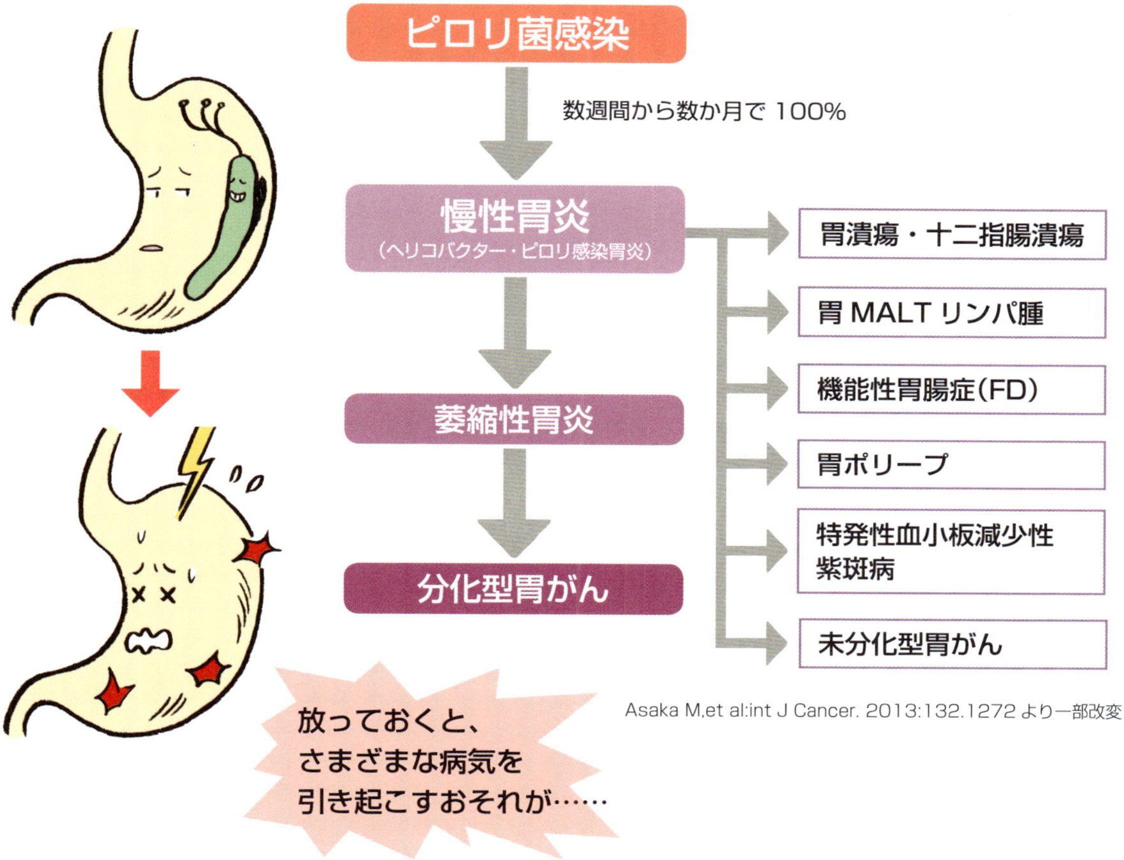

Asaka M,et al:int J Cancer. 2013:132.1272 より一部改変

整備が充分でなかった時代に育った世代に多く、国内の感染者3500万人の約7割は60歳以上とみられています。また、感染者から口移しで食べ物を与えられて感染することもあります。

感染部位が広がると潰瘍や胃がんの原因に

胃の粘膜がピロリ菌に感染すると炎症が起こり、長く続くと感染部位が徐々に広がります。胃粘膜全体に広がると慢性胃炎（ヘリコバクター・ピロリ感染胃炎）となります。これが胃潰瘍、十二指腸潰瘍、萎縮性胃炎などを引き起こす原因となり、一部は胃がんに進展していくことがわかっています（上の表参照）。

なお、ピロリ菌に感染しても潰瘍になる人は感染者の2～3％といわれており、自覚症状もない人が大半です。ただ、感染していると前述のような病気にかかるリスクが高くなるため、日本ヘリコバクター学会では感染者の全員に除菌をすすめています。

病気のことを知ろう④

どんな症状が現れるの？

潰瘍で現れやすい症状

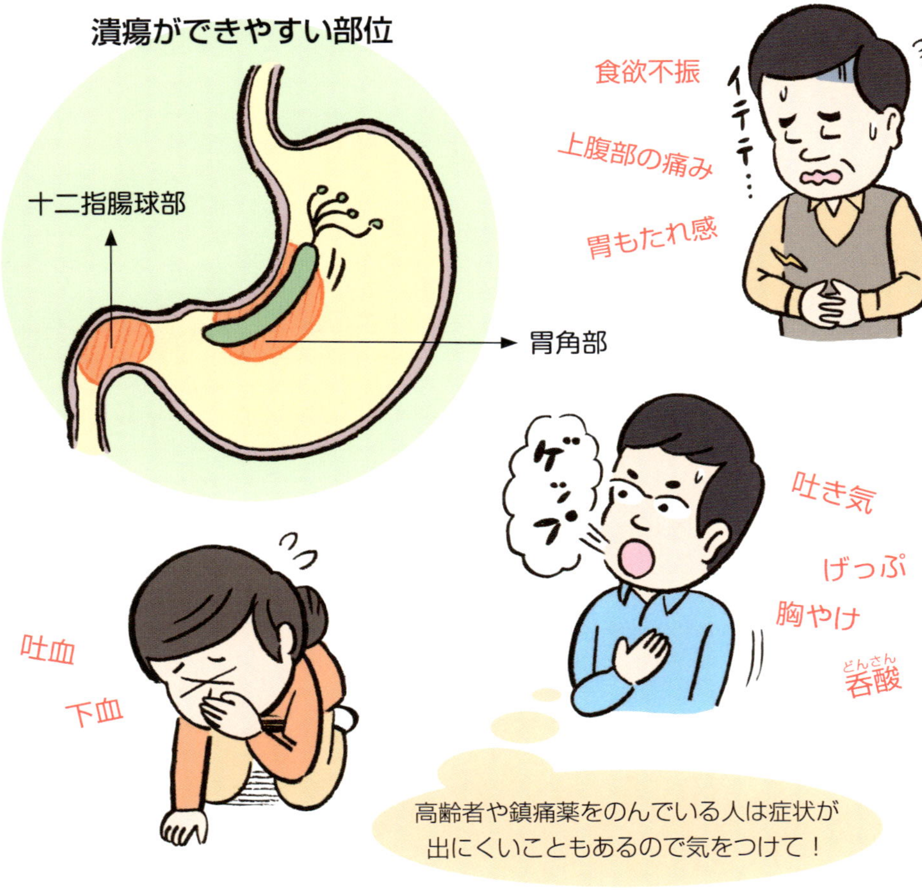

潰瘍ができやすい部位
十二指腸球部
胃角部
食欲不振
上腹部の痛み
胃もたれ感
イテテ…
ゲップ
吐き気
げっぷ
胸やけ
呑酸《どんさん》
吐血
下血
高齢者や鎮痛薬をのんでいる人は症状が
出にくいこともあるので気をつけて！

上腹部の痛みや胸やけ 黒い便に注意

潰瘍は、上の図のように、胃の内側に湾曲した胃角部のあたりや、十二指腸球部によく生じます。症状として現れやすいのは次のようなものです。人により感じ方はいろいろです。

〈痛み〉　痛みはみぞおち（上腹部）あたりに持続的に起きやすく、胃潰瘍の場合は食事中や食後に、十二指腸潰瘍では空腹時に起こることが多いようです。また、十二指腸潰瘍では、やや右腹部に痛みを感じやすく、背中が痛む場合もあります。痛みは鈍痛のこともあれば、焼けるような痛みの場合もあり、断続的に襲ってきます。

〈胸やけ、げっぷ〉　十二指腸潰瘍で多く現れます。すっぱい液体や苦い液体がのどの奥に上がってくる呑酸《どんさん》という

潰瘍の進行度

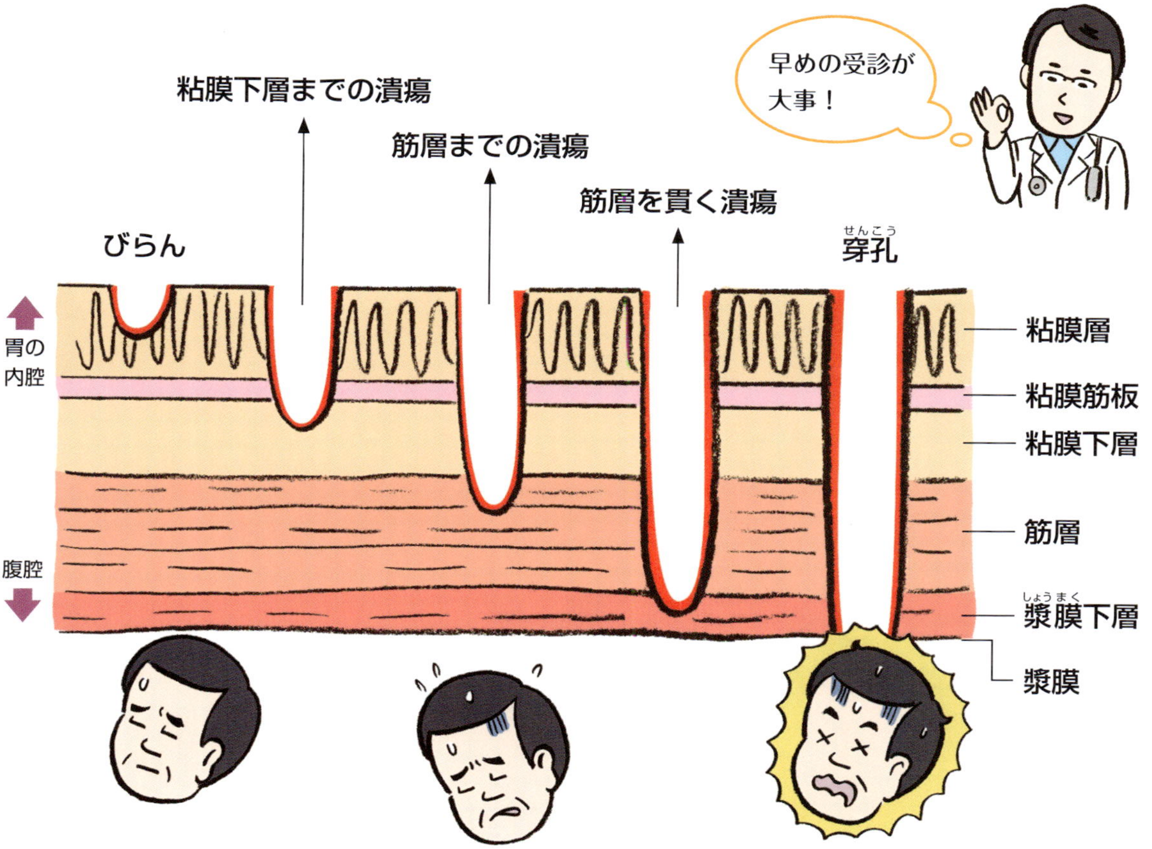

症状もみられます。

〈上腹部の膨満感、食欲不振〉 これらの症状のほか、胃もたれ感、吐き気などを感じる人もいます。

〈出血〉 潰瘍部から少量でも持続的に出血している場合は下血がみられます。その場合、便が黒っぽくなるのが特徴です。大量に出血すると吐血することもあります。

潰瘍が進行すると命の危険も！

胃・十二指腸の壁は上の図のように内側から6つの層と膜が重なったじょうぶな構造ですが、潰瘍が進行すると傷穴が深くなり、出血しやすくなります。胃や十二指腸の壁に穴があくと、内容物が腹腔内に流れ出して急性腹膜炎を起こし、突然腹部が熱いような激痛に襲われます。命に関わるため、緊急手術が必要となります。

出血はもちろんのこと、痛みなどの症状が続く場合も早めに消化器内科を受診しましょう。

病気のことを知ろう⑤

どんな検査や治療をするの？

ピロリ菌除菌の方法（3剤療法）

＊3種類の薬を1日2回、1週間継続服用。

＊除菌できたかどうかは4週間以降に検査。

＊失敗した場合は薬剤をかえて2次除菌を行う。
（失敗すると耐性菌ができやすいので注意！）

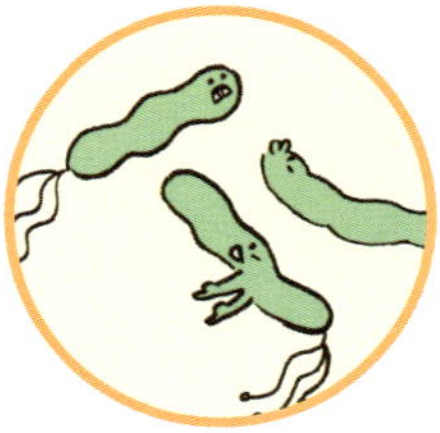

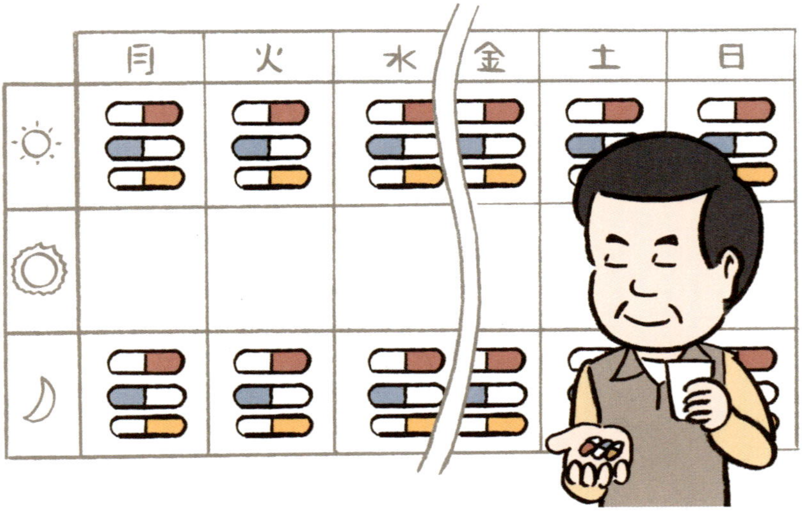

ピロリ菌除菌（第1次）に用いる薬（3剤療法）

- アモキシシリン（ペニシリン系抗生物質）
- クラリスロマイシン（マクロライド系抗生物質）
- プロトンポンプ阻害薬（胃酸分泌抑制薬）

ピロリ菌の除菌は薬を1週間のむ

〈検査〉　潰瘍の疑いが濃い場合は、内視鏡検査で病変の位置や形、大きさ、数などを詳しく調べます。がんとの見分けが重要なため、最終的には病変の組織を採って調べる生検を行います。

〈薬物療法〉　ピロリ菌に感染している場合は除菌療法を行います。ピロリ菌が関連する多くの病気で、検査と除菌療法は健康保険で受けられます。除菌は、上に示したように3種類の薬を1週間服用するものです。

　ピロリ菌感染以外の場合は、プロトンポンプ阻害薬（PPI）、ヒスタミンH2ブロッカーなどの胃酸分泌抑制薬を服用します。胃潰瘍の場合は胃粘膜保護薬を併用することもあります。潰瘍が瘢痕《はんこん》化する（かさぶた状になる）まで

内視鏡による検査は治療後も必要

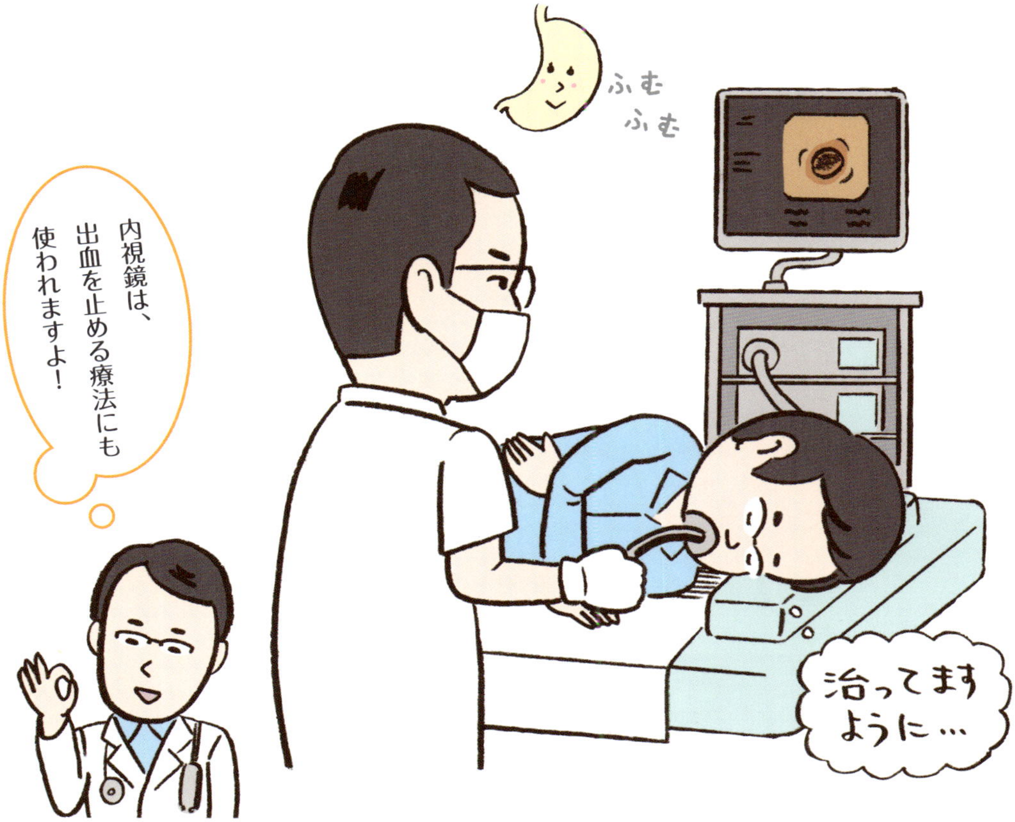
ふむ
ふむ
内視鏡は、出血を止める療法にも使われますよ！
治ってますように…

6～8週間服用し、その後に内視鏡検査を行います。潰瘍と似たサイクルで再発をくり返すがんを見つけるのにも有効です。潰瘍の再発をくり返す人は、胃酸分泌抑制薬を半量にしてのみ続けます（維持療法）。

止血は内視鏡での治療が主

〈内視鏡的止血療法〉　大量に出血した場合は、ショック状態に陥る危険があるため入院して絶飲食にし、治療を行います。内視鏡を使って薬剤を粘膜内に局部注入する、電流を流す、レーザー光線を当てる、潰瘍部にクリップをかける、などの方法による止血療法（内視鏡的止血療法）がとられます。

〈外科的手術〉　内視鏡的止血療法の普及で外科的治療は大幅に減少しています。胃や十二指腸に穴があいた場合は、内科的治療も行われますが、多くは外科的手術が必要になります。最近は、穴をふさいで胃を切除しない手術も行われています。

食生活の注意ポイントは？

胃腸を守る5つの食生活ポイント

ここに挙げるのは胃腸のぐあいが悪いとき全般に通じるポイントです。

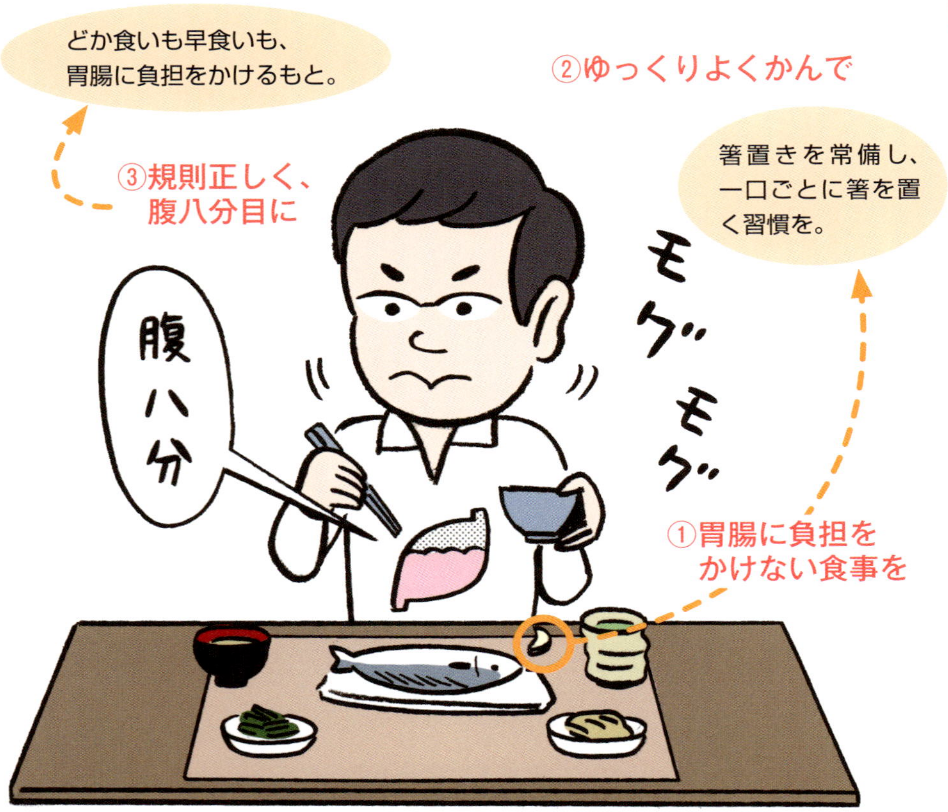
どか食いも早食いも、
胃腸に負担をかけるもと。
②ゆっくりよくかんで
③規則正しく、
腹八分目に
箸置きを常備し、
一口ごとに箸を置
く習慣を。
腹八分
モグモグ
モグ
①胃腸に負担を
かけない食事を

5つの注意で胃腸をガード

①胃腸に負担をかけない食事を

消化のよくない油脂や食物繊維は控えめに。また、胃腸粘膜を刺激するものも控えましょう(P20~参照)。

②ゆっくりよくかんで

よくかまないと胃への負担が増大。

③規則正しく、腹八分目に

食事を抜くと胃が長時間カラになり、胃壁が胃酸の影響で荒れやすくなります。食べすぎも胃腸を酷使する要因なので、腹八分目を守りましょう。

④栄養バランスを考えて

胃腸粘膜の修復には、その材料となるたんぱく質をはじめエネルギー、ビタミンやミネラルを充分にとることが肝心です。

⑤楽しく味わう

胃粘膜の血流もよくなります！

⑤楽しく味わう

楽しい食事は消化促進、
ストレス軽減にも有効！

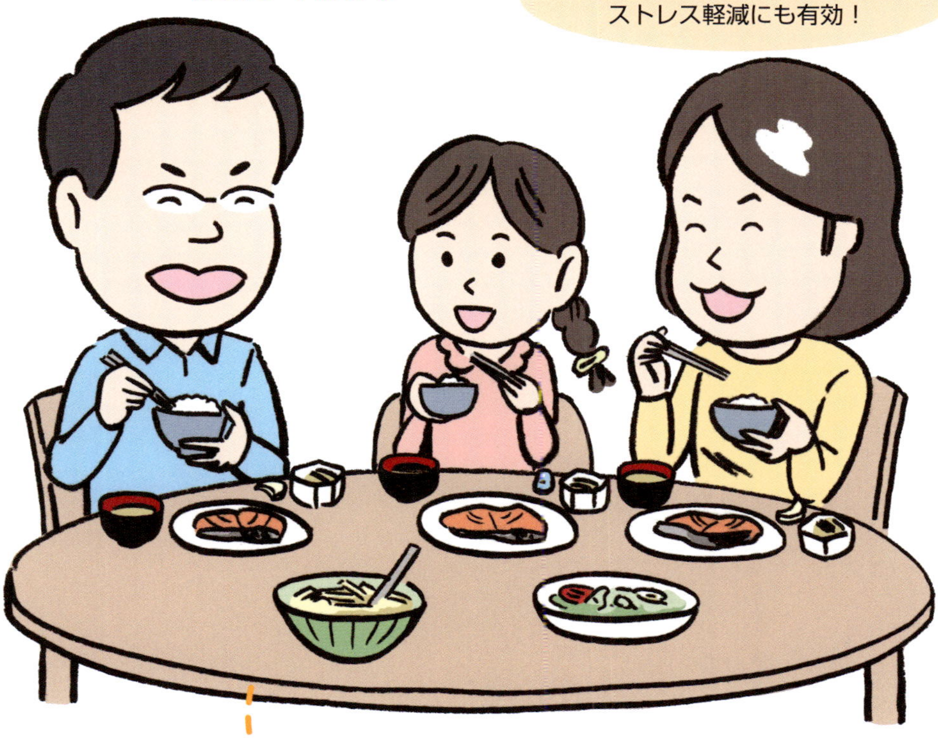

④栄養バランスを考えて

食事は主食、主菜、副菜のトリオ形を基本に。
少量ずつ何度かに分けてとるのもおすすめ。

※ P25 をご参考に

こんなときは……

◎胃痛があるとき

注意点は右と同様ですが、特に長時間空腹にならないよう、食事は規則的に、少量ずつ5回程度に分けてとるとよいでしょう。油脂や刺激物を控えたやわらかい料理にします。ストレスや過労が一因の場合もあるので、睡眠や休養の確保も心がけましょう。

◎胃もたれがあるとき

胃の蠕動《ぜんどう》運動が低下して消化がうまく進まないと、胃もたれの原因になります。消化に時間のかかる油脂の多いものは特に控え、食事量も少なめにします。夕食は就寝の2～3時間前に終え、食後30分くらいはゆっくりするように努めましょう。

◎出血があるとき

明らかな出血(吐血や下血)がみられたら入院が必要です。最初は絶食とし、止血が確認できたら重湯などの流動食から徐々に食事形態を通常に戻していきます。手術後も同様です。

胃腸に負担をかけない食事って？

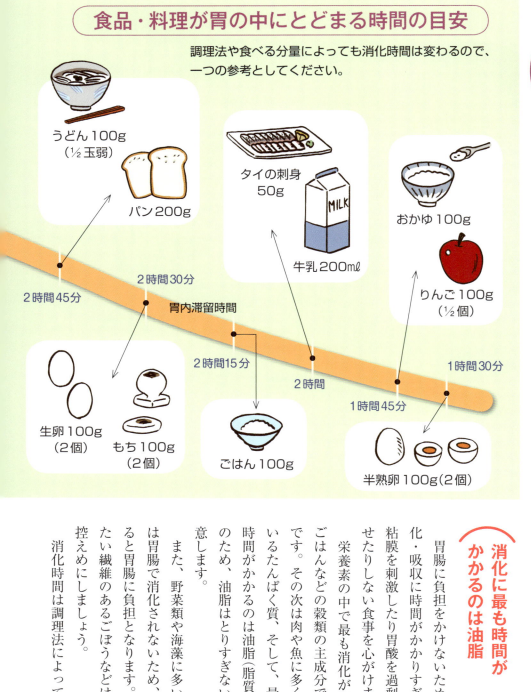

食品・料理が胃の中にとどまる時間の目安

調理法や食べる分量によっても消化時間は変わるので、一つの参考としてください。

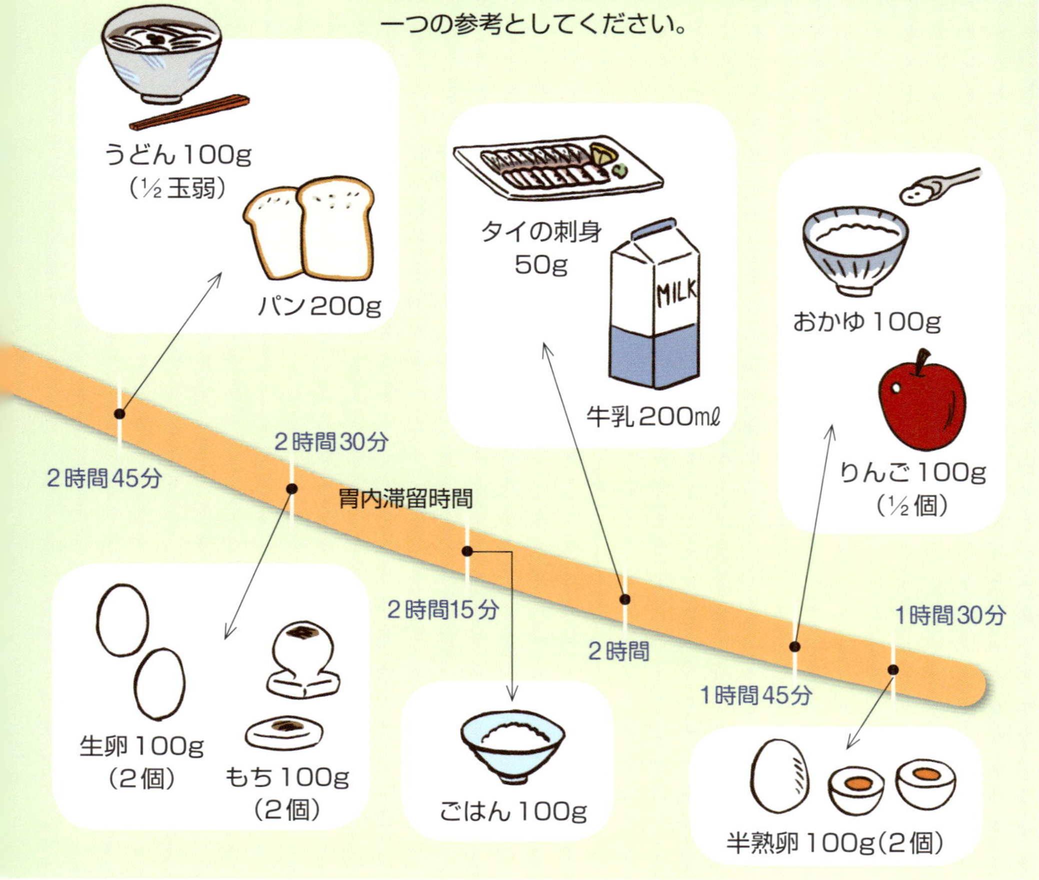
うどん100g
（½玉弱）
パン200g
タイの刺身
50g
MILK
牛乳200mℓ
おかゆ100g
りんご100g
（½個）
2時間45分
2時間30分
胃内滞留時間
2時間15分
2時間
1時間45分
1時間30分
生卵100g
（2個）
もち100g
（2個）
ごはん100g
半熟卵100g(2個)

消化に最も時間がかかるのは油脂

胃腸に負担をかけないためには、消化・吸収に時間がかかりすぎず、胃腸粘膜を刺激したり胃酸を過剰に分泌させたりしない食事を心がけます。

栄養素の中で最も消化が早いのは、ごはんなどの穀類の主成分である糖質です。その次は肉や魚に多く含まれているたんぱく質、そして、最も消化に時間がかかるのは油脂（脂質）です。そのため、油脂はとりすぎないように注意します。

また、野菜類や海藻に多い食物繊維は胃腸で消化されないため、とりすぎると胃腸に負担となります。筋状のかたい繊維のあるごぼうなどはなるべく控えめにしましょう。

消化時間は調理法によっても変わり

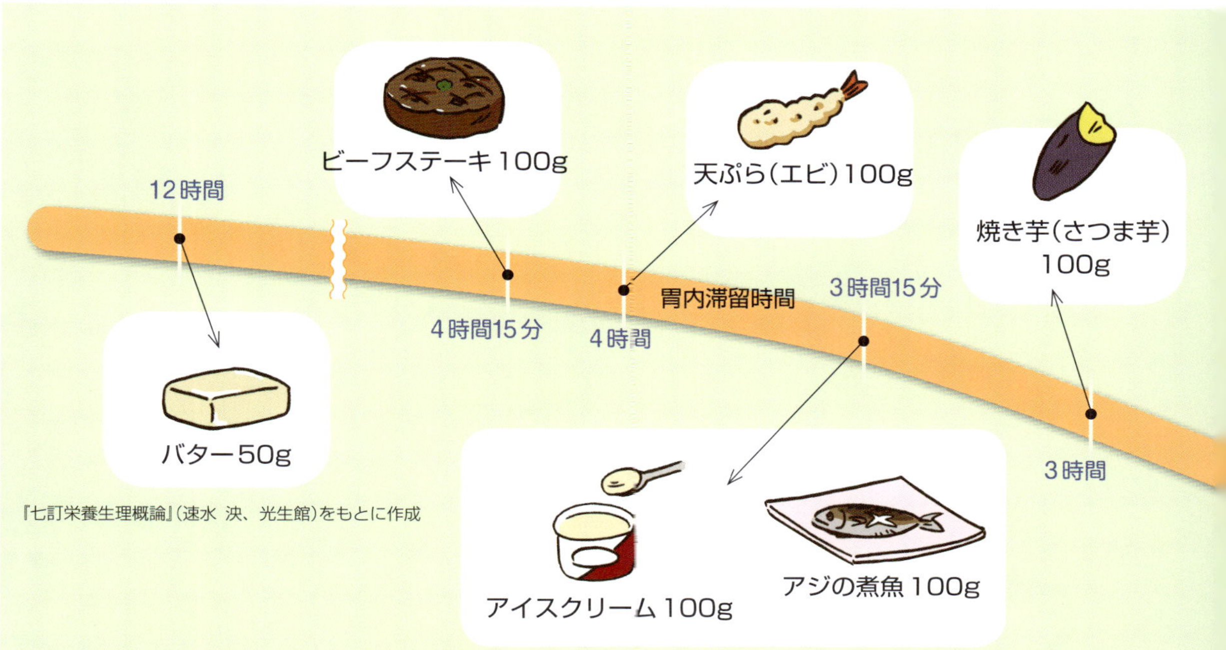
胃内滞留時間
12時間
バター50g
ビーフステーキ100g
4時間15分
天ぷら（エビ）100g
4時間
アイスクリーム100g
アジの煮魚100g
3時間15分
焼き芋（さつま芋）100g
3時間

『七訂栄養生理概論』（速水 泱、光生館）をもとに作成

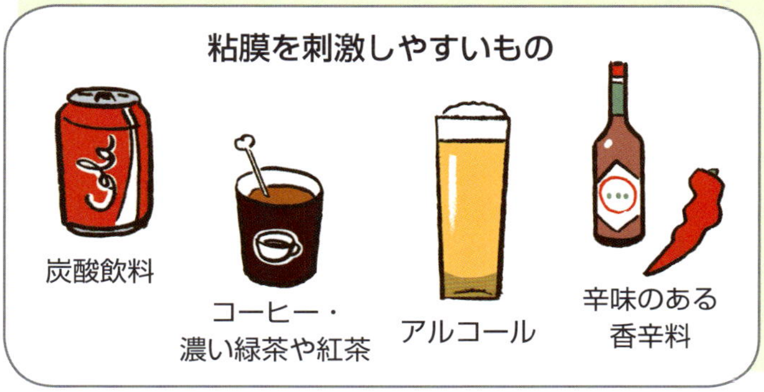
粘膜を刺激しやすいもの
炭酸飲料
コーヒー・
濃い緑茶や紅茶
アルコール
辛味のある
香辛料

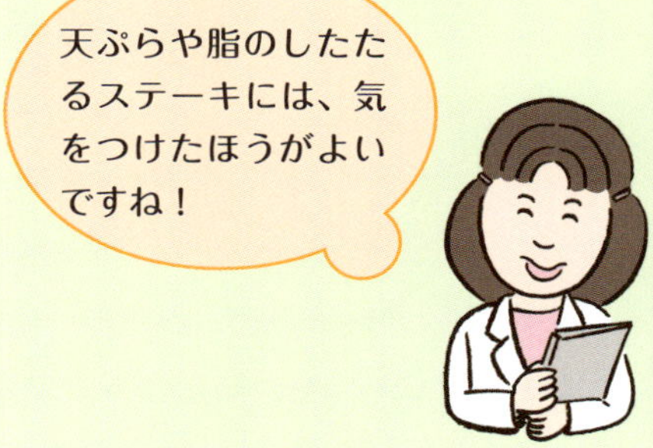
天ぷらや脂のしたたるステーキには、気をつけたほうがよいですね！

ます。一般に煮る、ゆでるなど水分とともによく加熱すると消化されやすくなりますが、揚げ物やいため物は油の量に比例して消化時間が長くなります。また、肉や魚は焼きすぎると身がかたく締まり、消化が悪くなります。卵は生より半熟卵のほうが早く消化されますが、ゆですぎると逆に消化に時間がかかります。こうしたいろいろな条件を考えながら、食材選びや調理法を工夫しましょう。

辛味、酸味、アルコールなどは控えめに

とうがらしやわさびなどの辛味の強いもの、酸味・塩味・甘味が強いものは胃腸粘膜に刺激となり、胃酸分泌を過剰にさせやすいので控えめにするのが安全です。味つけは「うす味・まろやか味」を基本にしましょう。

アルコール、炭酸飲料、コーヒーや濃いお茶、極端に熱いものや冷たいものも要注意です。たばこも胃腸を荒らす大きな要因の一つです。

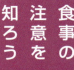

食品選びのアドバイス1

穀類（ごはん、めん、パンなど）・卵・肉・魚・大豆製品・乳製品

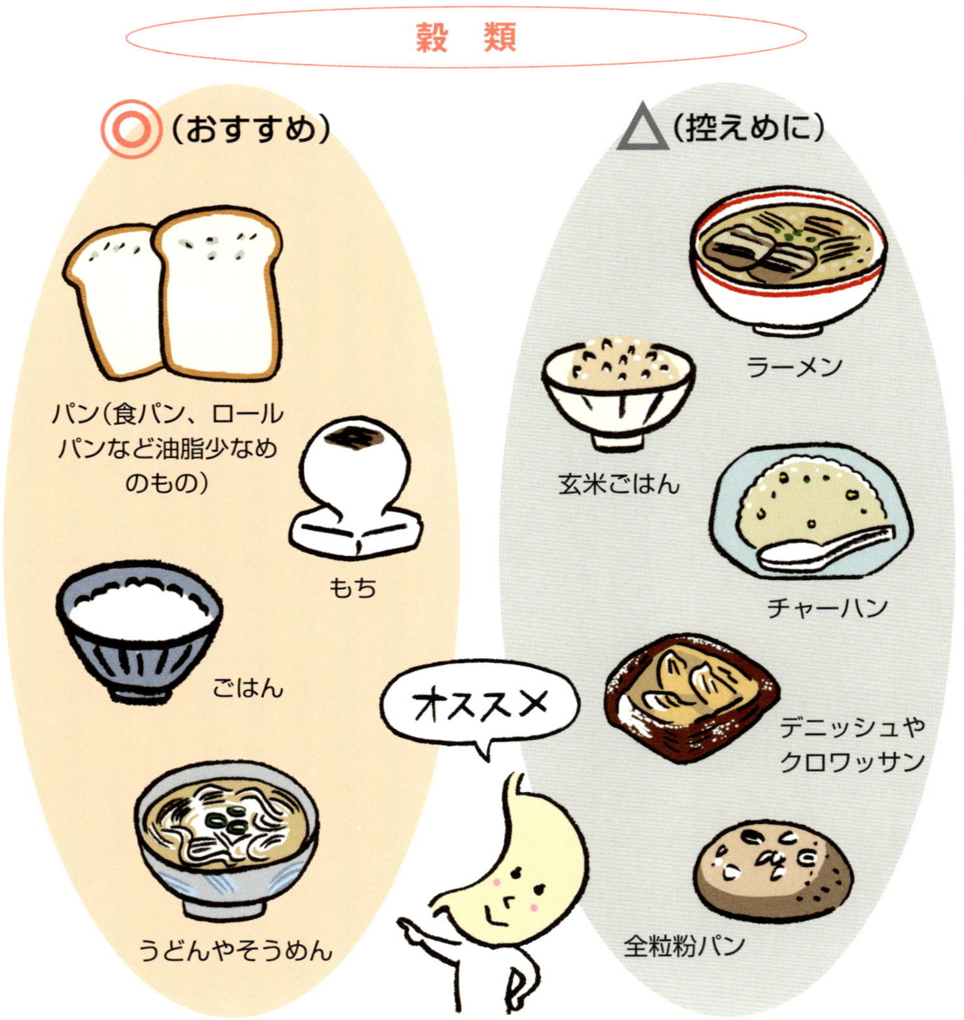
穀類
◎（おすすめ）
パン（食パン、ロールパンなど油脂少なめのもの）
もち
ごはん
うどんやそうめん
△（控えめに）
ラーメン
玄米ごはん
チャーハン
デニッシュやクロワッサン
全粒粉パン
オススメ

■穀類（ごはん、めん、パンなど）

エネルギー源となる糖質の供給源で、消化がよく、胃腸に負担の少ない食品です。たんぱく質、ビタミンB群、食物繊維なども含んでいます。おかゆや白いごはん、よく煮たうす味のうどんやそうめん、もち、食パンやロールパンなどが安心です。玄米ごはんや全粒粉のパンなど精製度の低い穀類やそれを使った食品は、食物繊維の量が多いので要注意。ラーメン、チャーハン、クロワッサンやデニッシュなど油脂の多いものも控えましょう。

■卵・肉・魚・大豆製品・乳製品

傷ついた胃腸粘膜の修復に必要な良質たんぱく質、代謝に必要なビタミンB群、亜鉛、鉄、カルシウムなどの供給源として大事な食品です。

卵　手軽に使えて栄養価が高く、消化

卵・肉・魚・大豆製品・乳製品

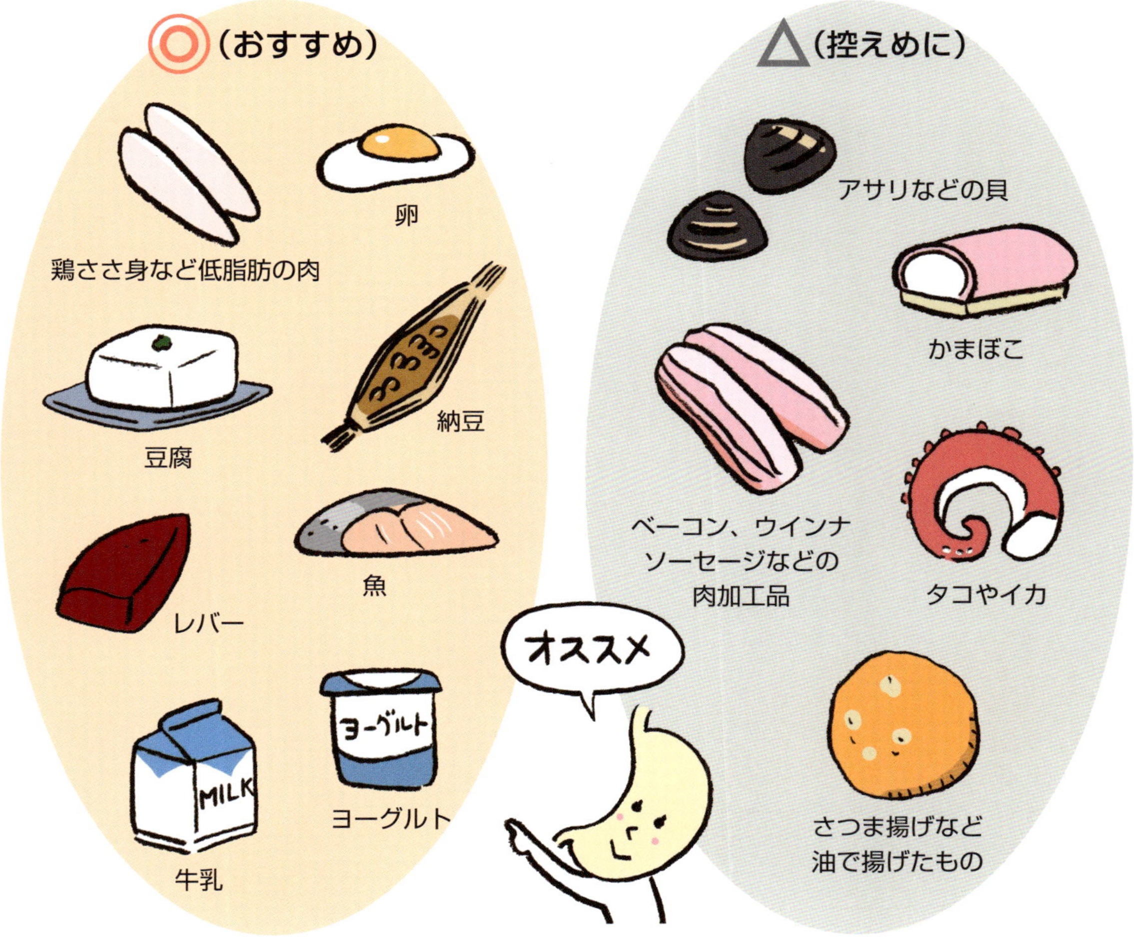
◎（おすすめ）
卵
鶏ささ身など低脂肪の肉
豆腐
納豆
魚
レバー
ヨーグルト
ヨーグルト
MILK
牛乳
△（控えめに）
アサリなどの貝
かまぼこ
ベーコン、ウインナソーセージなどの肉加工品
タコやイカ
オススメ
さつま揚げなど油で揚げたもの

もよい食品です。半熟卵、茶碗蒸し、温泉卵、オムレツなどに活用を。

肉　鶏肉はささ身や皮なし、牛・豚肉はヒレやももが低脂肪です。脂肪が多い部位、ベーコン、コンビーフ、ウインナソーセージなどは控えめに。

魚　手術後などは脂肪の少ない白身魚が安心ですが、症状が安定していれば、赤身や青背の魚も使ってかまいません。貝（カキやホタテ貝柱などを除く）、イカ、タコ、油で揚げたさつま揚げなどは控えます。

大豆製品　大豆自体は食物繊維が多くてかたいのですが、加工した豆腐、高野豆腐、湯葉、納豆、きな粉などは消化のよい食品です。油で揚げてある油揚げ、厚揚げ、がんもどきなどはとりすぎに注意を。

乳製品　牛乳はカルシウムやビタミンも豊富です。胃酸を中和する働きがあるといわれ、乳脂肪は消化されやすいのが特徴です。ヨーグルトやチーズも活用しましょう。生クリームは脂肪が多いので控えめに。

食品選びのアドバイス2

野菜・芋・海藻・くだもの・油脂・砂糖

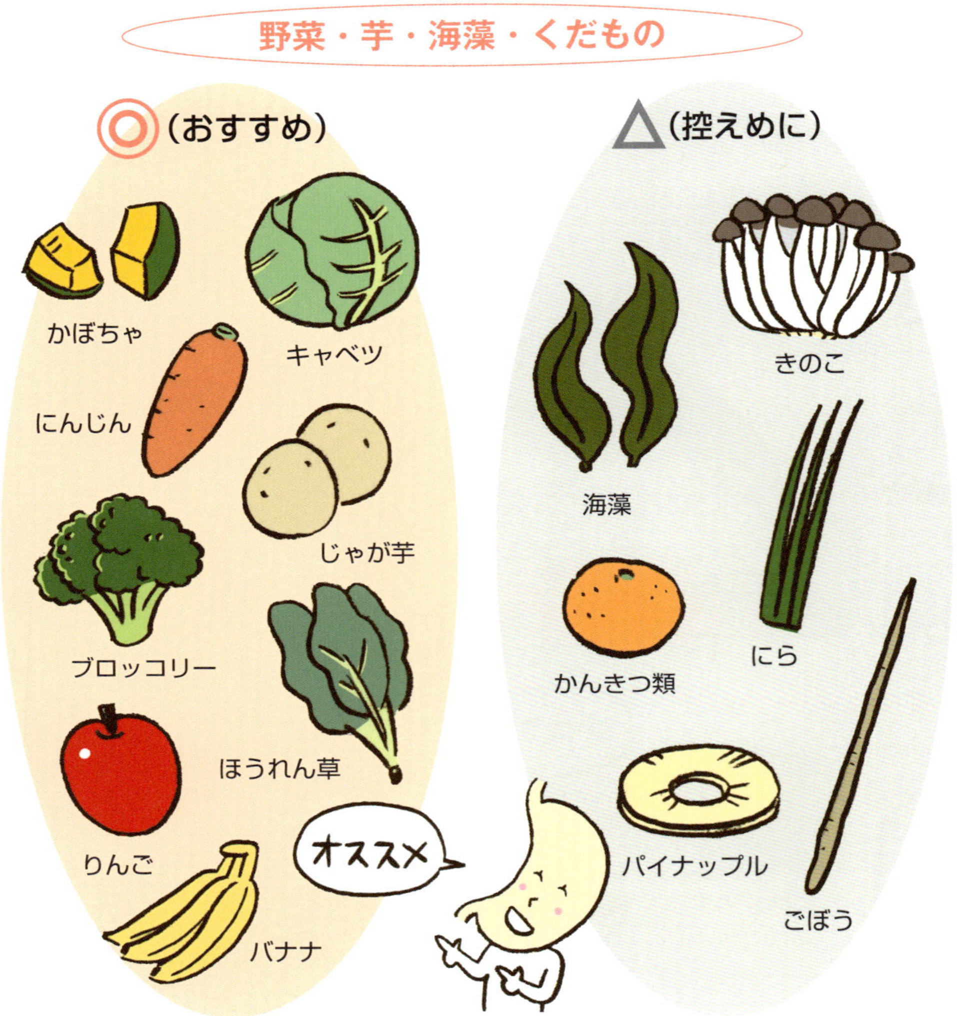
野菜・芋・海藻・くだもの
◎（おすすめ）
かぼちゃ
キャベツ
にんじん
じゃが芋
ブロッコリー
ほうれん草
りんご
バナナ
オススメ
△（控えめに）
きのこ
海藻
にら
かんきつ類
パイナップル
ごぼう

■野菜・芋・海藻・くだもの

ビタミン・ミネラル、抗酸化成分、食物繊維が豊富な食品群です。

野菜　ほうれん草、にんじん、かぼちゃ、ブロッコリー、トマトなどの緑黄色野菜は、粘膜の健康に大事なビタミンAに体内で変わるカロテンや、ビタミンC・Eが特に多く、積極的にとりたいもの。淡色野菜はキャベツ、白菜、大根、かぶなど加熱してやわらかくなるものがおすすめです。にら、ごぼう、山菜などの繊維がかたいものやにおいの強いもの、きのこは控えめにしましょう。

芋　消化によい糖質やビタミンを多く含みます。じゃが芋、長芋は食物繊維が少なく、重宝に使えます。食物繊維が比較的多いさつま芋や里芋はとりすぎには気をつけて。こんにゃくは消化されにくいので控えます。

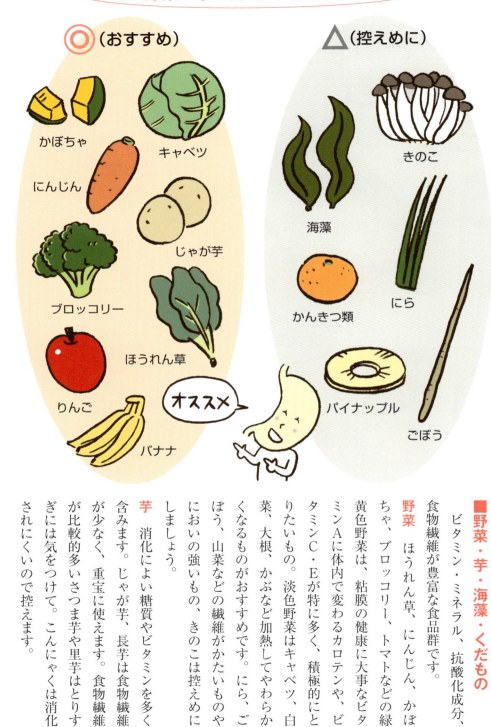

食事のバランスと摂取目安量

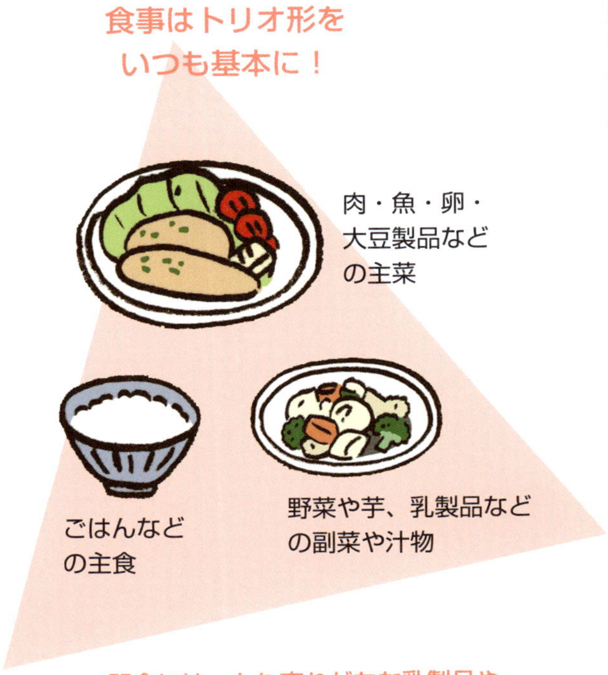
食事はトリオ形を
いつも基本に！
肉・魚・卵・
大豆製品など
の主菜
ごはんなど
の主食
野菜や芋、乳製品など
の副菜や汁物

胃・十二指腸潰瘍の人の1日の食品の摂取目安量
（症状や体格等により異なりますが、１つの参考としてください）

穀類	ごはんなら茶碗３～４杯
卵	１～1.5 個
肉	50g
魚	１切れ
大豆製品	豆腐なら$\frac{1}{3}$丁
乳製品	牛乳なら２カップ
野菜	切ったものを両手に３杯（うち$\frac{1}{3}$は緑黄色野菜で）
芋	じゃが芋なら１個
くだもの	りんごなら$\frac{1}{2}$個
油脂	植物油なら大さじ１
砂糖	大さじ２

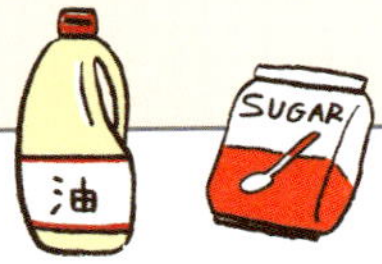
油
SUGAR

間食には、とり忘れがちな乳製品や
くだものを組み入れると充実！

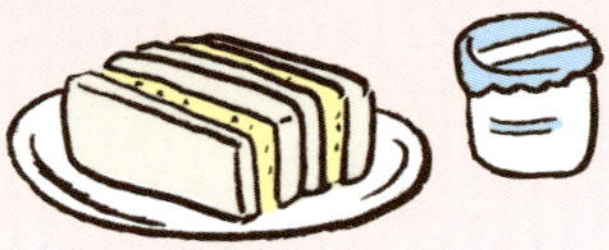

サンドイッチとヨーグルト、
おにぎりとくだもの、
カステラと牛乳 etc. …

海藻　食物繊維が多いので、控えめにしたほうが安心です。

くだもの　よく熟したものを皮や種を除いてとります。シロップ煮やジュースにしてもOKです。酸味の強いかんきつ類、パイナップル、キウイフルーツなどの生食は控えましょう。

■油脂・砂糖

油脂は細胞膜の材料となり、エネルギー源としても重要ですが、消化に時間がかかるので、控えめを心がけましょう。肉の脂肪や加工食品などに含まれる油脂のとりすぎにもご用心。

砂糖はエネルギー源の補いとなりますが、おしるこなど甘味の強いものは胃粘膜に刺激となるので控えましょう。

★食事は1日4～5回食で

上に記したのは、1日にとりたい食品の目安量です。胃腸に負担をかけずにとるには、3食のほかに1～2回の間食を組み入れ、1日4～5回食にすると無理がありません。

外食・市販のお総菜選びのアドバイス

問題は、油と塩

◎（おすすめ）　△（控えめに）

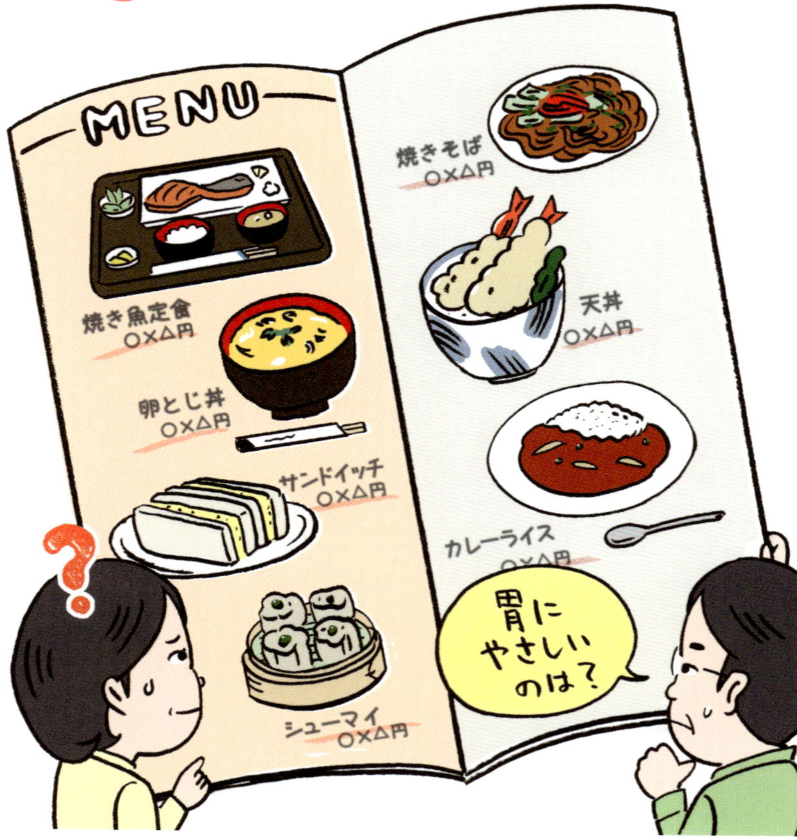

揚げ物、脂身の多い肉、漬物にも注意

外食や市販のお総菜の多くは、油脂や食塩がかなり含まれています。なるべく利用は控え、とる場合は、胃腸に負担の少ないものを選びましょう。

めん類　ラーメン、パスタ、焼きそばなどは油脂が多いので控えます。日本そばは食物繊維が多いので、うどんのほうがおすすめです。煮込みうどんや卵とじうどん、マカロニグラタンなどがよいでしょう。めんの汁は塩分が多いので全部飲まずに残しましょう。

ごはん物　揚げ物をのせたカツ丼や天丼、脂肪の多い肉が使われていることが多い牛丼、また、カレーライスやチャーハンは要注意。親子丼、卵丼、鉄火丼などはよいでしょう。おすしでは、貝類やイカ、タコのネタ、油も塩

市販総菜、賢く組み合わせよう

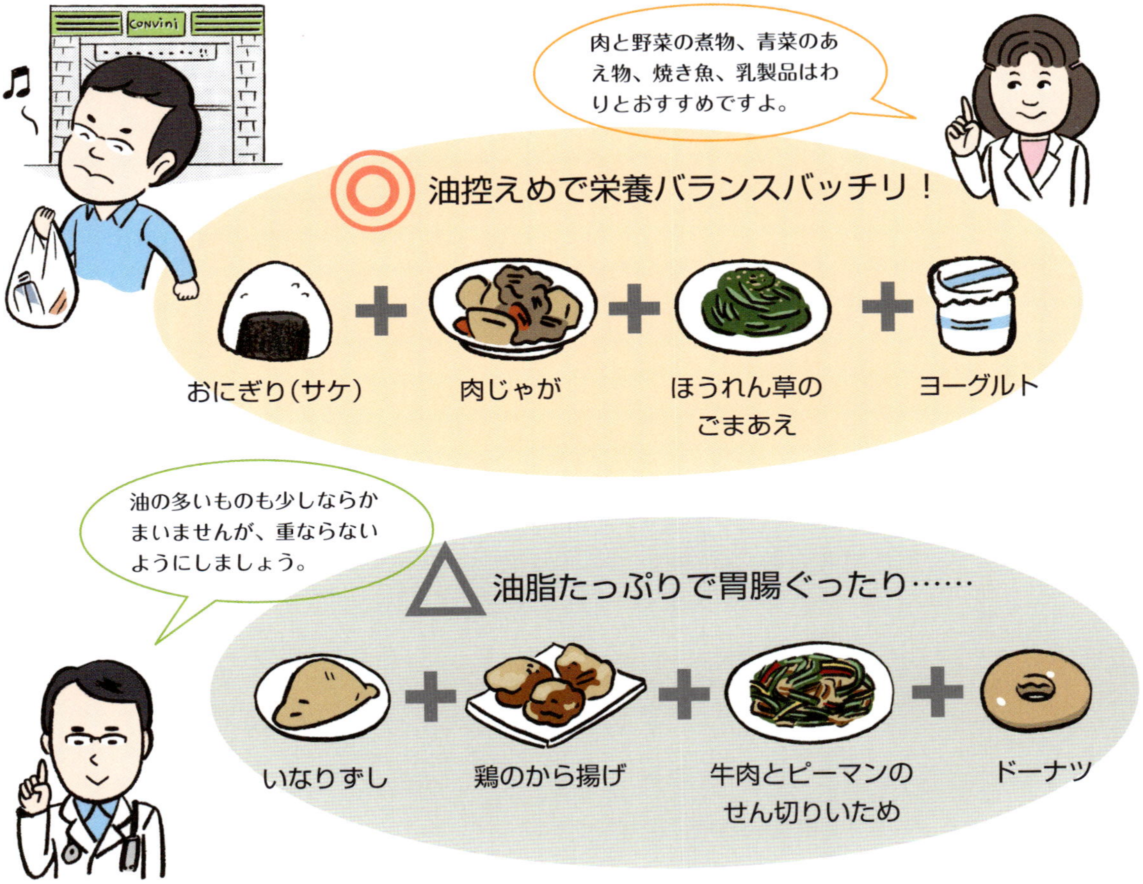
CONVINI
肉と野菜の煮物、青菜のあえ物、焼き魚、乳製品はわりとおすすめですよ。
油控えめで栄養バランスバッチリ！
おにぎり(サケ)
肉じゃが
ほうれん草のごまあえ
ヨーグルト
油の多いものも少しならかまいませんが、重ならないようにしましょう。
油脂たっぷりで胃腸ぐったり……
いなりずし
鶏のから揚げ
牛肉とピーマンのせん切りいため
ドーナツ

分も高いいなりずしに注意を。

定食・弁当 フライや天ぷら、から揚げ、酢豚や麻婆なすなどは油の使用量が多い料理です。煮魚、焼き魚、刺身、シューマイ、焼きとり、野菜いためなどは比較的安心です。いため物で肉の脂身や油が多い場合は、食べる量を加減しましょう。塩けの強い漬物は残し、汁物も量は控えめに。

パン類 サンドイッチやホットケーキは比較的安心です。カレーパンやデニッシュなどにはご用心。

市販のお総菜は組み合わせ次第

市販のお総菜は、上の例のように組み合わせを考えれば栄養バランスが整いやすく、量の調節もきいて便利です。量が多い場合は一部を間食にしましょう。また、市販のお総菜では野菜や大豆製品をとりにくいので、できれば簡単な一品(皮むきトマト、ゆでたブロッコリー、冷ややっこ、納豆など)を組み入れると、より充実します。

関連する胃腸の病気

胃潰瘍や十二指腸潰瘍と症状は似ていても、
病名の異なる病気もあります。
よくみられる胃食道逆流症、急性胃炎、慢性胃炎、
また、胃がんと胃切除後の注意について、概要をお伝えします。

胃食道逆流症

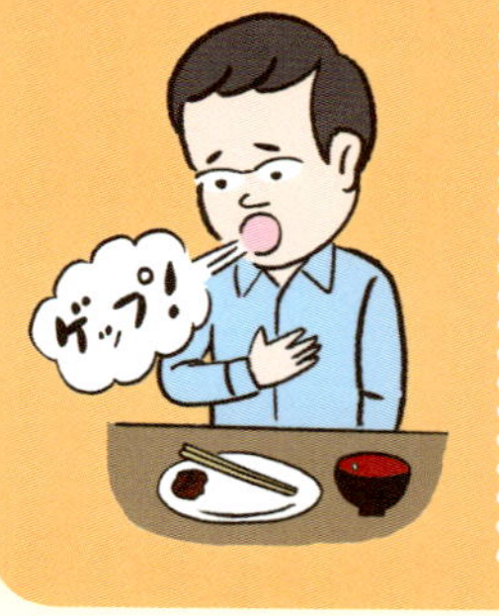

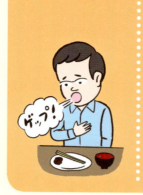

胃からの逆流物で食道に炎症

油脂の多い食事をとったあとなどに、胸やけのような不快な症状を感じたことがある人は多いでしょう。こうした症状は通常、時間がたてば治まりますが、日常的に感じるようになると、病気の疑いがあります。

口から食道を経て胃に入った食べ物は、食道と胃の境目にある筋肉によって食道に逆流しないようになっています。ところが、なんらかの理由で逆流が頻繁に起こり、食道の粘膜に慢性の炎症ができてしまうことがあります。胃の内容物は酸性度の強い胃液が混ざっていますが、食道には強い酸から粘膜を守る防御機能がないため、胃酸にさらされる状態が続くと慢性の炎症が起こるようになるのです。この胃食道逆流症は中高年に多く、加齢や肥満、脂肪のとりすぎなどいろいろな要因がからんで起こるとされ、最近増加の傾向がみられます。

胸やけやげっぷが特徴

症状は、胸やけ・げっぷ・呑酸《どんさん》（すっぱい胃液がのどや口までこみ上げてくる症状）・せき・のどのつかえ・胸の痛みなどがあります。食事のあとや横になったとき、かがみ込むなどして腹部が圧迫されたときにもよく起こります。中には自覚症状がまったくない人もいます。

薬はのみ続けることが大事

治療は、まず内視鏡検査で症状が逆流によるものと確認したうえで、胃酸分泌抑制薬による薬物治療を行います。1週間ほど薬をのめば自覚症状はなくなりますが、食道粘膜の炎症が完全に治るには8週間程度はかかります。症状がなくなったからと自己判断で服薬を中止しないようにしましょう。医師の指示に従って薬をのみ続け、炎症を完全に治すことが、再発予防につながります。

肥満、大食、食べてゴロリは×

症状の改善を促し、再発を防ぐポイントは、次の点です。

・**早食い、大食いをしない**　早食いや大食いは胃酸の分泌を過剰にするだけでなく、肥満にもつながります。ゆっくりよくかんで食べましょう。

・**肥満を改善する**　肥満は腹圧上昇や食道裂孔ヘルニア（食道と胃の結合部がゆるみ、本来横隔膜の下にある胃の一部が上に上がる状態）の原因となり、食道裂孔ヘルニア自体が逆流の原因ともなります。肥満は糖尿病などの生活習慣病の誘

因にもなるので、改善が必要です。

・油脂のとりすぎや刺激物を避ける　胃・十二指腸潰瘍の食事と同様、揚げ物、脂肪の多い肉、ケーキなど油脂の多い食べ物を控えます。また、とうがらしなどの強い辛味、かんきつ類や酢の強い酸味は胃酸の分泌を過剰にさせるのでよくありません。ただし、甘いみかんや酸味を控えめにした酢の物ならよいでしょう。

・食後すぐ寝ない　食後は胃酸が多量に分泌されるため、すぐ横になると食道に胃酸が逆流しやすくなります。食事をしてから横になるまで2時間くらいはおくようにしましょう。

・節酒、禁煙を　アルコールやたばこの煙は胃酸逆流の原因の一つになります。節酒、禁煙を心がけましょう。

ほかに、おなかを圧迫するようなきついベルトや帯、コルセットの着用、前かがみの姿勢、便秘などにより、胃酸の逆流が起きやすくなります。寝るときは上体を少し高くし、胃と食道が水平にならないようにするとよいでしょう。

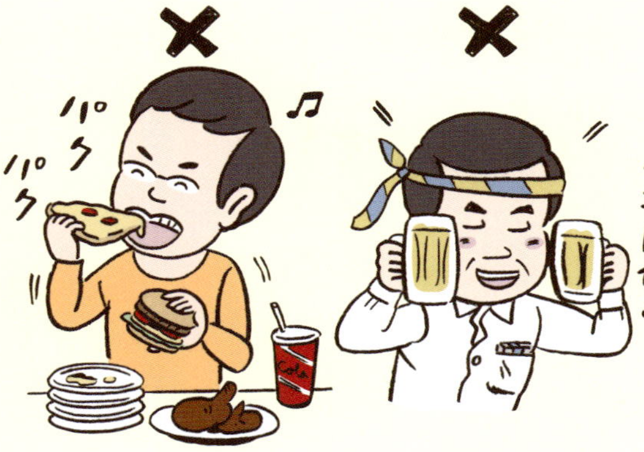

急性胃炎

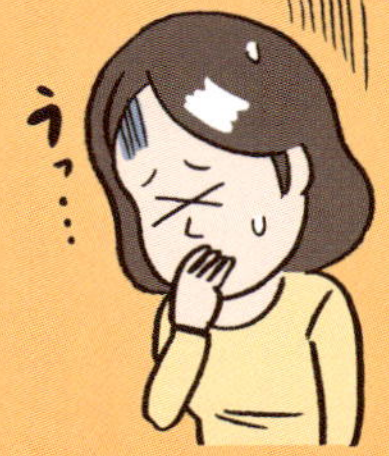

暴飲暴食も一要因

急性胃炎は、胃粘膜に急性の炎症が起こり、発赤、浮腫、びらん（ただれ）ができた状態をいいます。原因として最も多いのは次の3つです。ピロリ菌感染による場合などもあります。

・長時間緊張状態におかれたり強いショックを受けたりした場合
・非ステロイド性消炎鎮痛薬（P11参照）の副作用
・暴飲暴食

症状は、吐き気や嘔吐、また、びらんが広範囲にできた場合には上腹部の痛み、下血や吐血が起こることもあります。

重症の初期は絶食で

治療は、薬物療法と食事療法を行います。薬物療法は胃粘膜の攻撃因子である胃酸の分泌を抑制する薬や、胃酸を中和する制酸薬などと、胃粘膜の保護作用を持つプロスタグランジン製剤などを併用します。吐血や下血に対しては止血剤なども用います。

食事療法は、重症で吐血などがある場合は絶食して水分補給のみを行います。症状が落ち着いたらスープやおかゆから始め、様子を見ながら消化のよい料理を徐々に増やしていきます。

慢性胃炎

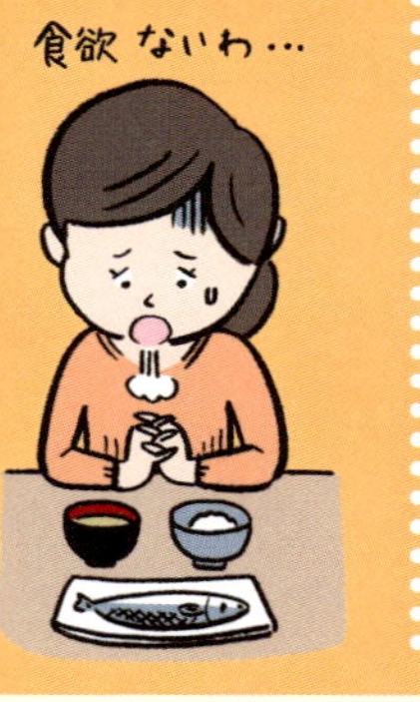

食欲 ないわ…

ピロリ菌による胃炎が大半

慢性胃炎は、免疫の異常で起こる特殊なタイプのA型胃炎、ピロリ菌の感染によるB型胃炎、非ステロイド性消炎鎮痛薬などによる胃炎などに分けられます。慢性胃炎のほとんどは、ピロリ菌の感染によって起こります。

A型胃炎は貧血の症状も

A型胃炎は、胃の壁細胞の働きを阻害する抗体ができることで起こるとみられています。抗体によって壁細胞が破壊されると胃粘膜と胃腺が萎縮し、塩酸などを分泌する機能が低下する萎縮性胃炎を起こします（下図参照）。広範囲になると胃酸の分泌が止まり、胃の中が低酸や無酸の状態になることもあります。胃酸が減少すると食べ物を消化する力が弱まり、食欲不振、胃もたれ、下痢などが起きやすくなります。また、赤血球を作るのに必要なビタミンB_{12}が欠乏して悪性貧血が起こり、倦怠《けんたい》感、動悸、息切れなどの症状が現れます。現在のところ有効な治療法はなく、貧血の改善策としてビタミンB_{12}の注射、消化不良の改善に消化薬の服用などの対症療法が行われています。

B型胃炎は徐々に萎縮が進行

ピロリ菌感染によるB型胃炎は、最初の段階として、ピロリ菌の感染によって急性の炎症が数週間から数か月続くと、胃粘膜の表面が傷つく表層性胃炎となります。さらに10年前後の長い年月をかけて炎症が進むと、萎縮性胃炎になることがわかっています。また、萎縮した胃粘膜の一部が盛り上がる肥厚性胃炎が生じることもあります。これは、萎縮した胃腺の機能を補おうとして、細胞分裂が活発になるのではないかと考えられています(下図参照)。

ピロリ菌感染胃炎の場合は、ピロリ菌の除去療法を受けることが必要です。

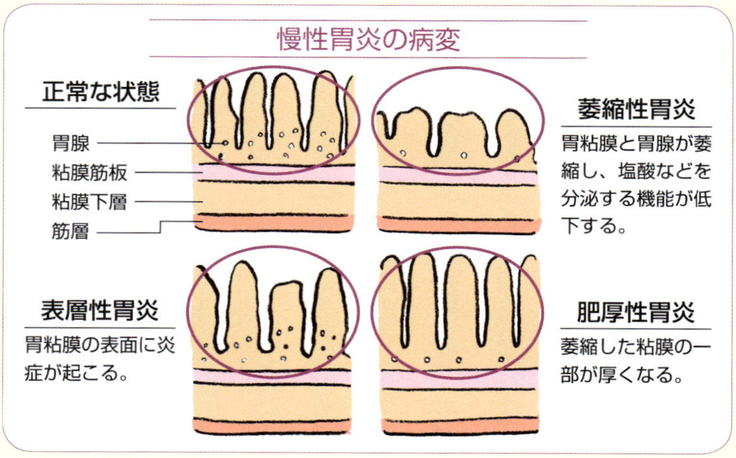

慢性胃炎の病変
正常な状態
胃腺
粘膜筋板
粘膜下層
筋層
萎縮性胃炎
胃粘膜と胃腺が萎縮し、塩酸などを分泌する機能が低下する。
表層性胃炎
胃粘膜の表面に炎症が起こる。
肥厚性胃炎
萎縮した粘膜の一部が厚くなる。

食事は少しずつ回数を多く

慢性胃炎の食事の注意点は、消化のよいものをとること、1回に食べすぎないように量を少なめにして食事回数を増やすことです。また、規則正しく食べる、ゆっくりよくかんで食べることも大事です。基本は胃・十二指腸潰瘍の場合（P18～27）と同じです。

胃がん

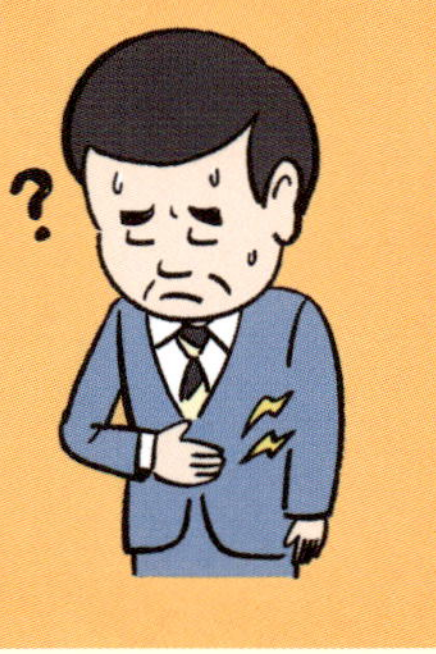

萎縮性胃炎から胃がんに

胃がんとは、胃壁の最も内側にある粘膜内の細胞がなんらかの原因でがん化したものです。胃がんの発生の基盤には、慢性胃炎（ピロリ菌感染によるB型胃炎）による萎縮性胃炎（Ｐ30参照）があり、そこに遺伝的要素や環境的要因などが加わることによって発生する、という考え方が一般的です。

胃がんでは胃粘膜の萎縮の程度が強く、胃の粘膜細胞が腸の粘膜に似たものに変性する「腸上皮化生」が起こりやすいことが知られています。腸上皮化生が起こると、胃粘膜が腸ほど完全ではないものの吸収機能を持つようになるため、発がん物質などを取り込み、がんが発生しやすくなると考えられています。

胃がんの進行度

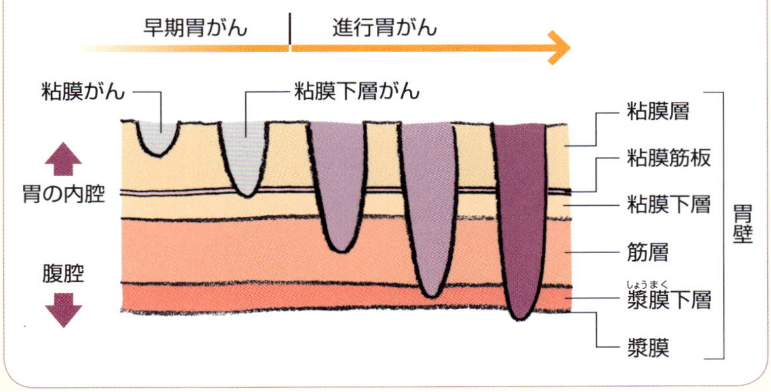
早期胃がん
進行胃がん
粘膜がん
粘膜下層がん
胃の内腔
腹腔
粘膜層
粘膜筋板
粘膜下層
筋層
漿《しょう》膜《まく》下層
漿膜
胃壁

内視鏡での早期発見が大事

胃がんの初期には症状はほとんどなく、上腹部痛などがあっても激しい痛みではないため、そのまま放置してしまうケースもあります。早期発見には、定期検診（内視鏡検査）が重要です。胃炎、特に萎縮性胃炎がある人は、定期的に内視鏡検査を受けましょう。

がんの進行度は、胃壁がどこまで傷害されているかで分けられます（上図参照）。がんが粘膜下層までにとどまっているものを早期がんと呼び、それより進行したものは進行がんと呼びます。

治療は、がんの大きさや進行度により、胃の一部または全部を切除する外科手術が基本です。最近では、ごく早期の粘膜がんでは、内視鏡を使った治療が行われるようになっています。

胃がん予防の食事と生活の注意

胃がんにならないようにするには、栄養の整った食事を規則正しく、よくかんでゆっくり味わうのがポイントの一つです。公益財団法人がん研究振興財団では、多くの研究データをもとに、「がんを防ぐための新12か条」（Ｐ32参照）を提唱しています。参考にしてください。

胃切除後の後遺症とその対策

・栄養障害

消化吸収力が落ちるため、栄養障害を起こしやすくなります。１回の食事量

がんを防ぐための新12か条

（公益財団法人 がん研究振興財団による）

1 条	たばこは吸わない
2 条	他人のたばこの煙をできるだけ避ける
3 条	お酒はほどほどに
4 条	バランスのとれた食生活を
5 条	塩辛い食品は控えめに
6 条	野菜や果物は豊富に
7 条	適度に運動
8 条	適切な体重維持
9 条	ウイルスや細菌の感染予防と治療
10条	定期的ながん検診を
11条	身体の異常に気がついたら、すぐに受診を
12条	正しいがん情報でがんを知ることから

を減らし、1日5～6回に分けて、よくかんでゆっくり食べるようにします。エネルギーとたんぱく質を確保できるように、やや脂肪のある肉や魚、チーズ、牛乳などを適度に取り入れるとよいでしょう。消化を助ける消化酵素薬の服用が医師からすすめられます。

・貧血

胃を切除すると、血を造るのに必要なビタミンB_{12}と鉄の吸収が悪くなるので、貧血に陥りやすくなります。鉄欠乏性貧血は手術後の比較的早期から生じ、ビタミンB_{12}不足による悪性貧血は手術後3年くらいから起こりがちです。症状としては、脱力感や動悸、息切れなどが現れます。症状が出てくるのは貧血がある程度進んでからなので、手術後は定期的に血液検査を受け、早期発見・治療をすることが必要です。

・骨代謝異常

胃の切除後は、カルシウムやビタミンDの吸収も悪くなるため、骨の形成に障害が起き、それに伴って腰痛、関節痛、手指のしびれ感、筋肉痛などが起こることがあります。予防や症状の改善のためには、カルシウムを多く含む乳製品などを積極的にとりましょう。食事で補いきれない場合は、カルシウム剤やビタミンD剤を服用します。

・ダンピング症候群

口から食道を通った食べ物は、本来は胃でためられて一部消化されますが、胃切除後は食道から一気に腸に流れ込むため、血圧や血糖値の変動、各種ホルモンの分泌などによってさまざまな症状が生じます。これをダンピング症候群といいます。食後の動悸・発汗・めまい・しびれ・脱力感などの全身症状や、吐き気・嘔吐・腹鳴などの腹部症状があります。

食後すぐ現れる早期ダンピング症候群と、食後2～3時間に現れる後期ダンピング症候群があり、早期ダンピング症候群は比較的軽い症状で、2～3時間程度で自然に治ります。症状が強いときは、横になってしばらく休むと楽になります。糖分の多い食品や水分をとりすぎないことが予防に役立ちます。後期ダンピング症候群の場合は低血糖症状が出ることがあり、その場合はすぐに糖分を補う必要があります。あめやビスケットなどを常に準備しておきましょう。

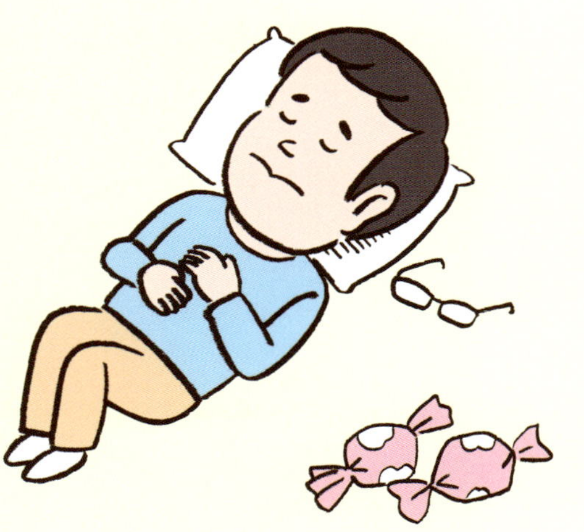

第2章

胃腸をいたわるシンプル料理

痛みや胃もたれ感などの症状が強いときや、
食欲がないときには、
水分が多くてやわらかいものをとりましょう。
そのヒントになる、おかゆ、スープ、
のど越しもよい飲み物をご紹介します。

胃腸をいたわる調理の基本

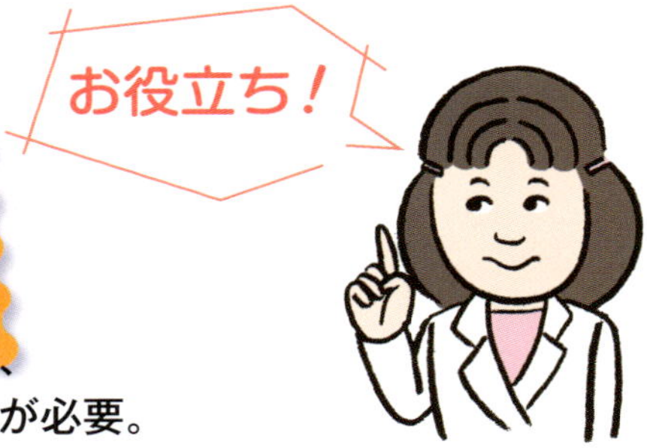

胃腸に負担をかけないためには、消化のよい食材を使う、油脂をとりすぎない、やわらかく調理する、などの工夫が必要。具体的な調理の際のポイントを覚えておきましょう。

野菜類、芋などの調理

皮や筋を除く

根菜類や芋のほかトマトやなすも皮をむき、セロリやさやえんどうなどの筋は除きます。枝豆などの皮もなるべく除きましょう。

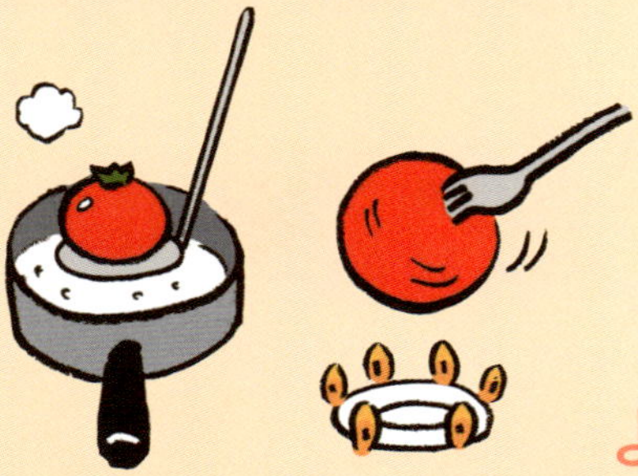

トマトは皮に切り目を入れて熱湯に浸すか直接火であぶり、皮の端がめくれたら水にとって皮をむく。

繊維を断ち切る

繊維の方向を確かめ、それを短く断ち切るように包丁を入れます。白菜や青菜の葉脈がかたそうなときも、切り目を入れてから加熱するとよいでしょう。青菜は症状により、やわらかい葉先だけを使うと安心です。

葉物のかたい葉脈には包丁の刃先で切り込みを入れるとよい。

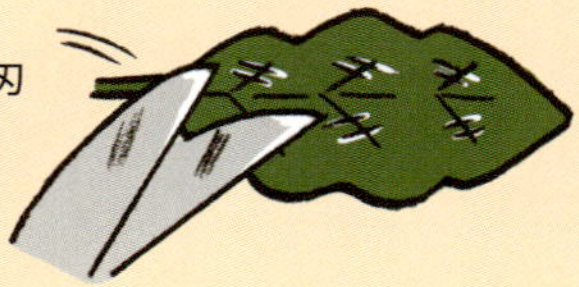

よく加熱する

ゆでる、煮る、蒸すなど、水分とともによく加熱します。根菜類は圧力なべで加熱するとよりやわらかくなります。トマトやきゅうり、レタスなどは生で食べてもかまいませんが、生野菜ばかりに偏らないようにしましょう。

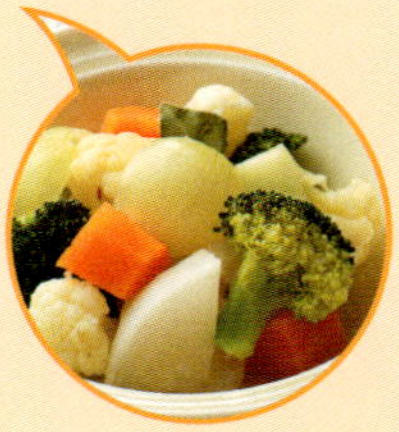

料理のベースに　1

野菜のブイヨン

野菜の皮や切れ端がたまったとき、水で煮出すとブイヨンがとれます。野菜のブイヨンは肉のブイヨンに比べて胃酸の分泌を刺激しにくいので、いつでも安心して使えます。みそ汁のだしとしても使えます。

作り方

にんじんや大根の皮、白菜や玉ねぎの芯、キャベツの外葉、セロリの葉、パセリの軸、しいたけの軸など合わせて2カップをなべに入れ、水6カップと酒大さじ１を加えて中火にかけ、沸騰後弱火で 30 分ほど煮出し、ざるでこす。

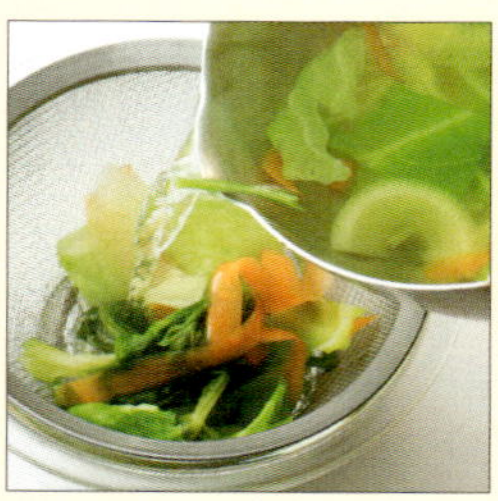

できたスープは冷蔵で３～４日もつ。

肉や魚介の調理

脂身や皮、筋を除く

肉は、消化に時間のかかる脂身や鶏肉の皮、鶏ささ身の筋は除くか、除いたものを購入しましょう。筋も少ないものを選びますが、肉の中に混ざり込んでいる場合は包丁の先で短く切り込むか、肉たたきで肉をたたきます。魚は、症状が気になるときはサケなどのかたい皮は除くか残すようにするとよいでしょう。

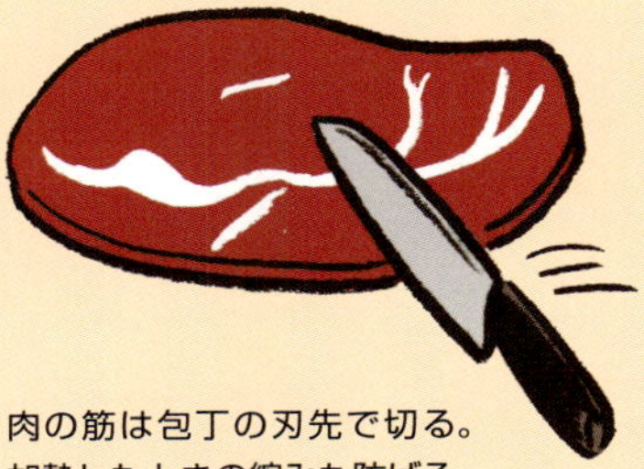

肉の筋は包丁の刃先で切る。
加熱したときの縮みも防げる。

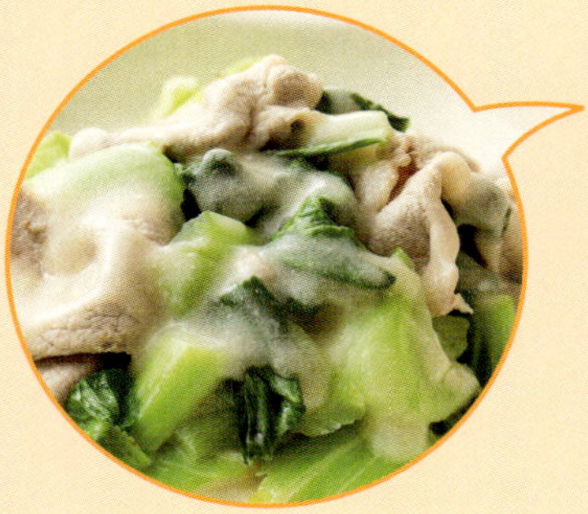

しっとりさせる工夫を

脂肪の少ない肉や魚を油脂を控えてソテーなどにすると、身がパサつきがちです。小麦粉やかたくり粉をまぶしてソテーし、あんをからめる、蒸し煮にする、煮込むなど、水分を補う調理法を工夫し、加熱しすぎに注意しましょう。

漬け込んでやわらかく

肉や魚は、ヨーグルト、酒粕、みそ、麹などの発酵食品に漬けておくとやわらかくなり、風味やうま味も増します。玉ねぎやりんごやキャベツの芯のすりおろし、パイナップルやキウイフルーツ、はちみつ、オリーブ油、酒なども同様の効果が期待できます。

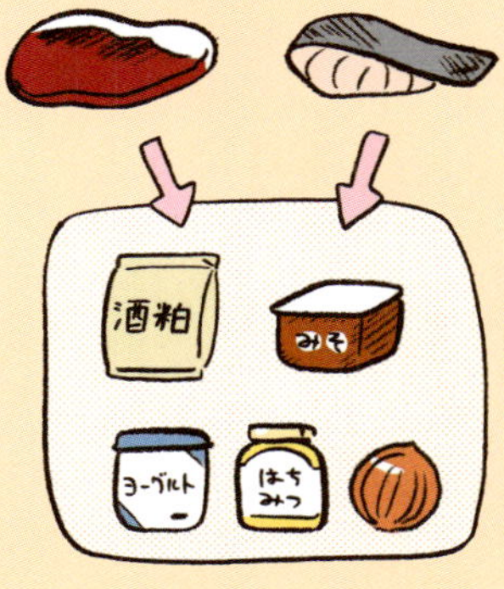

発酵食品や野菜の酵素などの力で肉や魚をやわらかに。

料理のベースに 2

鶏肉のブイヨン

肉のブイヨンは、即席のもと（固形や顆粒）を使ってもかまいませんが、低脂肪の鶏肉を煮出してとるのもよいでしょう。風味も、胃腸への刺激もおだやかです。時間のあるときにとり、小分けにして冷凍しておくと重宝です。

作り方

水1.5ℓに鶏ささ身200gを入れて火にかけ、沸騰後アクを除き、弱火で1時間ほど煮る。風味づけに香草と酒（中国風ならねぎとしょうがと酒、洋風なら玉ねぎやパセリの軸と白ワインなど）を少し加えて煮てもよい。

おかゆ3種

おかゆは、消化がたいへんよく、胃腸に負担の少ない食事の代表です。症状がそれほどひどくなければ普通のごはんでもかまいませんが、不安のあるときなどはおかゆがより安心で、食べやすいでしょう。

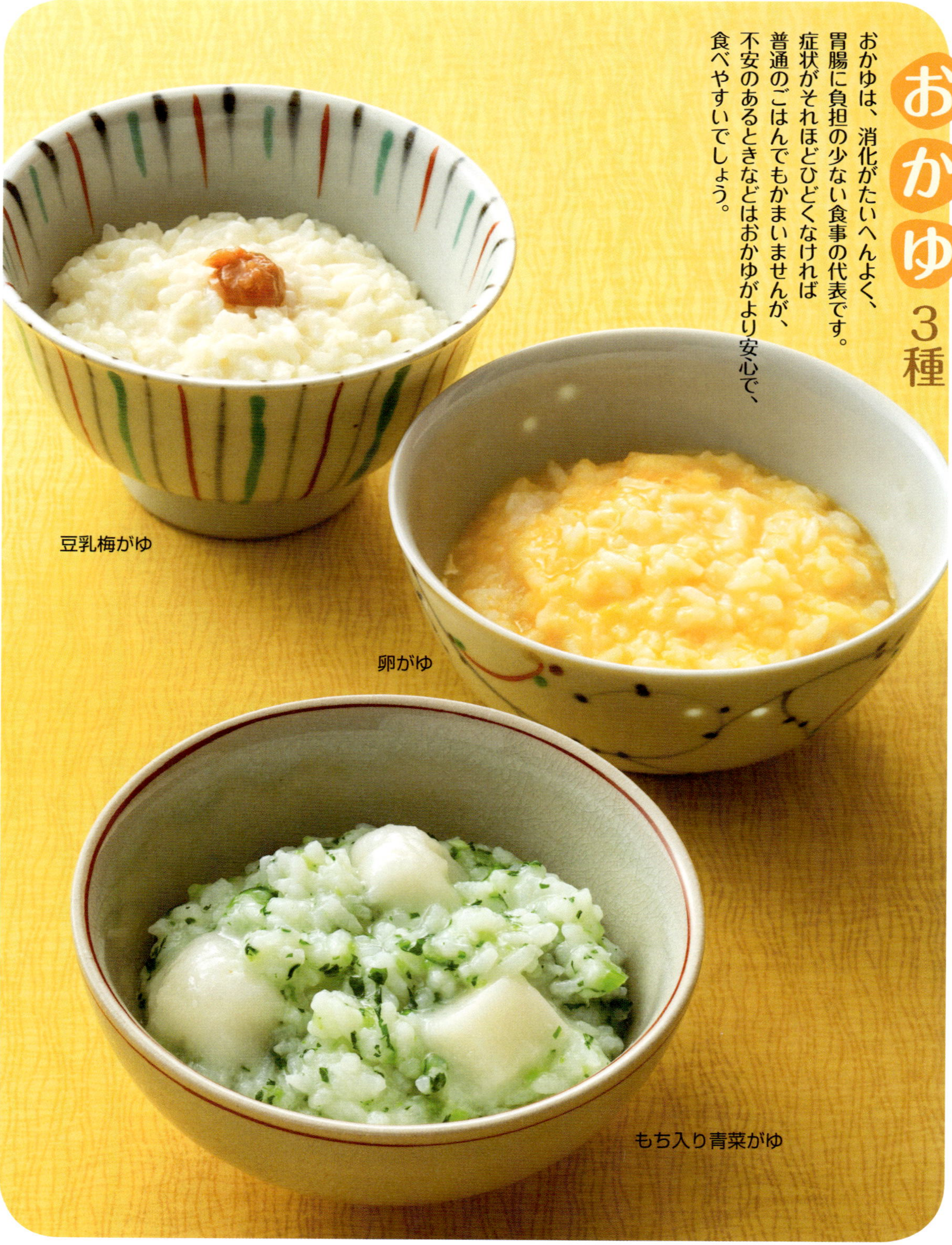

豆乳梅がゆ

卵がゆ

もち入り青菜がゆ

豆乳梅がゆ

1人分　エネルギー 261kcal　たんぱく質 7.6g　塩分 0.8g

材料（1人分）

ごはん……茶碗に軽く1杯（120g）
豆乳……125mℓ
鶏肉のブイヨン（P35参照）‥125mℓ
塩……少量
梅肉……小さじ½

作り方

1 なべに豆乳とブイヨン、ごはんを入れて中火にかける。煮立ってきたら火を弱め、やわらかくなるまで煮、塩を加える。
2 器に盛り、梅肉をのせる。

＊鶏肉のブイヨンがないときは、湯にブイヨンのもとをといて使い、塩の量は減らします。

卵がゆ

1人分　エネルギー 293kcal　たんぱく質 10.6g　塩分 1.4g

材料（1人分）

ごはん……茶碗に軽く1杯（120g）
鶏肉のブイヨン（P35参照）
……1カップ（200mℓ）
塩……小さじ⅕（1.2g）
卵……L1個（60g）

作り方

1 なべにブイヨンとごはんを入れて中火にかけ、煮立ったら火を弱めてやわらかくなるまで煮、塩を加える。
2 といた卵を加えてよく混ぜ、ふたをして1～2分煮る。

もち入り青菜がゆ

1人分　エネルギー 262kcal　たんぱく質 4.8g　塩分 0.8g

材料（1人分）

ごはん……茶碗に軽く1杯（120g）
水……1¼カップ（250mℓ）
もち……1個（50g）
青菜（小松菜、ほうれん草、かぶや大根の葉など）の葉先……20g
塩……少量

作り方

1 青菜はやわらかくゆでて水にとり、水けをよく絞ってみじん切りにする。
2 なべに水とごはんを入れて中火にかけ、沸騰後弱火で10分ほど煮る。もちを3～4等分に切って加え、さらにもちがやわらかくなるまで煮る。青菜と塩を加えて混ぜる。

●おかゆのやわらかさ

おかゆのやわらかさは、病院の手術後などでは重湯《おもゆ》から徐々に段階を上げていきますが、自宅で療養中の場合は好みの状態でかまいません。水分が多いほど、同じ分量でとれるエネルギーが少なくなるので、病状が落ち着いたらなるべくかたさを上げていきましょう。

＊急性胃炎などで症状が強いときは、医師や管理栄養士の指導に従ってください。

おかゆの種類

	米で作る場合 米：水（容量比）	ごはんで作る場合 ごはん：水（重量比）
全がゆ	1対5	1対2
五分がゆ	1対10	1対5
三分がゆ	1対20	1対10

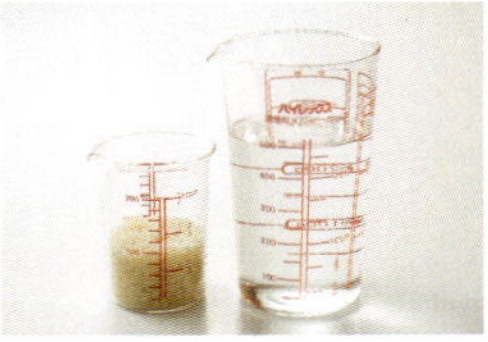

最も一般的な全がゆの割合は米1対水5。½カップの米で約420gのおかゆができる。

米から炊く方法

1 米は洗ってざるにあげ、30分ほどおく。
2 厚手なべか土なべに入れ、分量の水を加えて強火にかけ、沸騰したら底から混ぜる。弱火にしてふたをずらしかけ、吹きこぼれに注意して30～40分炊く。途中で米がかたよったら軽く混ぜる（混ぜすぎるとのり状になってしまうので注意）。
3 ふたをして火を止め、5分ほど蒸らす。

＊炊飯器のおかゆ機能があればそれを利用しても。

ごはんから作る方法

なべにごはんと分量の水を加えて中火にかけ、煮立ったら弱火にする。ふたをずらしかけて15～20分煮、5分蒸らす。

スープ

食欲は少しあるけれど普通の料理は食べたくない、というときは、温かいスープがおすすめです。
ここにご紹介する6種は、消化がよくて栄養もある程度とれるスープです。

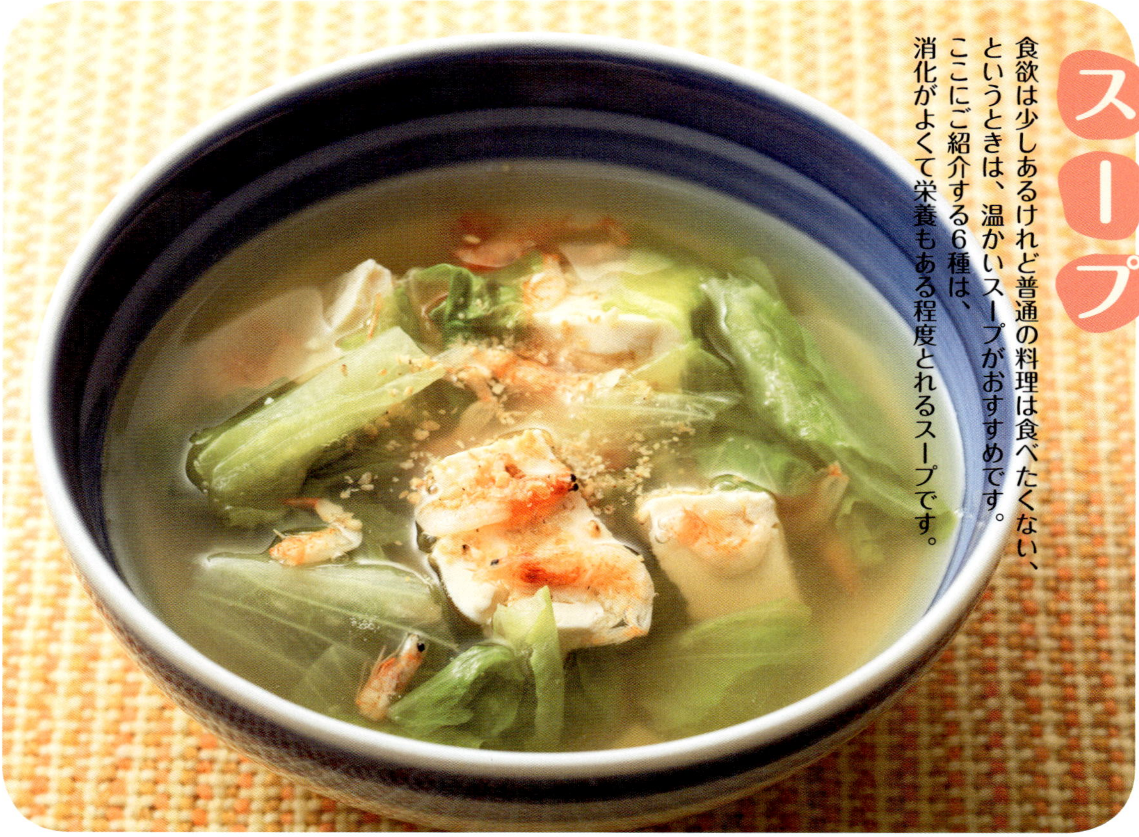

●1人分　エネルギー 49kcal　たんぱく質 5.3g　塩分 1.5g

豆腐とレタスのまろやか酸味スープ

材料（1人分）

もめん豆腐……………………40g
レタス…………………1枚（30g）
素干し桜エビ……約大さじ1（3g）
野菜のブイヨン（P34参照）
………………1カップ（200㎖）
A
- しょうゆ………小さじ1（6g）
- 酢………………小さじ1（5g）
- 塩・こしょう…………各少量

すり白ごま……………………少量

作り方

1 豆腐はペーパータオルに包んで軽く水けをきり、一口大にちぎる。レタスも一口大にちぎる。
2 なべに野菜のブイヨンを入れて中火にかけ、煮立ったら豆腐と桜エビを加えて2分ほど煮る。
3 Aとレタスを加え、ひと煮立ちしてレタスがしんなりしたら火を消し、器に盛ってすりごまをふる。

ここに注目

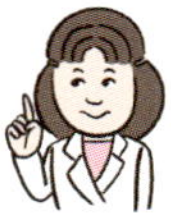

●野菜で作るブイヨンも、具の豆腐やレタスも胃粘膜への刺激が少ないものです。
●具は手でちぎるだけでOK。包丁なしで作れるのも、体調がすぐれないときにうれしい点です。

＊酢の量は好みで加減してください。
＊野菜のブイヨンがなければ、野菜ブイヨンのもとを利用し、しょうゆは少し控えます。

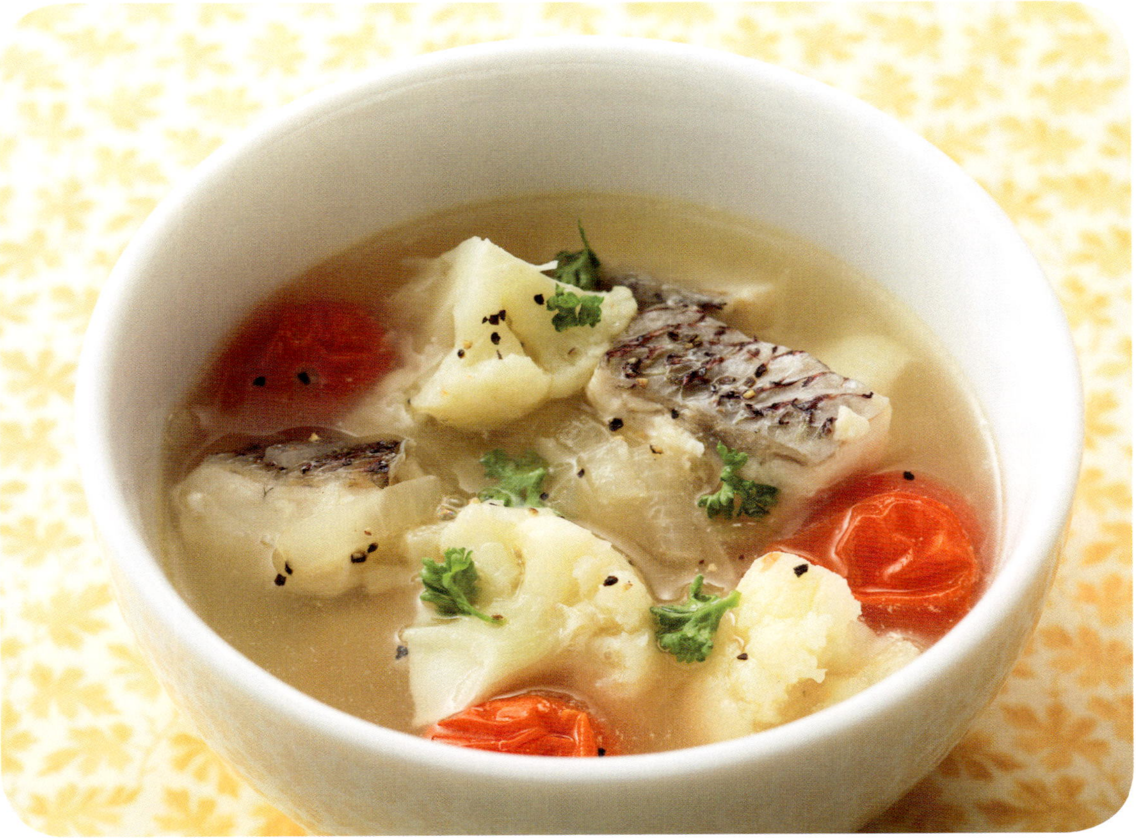

●1人分　エネルギー 91kcal　たんぱく質 9.4g　塩分 1.6g

白身魚とカリフラワーのスープ

材料（1人分）

白身魚（タイ、生ダラなど）
……………………… ½切れ（40g）
塩……………………………… 少量
カリフラワー…………………… 50g
玉ねぎ ………………… ¼個（50g）
ミニトマト……………… 3個（30g）
にんにくのみじん切り………… 少量
オリーブ油………… 小さじ½（2g）
野菜のブイヨン（P34参照）
…………… 1¼カップ（250mℓ）
塩………………… 小さじ¼（1.5g）
あらびき黒こしょう ………… 少量
パセリのみじん切り ………… 少量

作り方

1 魚は塩をふって5分ほどおき、汁けをふいて4等分に切る。
2 カリフラワーは小房に分け、玉ねぎは薄切りにする。ミニトマトはへたを除く。
3 なべにオリーブ油とにんにくを入れて弱火にかけ、香りが立ったら中火にして玉ねぎを加え、しんなりとするまで2～3分いためる。
4 野菜のブイヨンを加え、煮立ったらアクを除いて1と2の残りの具を加える。再び煮立ったら弱火にして5～6分煮、塩とこしょうで調味して器に盛り、パセリをふる。

◉魚から出るだしと野菜のうま味ににんにくの風味がほんのりきいた、おかずスープです。食欲のないときはこのスープだけでもよいでしょう。
◉カリフラワーはビタミンCが豊富で、加熱してもこわれにくいのが特徴です。

ここに注目

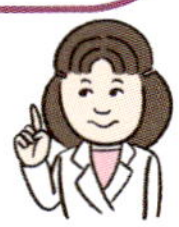

＊野菜のブイヨンがなければ、野菜ブイヨンのもとを利用し、塩は控えます。
＊ミニトマトの皮は食べるときに除きます。

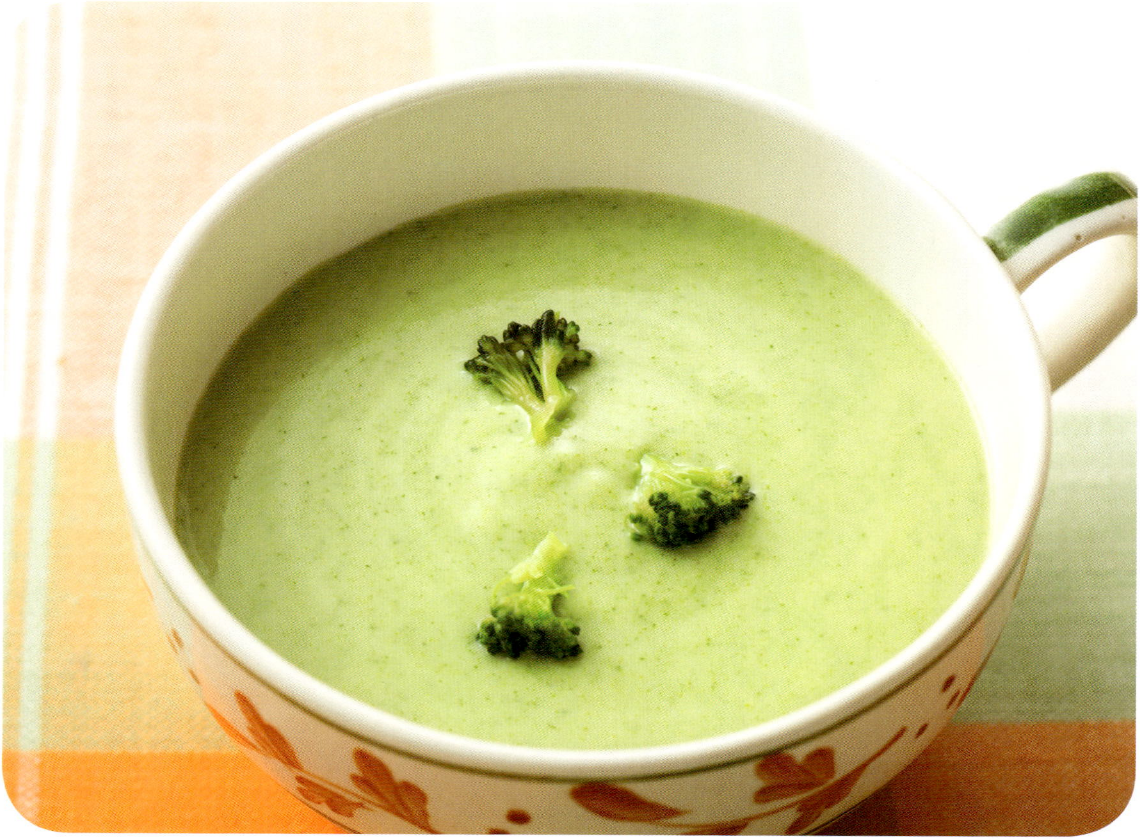

●1人分　エネルギー 282kcal　たんぱく質 7.6g　塩分 1.7g

ブロッコリーのポタージュ

材料（１人分）

ブロッコリー……………………………80g
玉ねぎ…………………………⅛個（25g）
フランスパンまたは食パン……15g
バター……………………小さじ２（８g）
鶏肉のブイヨン（P35参照）
……………………¾カップ（150mℓ）
牛乳……………………¼カップ（50mℓ）
塩………………………小さじ⅕（1.2g）
こしょう…………………………………少量
生クリーム………大さじ１⅔（25mℓ）

＊鶏肉のブイヨンがなければブイヨンのもとを利用し、塩は省くか味をみて少し補います。

作り方

1 ブロッコリーは小さめの小房に分ける。玉ねぎは薄切りにする。
2 なべにバターをとかして玉ねぎをうすく色づくまでいためる。
3 ２にブロッコリーとちぎったパン、ブイヨンを加え、中火で15～20分煮る（途中でブロッコリー少量を浮き実用にとり出す）。
4 ３をミキサーにかけるか裏ごしをし、なべに戻す。牛乳を加えて４～５分煮、塩とこしょう、生クリームを加えて火を消す。
5 器に盛り、とり分けたブロッコリーを浮き実にする。

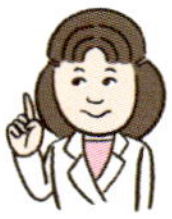

ここに注目

◉ポタージュは、食欲がないときや、痛みなどで固形物をとりたくないときに最適。緑黄色野菜のブロッコリーで作るポタージュは、牛乳や生クリーム、つなぎにパンも入り、粘膜の健康に欠かせないビタミンA（カロテン）やたんぱく質、エネルギーの補給にもすぐれた一杯です。

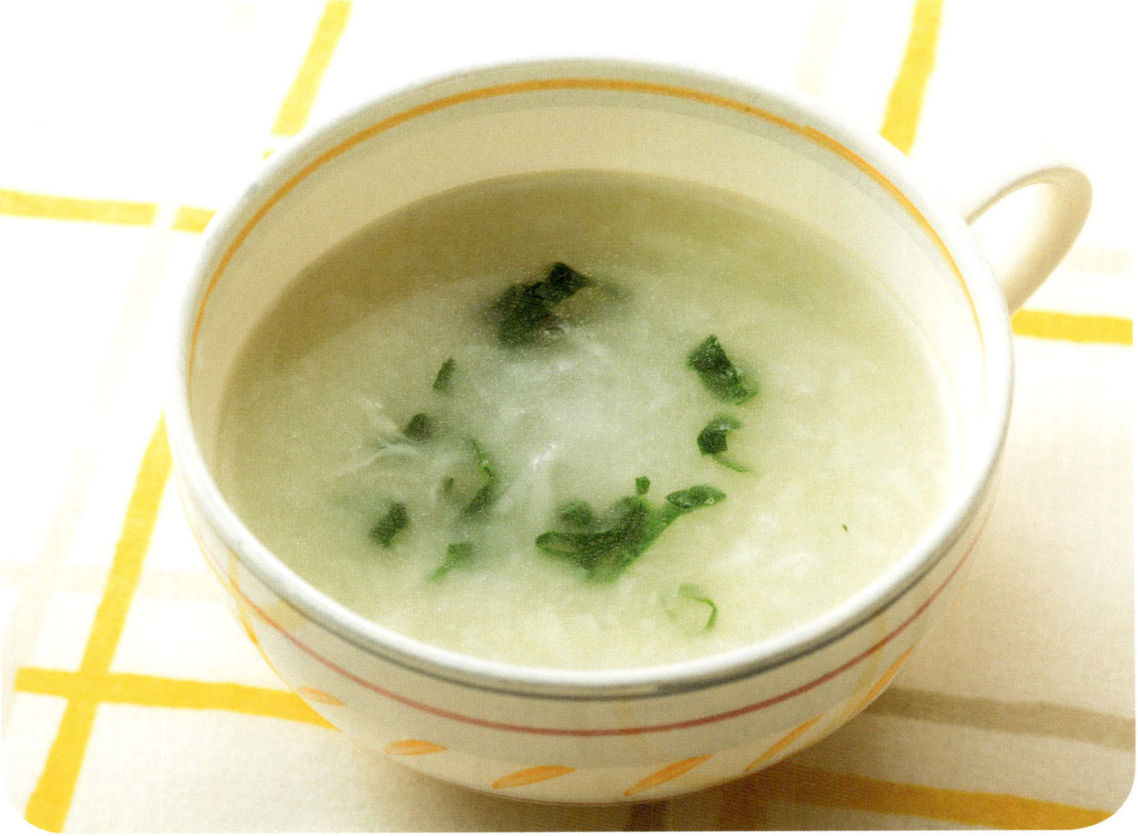

●1人分 エネルギー 39kcal たんぱく質 1.3g 塩分 1.5g

かぶのピュレスープ

材料（1人分）

かぶ……………………2個（100g）
かぶの葉先……………………少量
ねぎ…………………… 10㎝（30g）
バター…………… 小さじ1強（5g）
鶏肉のブイヨン（P35参照）
……………… 1カップ（200㎖）
ロリエ………………………… 1枚
塩…………………小さじ¼（1.5g）
こしょう ………………………少量

＊鶏肉のブイヨンがなければブイヨンのもとを利用し、塩は省くか味をみて少し補います。

作り方

1 かぶは皮をむいて4～6つ割りにする。葉はあらく刻む。ねぎは5～6㎜角に切る。
2 なべにバターをとかしてねぎ、かぶの順に入れていため、ブイヨンとロリエを加える。煮立ったら弱火にし、かぶがやわらかくなるまで煮る。
3 かぶを木べらでつぶしてピュレ状にし、かぶの葉を加えてさらに2～3分煮、塩とこしょうで調味する。

◉かぶはでんぷんの消化酵素として働くアミラーゼを含んでいるので、胃もたれ解消の効果が期待できます。カロテン豊富なかぶの葉も捨てずに利用しましょう。

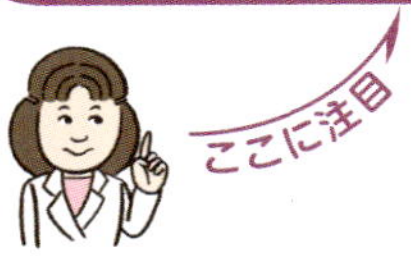

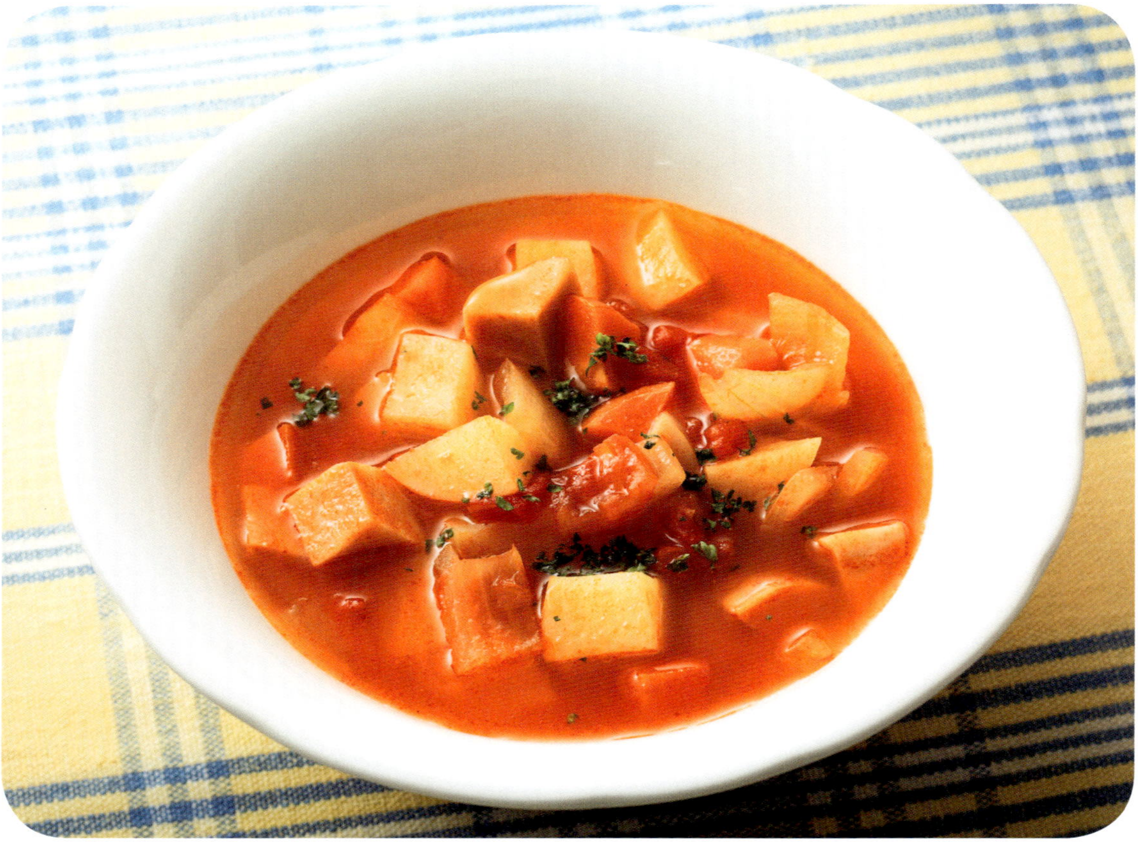

●1人分　エネルギー 144kcal　たんぱく質 5.1g　塩分 1.7g

ミネストローネ

材料（1人分）

じゃが芋	½個（50g）
玉ねぎ	30g
キャベツ	30g
にんじん	20g
魚肉ソーセージ	⅓本（25g）
オリーブ油	小さじ¾（3g）
にんにくのすりおろし	少量
A　トマト水煮（ダイス状缶詰）	¼缶（50g）
A　鶏肉のブイヨン（P35参照）	125mℓ
塩	小さじ⅕（1.2g）
こしょう	少量
パセリのみじん切り	少量

作り方

1 じゃが芋と野菜、ソーセージは皮を除いて1～1.5㎝角に切り、じゃが芋は水で洗う。

2 なべにオリーブ油とにんにくを入れて弱火でいため、香りが立ったら1を加えていためる。

3 Aを加えて中火にし、煮立ったらアクを除き、弱火で野菜がやわらかくなるまで10分ほど煮る。

4 塩とこしょうで調味する。器に盛り、パセリをふる。

＊鶏肉のブイヨンがなければブイヨンのもとを利用し、塩は省くか味をみて少し補います。

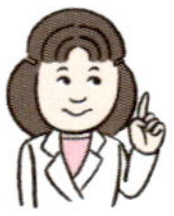

ここに注目

◉ミネストローネはベーコンを加えて作ることが多いものですが、脂肪が多いので、魚肉ソーセージを使います。生活習慣病予防によいとされる不飽和脂肪酸のDHAなどを多く含む製品もあります。

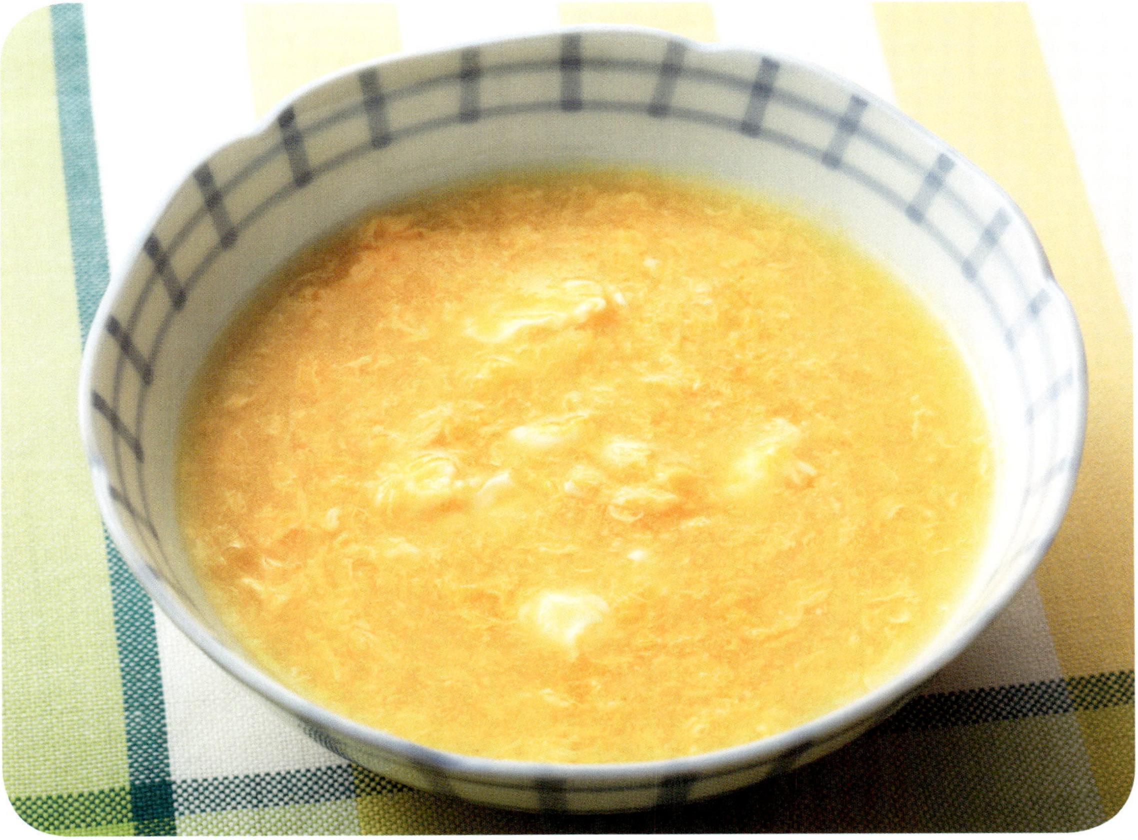

●1人分 エネルギー 98kcal たんぱく質 4.8g 塩分 1.7g

中国風コーンスープ

材料（1人分）

クリームコーン（缶詰）
…………………… ¼カップ（50g）

A
- 鶏肉のブイヨン（P35参照）
…………… ¾カップ（150mℓ）
- 酒………………小さじ1（5g）

塩…………………小さじ⅕（1.2g）
こしょう……………………少量

- かたくり粉…… 小さじ1弱（2.5g）
- 水…………………………小さじ1

B
- 卵………………L ½個（30g）
- 塩……………………………少量

作り方

1 なべにAを入れて煮立て、クリームコーンを加えて温め、塩とこしょうで調味する。

2 煮立ったら、かたくり粉を水でといて加えて手早くかき混ぜ、とろみをつける。

3 Bをよくとき混ぜ、2に流し入れる。ふんわりと固まってきたら器に盛る。

＊卵は全卵でなく卵白を使うと、白くふんわりします。
＊鶏肉のブイヨンがなければブイヨンのもとを利用し、塩は省くか味をみて少し補います。

◉とうもろこしは胚芽に必須脂肪酸やビタミン、ミネラルが豊富です。缶詰や冷凍食品は胚芽ごと摂取できるうえ、クリーム状に加工した缶詰なら消化もされやすいので、一石二鳥です。

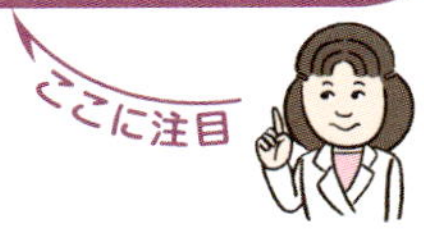

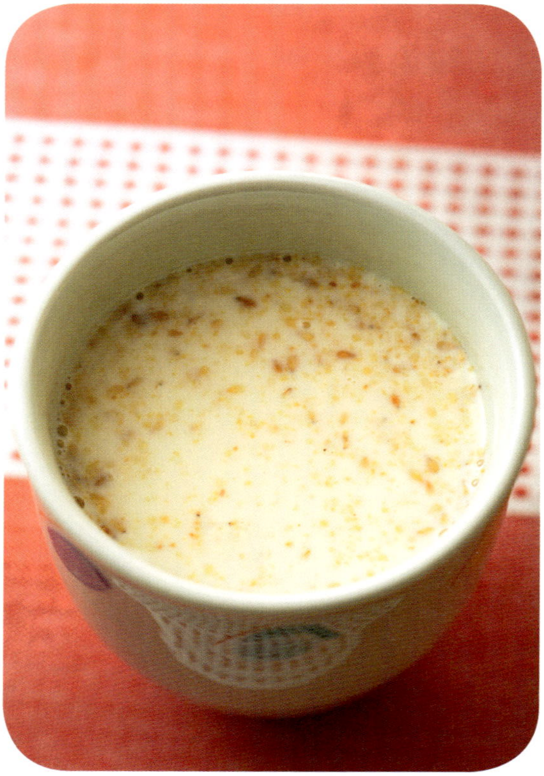

●1人分　エネルギー 151kcal　たんぱく質 7.1g　塩分 0.3g

甘酒入り豆乳

材料（1人分）

豆乳…………………………………… 120mℓ

麹甘酒のもと………………… 大さじ3（45g）

塩麹（あれば）………………… 小さじ½（2g）

すり白ごま…………………… 大さじ1（9g）

作り方

1 なべにすべての材料を入れて弱火で温めながらよくかき混ぜる。

2 煮立ったら火を消し、器に注ぐ。

＊米麹は発酵の段階で生じた甘味があるので、砂糖は入れません。ノンアルコールの飲み物です。

＊麹は発酵食品で、食品の消化吸収を助けたり、腸内環境を整えたりする働きがあるといわれています。

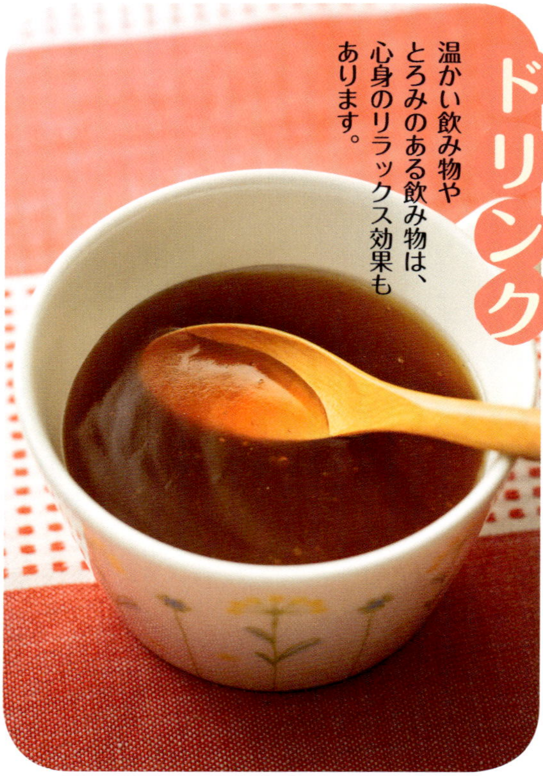
ドリンク
温かい飲み物や
とろみのある飲み物は、
心身のリラックス効果も
あります。

●1人分　エネルギー 71kcal　たんぱく質 0.2g　塩分 0g

紅茶のくず湯

材料（1人分）

紅茶液（やや濃いめにいれたもの）

…………………………… ¾カップ（150mℓ）

［かたくり粉……………… 大さじ1強（10g）

　水………………………………………小さじ1

砂糖………………………………… 大さじ1（9g）

しょうが汁……………………… 小さじ1（5mℓ）

作り方

1 なべにかたくり粉と水を入れて混ぜ、紅茶液と砂糖を加え、弱火にかけながらさらに混ぜる。

2 煮立って透き通ってきたら火を消し、しょうが汁を加える。

＊紅茶のかわりにほうじ茶でもおいしくできます。

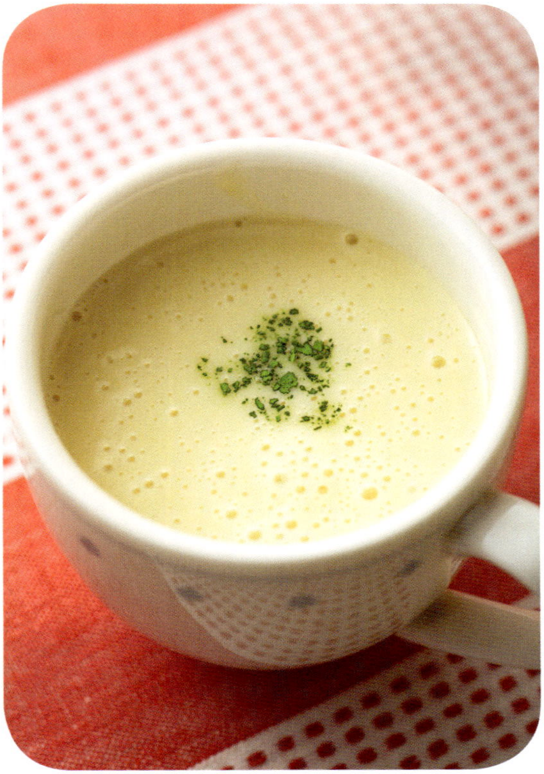

●1人分　エネルギー 198kcal　たんぱく質 5.5g　塩分 0.1g

さつま芋のソイミルク

材料（1人分）

さつま芋 ……………………………… 80g
豆乳 ……………………………… 120mℓ
砂糖 ……………………… 大さじ1（9g）
塩 ……………………………………… 少量
抹茶（あれば）……………………… 少量

作り方

1 さつま芋は皮を除き、ラップに包んで電子レンジで充分にやわらかくなるまで2分くらい加熱する。一口大に切る。
2 ミキサーに 1 の芋を入れ、豆乳と砂糖、塩を加えてなめらかになるまでかき混ぜる。なべに移して温め、カップに注ぎ、抹茶をふる。

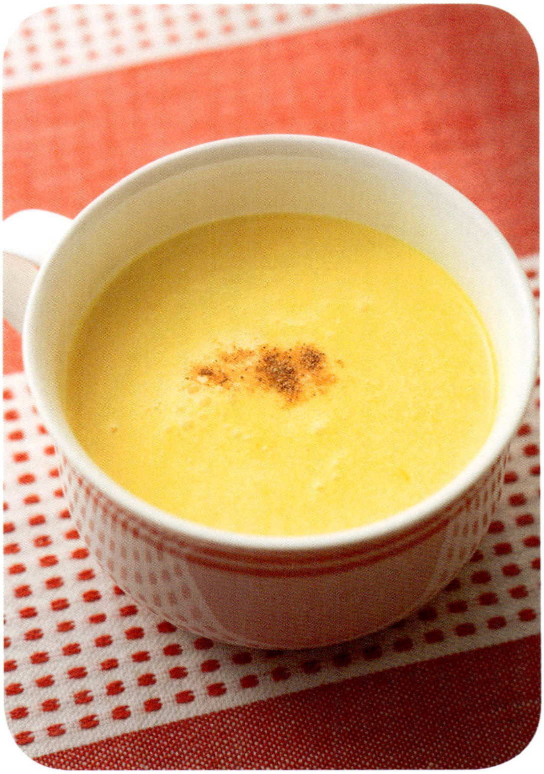

●1人分　エネルギー 159kcal　たんぱく質 5.2g　塩分 0.1g

パンプキンドリンク

材料（1人分）

かぼちゃ ……………………………… 60g
はちみつ ………………… 小さじ1（7g）
牛乳 ……………………………… 120mℓ
シナモンシュガー（あれば）……… 少量

作り方

1 かぼちゃは皮と種を除いて一口大に切り、ラップに包み、電子レンジで充分にやわらかくなるまで1分30秒くらい加熱する。
2 ミキサーに 1 とはちみつと牛乳を入れて、なめらかになるまでかき混ぜる。
3 なべに移して温め、カップに注ぐ。シナモンシュガーをふる。

◉かぼちゃやさつま芋で作るドリンクは、素材の持つまろやかな甘さととろみがやさしい味わいです。抗酸化作用のあるビタミンなどもとれます。

ここに注目

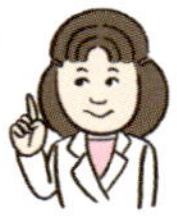

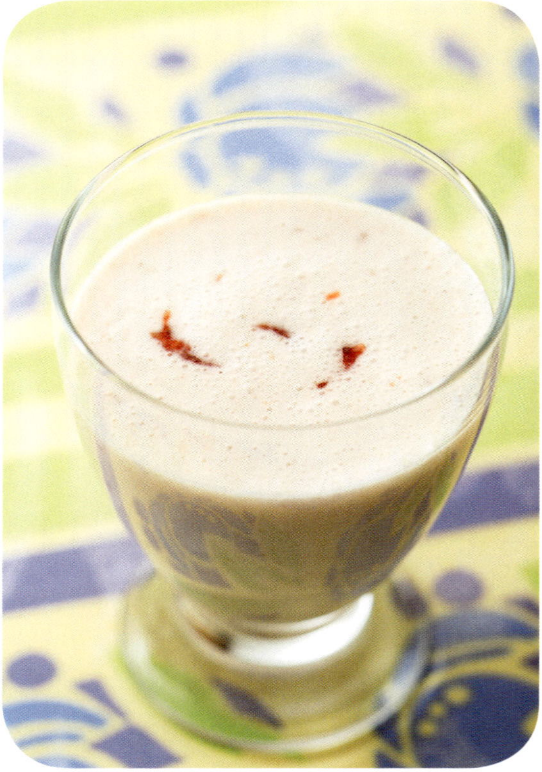

●1人分　エネルギー 168kcal　たんぱく質 6.3g　塩分 0.2g

いちごミルクドリンク

材料（1人分）

牛乳……………………… 1カップ弱（180mℓ）
レモン汁 ………………………大さじ1（15g）
いちごジャム……………… 大さじ1弱（20g）

作り方

1 グラスまたはカップにレモン汁と牛乳を入れてよくかき混ぜる。
2 とろりとしてきたら、いちごジャムを加えてさらによく混ぜる。

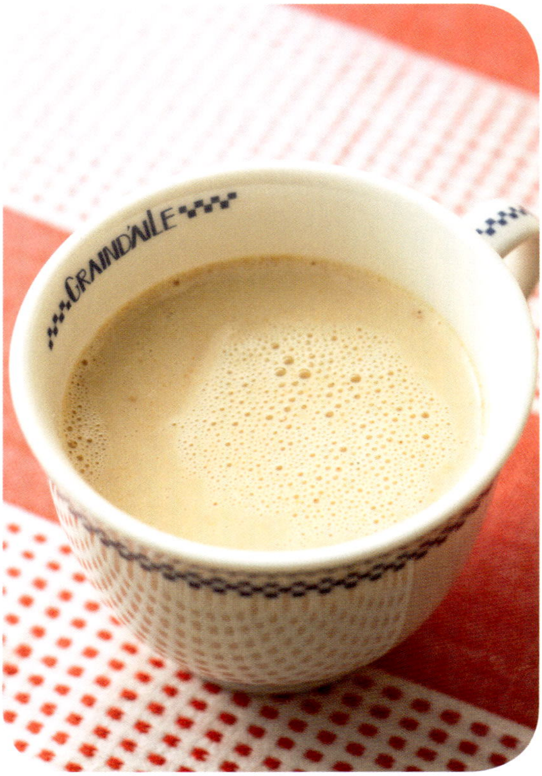

●1人分　エネルギー 196kcal　たんぱく質 11.1g　塩分 0g

豆乳きな粉ドリンク

材料（1人分）

豆乳……………………… 1カップ弱（180mℓ）
きな粉 ……………………… 大さじ2（12g）
はちみつ …………………… 大さじ1弱（20g）

作り方

1 なべに豆乳を入れて温める。
2 カップに温めた豆乳の$\frac{1}{3}$量を入れ、きな粉とはちみつを加えて、だまがなくなるまでかき混ぜる。残りの豆乳を注いで混ぜる。

ここに注目

◉牛乳はたんぱく質やカルシウムの手軽な補給源。乳糖にはカルシウムや鉄の吸収を高める働きもあります。

ここに注目

◉豆乳には、大豆由来のたんぱく質や、生活習慣病予防や抗炎症作用が期待できるイソフラボンが含まれています。
◉大豆を粉にしたきな粉はビタミン・ミネラルの宝庫です。食物繊維が多いので、とりすぎには気をつけて。

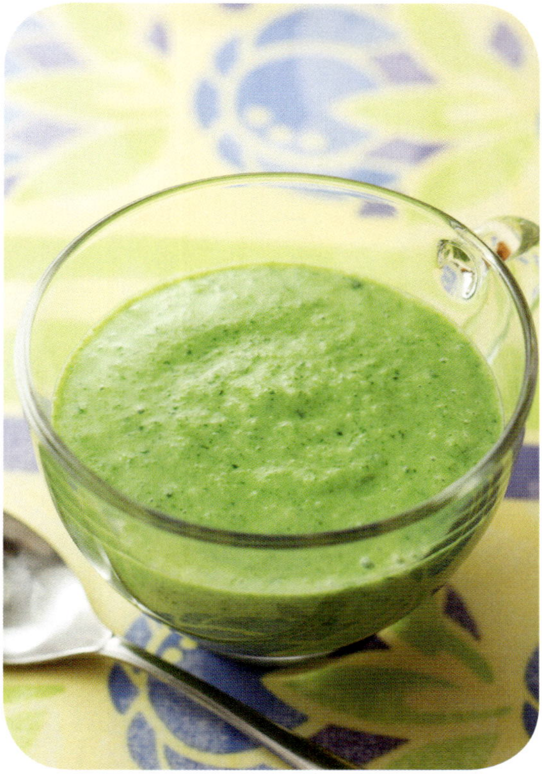

●1人分　エネルギー 154kcal　たんぱく質 6.4g　塩分 0.2g

グリーンヨーグルトスムージー

材料（１人分）

小松菜の葉先……………………………… 50g
きゅうり ………………………… ⅓本（30g）
バナナ ………………………… 小１本（70g）
プレーンヨーグルト ……½カップ（約100g）
牛乳…………………………… 大さじ２（30mℓ）

作り方

小松菜、きゅうり、バナナは一口大に切る。すべての材料をミキサーに入れ、なめらかになるまでかき混ぜる。

＊好みでりんごを少し混ぜても。
＊ビタミンが減らないうちに、作ったらすぐ飲みましょう。

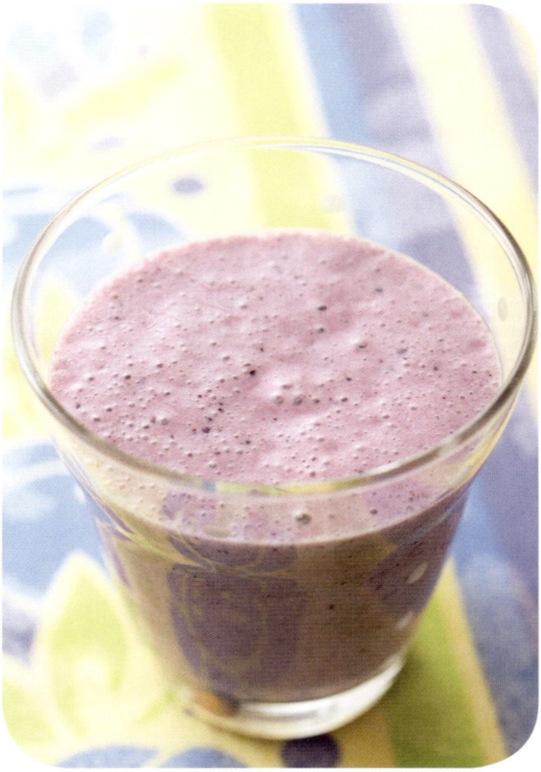

●1人分　エネルギー 191kcal　たんぱく質 6.0g　塩分 0.2g

ブルーベリーラッシー

材料（１人分）

ブルーベリー（生または冷凍） …………… 50g
牛乳…………………………………………… 80mℓ
プレーンヨーグルト …………………… 80mℓ
はちみつ …………………… 大さじ１弱（20g）

作り方

すべての材料をミキサーに入れ（ブルーベリーが冷凍の場合は凍ったまま）、なめらかになるまでかき混ぜる。

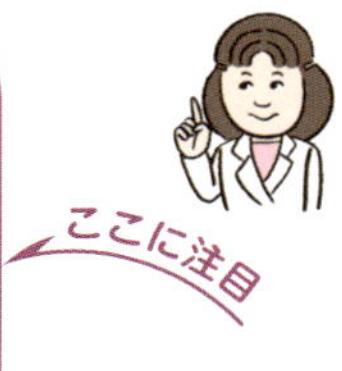

◉乳酸菌により牛乳を発酵させたヨーグルトは、消化されやすく、腸内環境の改善にも役立ちます。飲み物に混ぜるとさわやかな風味で、胃もたれ感などがあるときも飲みやすいでしょう。
◉冷たいものを一気に飲むと胃壁に刺激となるので、ゆっくり味わいましょう。

常備しておくと便利な食品

食事を自分で作る場合、痛みなどの症状があるときは買い物や調理がおっくうになりますね。
そんなときになにかと助かる食品を常備しておきましょう。
家族が作る場合も、重宝する食品です。

調理ずみ食品はそのままでもおかずの一品になりますが、他の食材と組み合わせてひと工夫すると、簡単でも目先の変わった料理ができます。たとえば、「冷凍のシューマイとほうれん草を解凍し、めんつゆで煮てとろみをつける」「豆腐に缶詰のノンオイルツナととけるチーズをのせ、周囲に冷凍ブロッコリーをおいて電子レンジでチン」等々。体調が悪いからとおかゆだけにならないよう、日ごろから自分流の使い方をいくつか考えておくと、有効に活用できます。

＊冷凍野菜はかために加熱してあるので、調味しながらやわらかくなるまで加熱します。

＊常備食品は、うっかりすると賞味期限を過ぎてしまいがち。そうならないよう、包装表面に賞味期限をマジックなどで見やすく記しておきましょう。真空包装などのお総菜は賞味期限が短いものもあります。ときどき、缶詰を含めて常備食品の賞味期限を確認し、期限の近づいたものを使って調理する日を作ると、非常時対策としても役立ちます。

レトルトパウチ食品

おかゆ、シチュー、親子丼の具、ポタージュなど

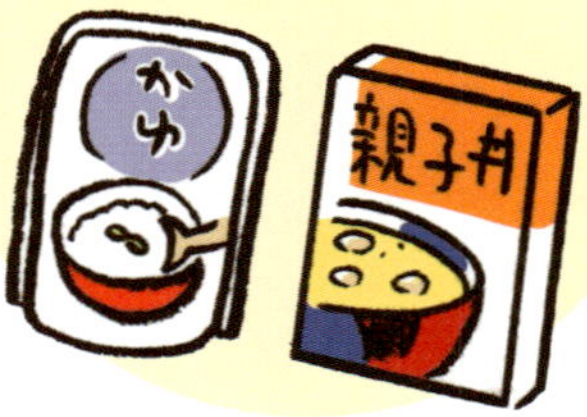

真空包装などのお総菜

煮魚、焼き魚、野菜や芋の煮物、茶碗蒸し、卵豆腐、ポテトサラダ、ロールキャベツ、魚肉ソーセージなど

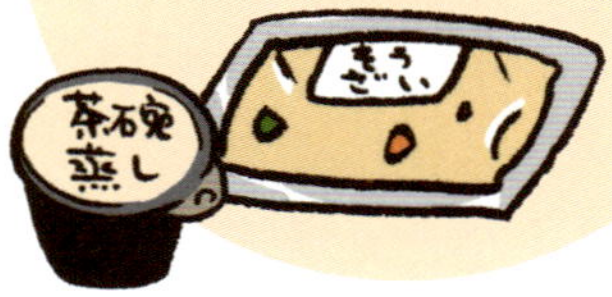

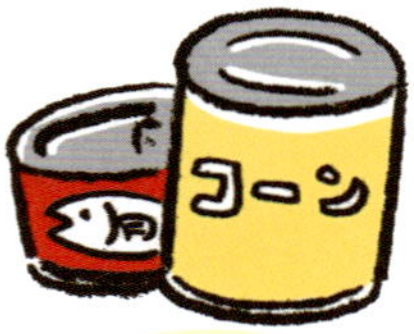

缶　詰

ノンオイルツナ、サケの水煮、ホタテ貝柱、鶏肉、水煮トマト、クリームコーン、ホワイトソース、エバミルク、くだもののシロップ煮など

乾　物

麩、高野豆腐、きな粉、はるさめ、素干し桜エビ、スキムミルク、即席ポタージュ、コーンフレークなど

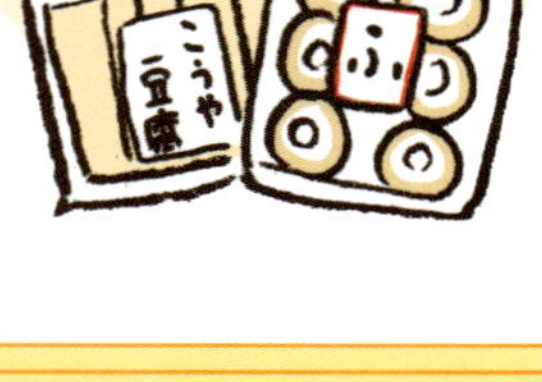

冷凍野菜

かぼちゃ、ほうれん草、ブロッコリー、にんじん、里芋、とろろ芋など

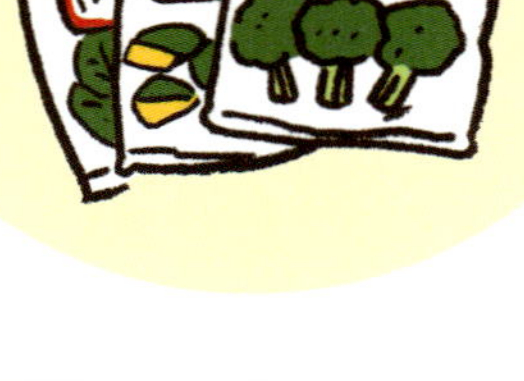

冷凍総菜

シューマイ、水ギョーザ、小籠包、ミニオムレツ、焼き魚、チーズドッグ、ミニグラタンなど

第3章

胃腸にやさしい 1日の献立

症状改善に大切なのは、
胃腸に負担をかけずに必要な栄養を偏りなくとること。
朝食、昼食、（間食）、夕食にどんなものをどれくらいとればよいか、
モデル献立を５日分ご紹介しましょう。
＊胃炎や胃食道逆流症、胃がんの手術後にも応用できます。

ここにご紹介する献立の栄養量は、
１日分でエネルギー 1800kcal 前後、たんぱく質 70 ～ 90g です。

1人分		
	エネルギー	489kcal
	たんぱく質	32.0g
	塩分	2.7g

良質たんぱく質やビタミンを朝もしっかりとって胃腸を元気に

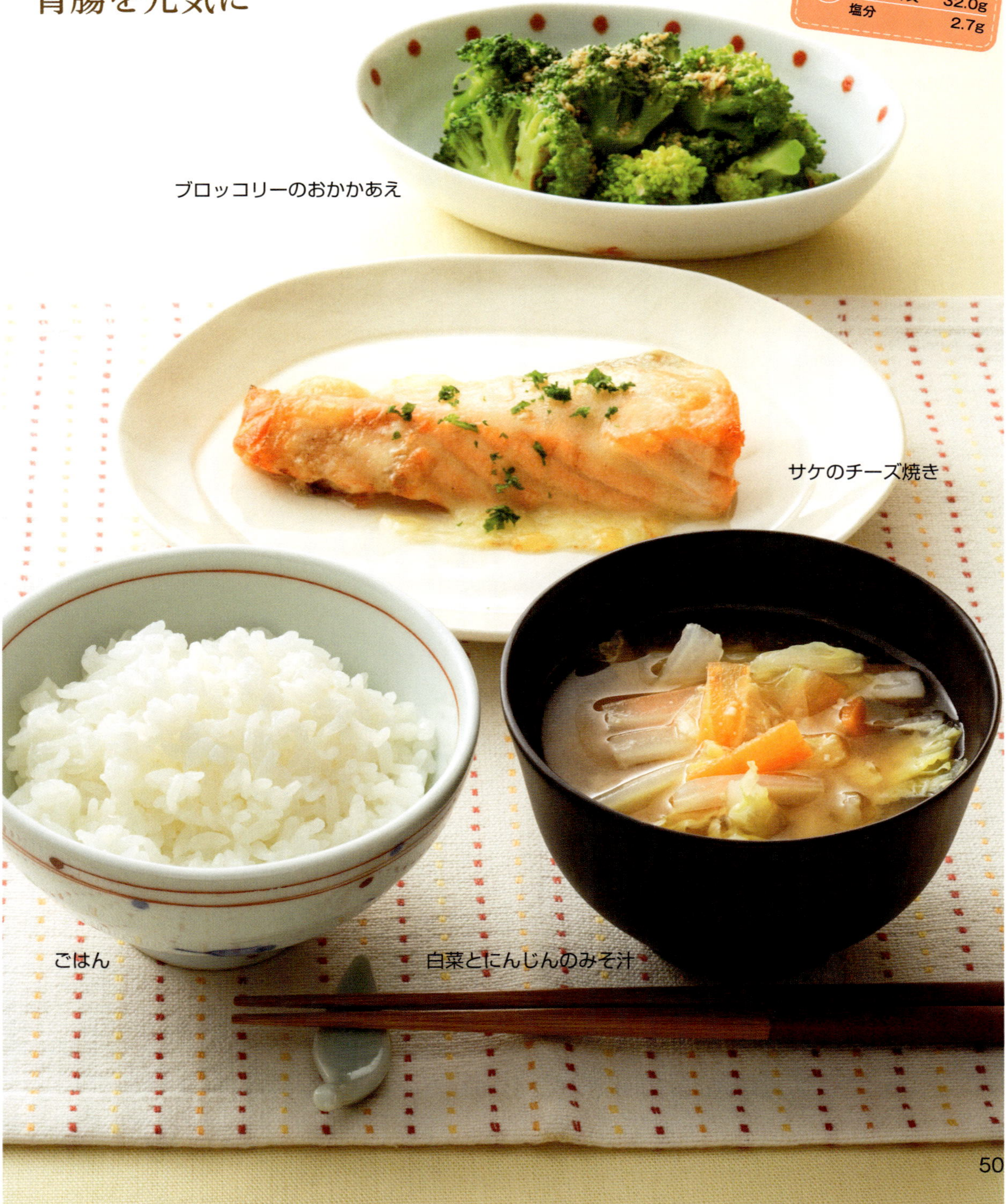

ブロッコリーのおかかあえ

サケのチーズ焼き

ごはん

白菜とにんじんのみそ汁

サケのチーズ焼き

1人分

エネルギー	165kcal
たんぱく質	21.7g
塩分	0.7g

材料（1人分）

生ザケ …………………1切れ(80g)
塩・こしょう…………………各少量
スライスチーズ(とけるタイプ)
………………………… 1枚(17g)
パセリのみじん切り …………少量

作り方

1 生ザケは塩、こしょうをふり、オーブントースターの受け皿にのせてほぼ火が通るまで焼く。
2 1のサケにチーズをのせ、とろけるまでさらに焼く。
3 器に盛り、パセリのみじん切りをふる。

＊オーブントースターの受け皿にはオーブンシートを敷くと後始末が楽。フッ素樹脂加工のフライパンで焼いてもOKです。

ブロッコリーのおかかあえ

1人分

エネルギー	40kcal
たんぱく質	4.4g
塩分	0.6g

材料（1人分）

ブロッコリー…………………………80g
しょうゆ ………… 小さじ⅔(4g)
カツオ節 ………………………適量
すり白ごま………小さじ½(1.5g)

作り方

1 ブロッコリーはかたい茎は除いて小房に分け、熱湯で色よくやわらかくゆでてざるにあげ、湯をきる。
2 1にしょうゆとカツオ節をかけてよくあえ、器に盛り、すりごまをかける。

＊ブロッコリーは冷凍を使っても。その場合はゆでながら解凍します。青菜の葉先を使ってもよいでしょう。

白菜とにんじんのみそ汁

1人分

エネルギー	32kcal
たんぱく質	2.1g
塩分	1.4g

材料（1人分）

白菜……………………………40g
にんじん ………………………10g
だし…………… ¾カップ(150mℓ)
みそ …………… 大さじ½強(10g)

作り方

1 白菜の軸とにんじんは3㎝長さの薄い短冊切りにし、白菜の葉は一口大に切る。
2 なべにだしとにんじん、白菜の軸を入れて火にかけて煮、やわらかく煮えたら白菜の葉を加えてしんなりするまで煮る。
3 みそをとき入れ、煮立ちかけたら火を消す。

ごはん(白飯)150g

＊症状や好みにより、おかゆでも。

1人分

エネルギー	252kcal
たんぱく質	3.8g
塩分	0g

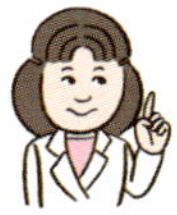

ここに注目

◉サケとチーズには、潰瘍の修復に欠かせない良質たんぱく質、たんぱく質の合成や栄養素の代謝に必要なビタミンB群も豊富です。
◉ブロッコリーは体内で粘膜の健康に役立つビタミンAに変わるカロテンをはじめ、他のビタミン、ミネラルもたっぷり。つぼみの部分がやわらかくて栄養豊富です。

良質たんぱく質とは……

食べ物に含まれるたんぱく質は体内でアミノ酸に分解され、人体に必要なたんぱく質に合成されます。体を構成するアミノ酸は20種類あり、その中には体内でほとんど合成できず、食べ物からとらなくてはならないもの（必須アミノ酸）が9種類あります。これをすべて適切な割合で含むものを良質たんぱく質といい、肉や魚、卵、牛乳、大豆はその供給源です。

めん料理にもおかずを添えて
彩りも豊かな献立で食欲アップ

1日目

昼食

1人分

エネルギー	598kcal
たんぱく質	17.4g
塩分	2.5g

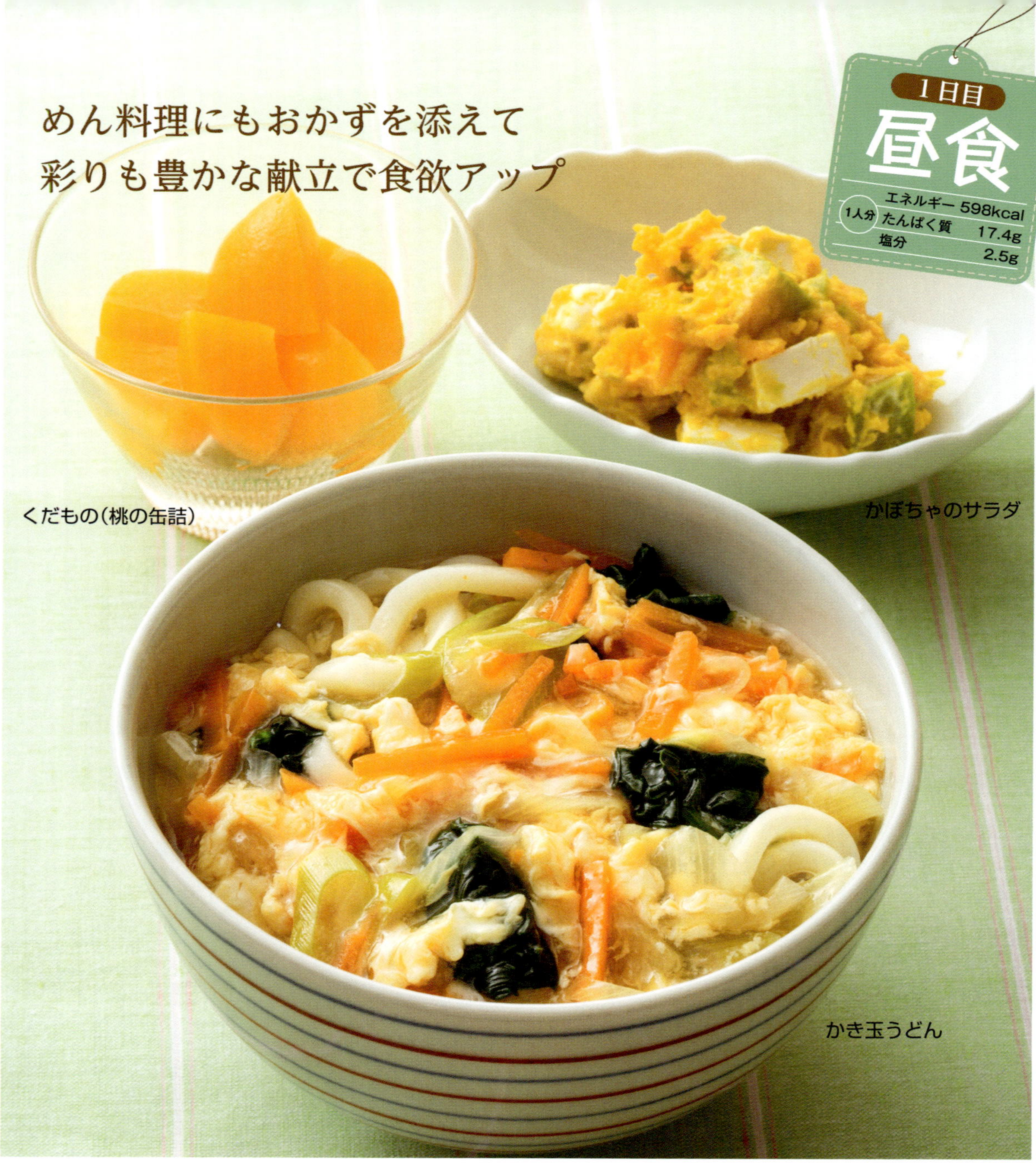

くだもの（桃の缶詰）

かぼちゃのサラダ

かき玉うどん

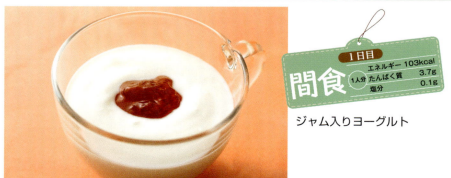

1日目

間食

1人分

エネルギー	103kcal
たんぱく質	3.7g
塩分	0.1g

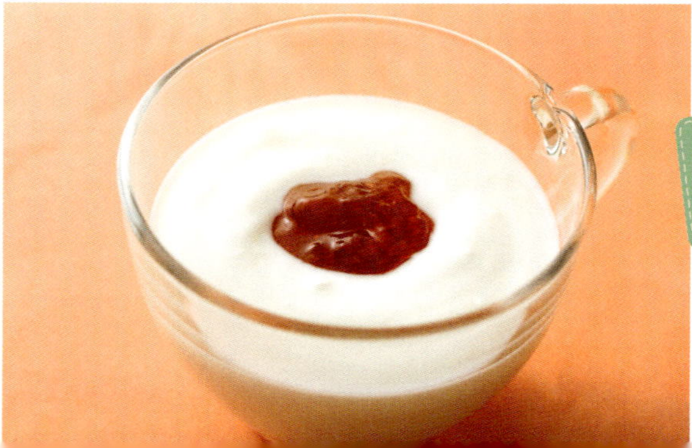

ジャム入りヨーグルト

かき玉うどん

1人分
エネルギー 363kcal
たんぱく質 14.5g
塩分 2.0g

材料(1人分)

ゆでうどん………… 1玉弱(200g)
卵…………………………L1個(60g)
にんじん……………………………20g
ねぎ…………………………………30g
ほうれん草(葉先)………………30g
A［だし…… 1¼カップ(250mℓ)
　しょうゆ…… 小さじ2½(15g)
　みりん・酒……… 各小さじ1］
［かたくり粉………大さじ1(9g)
水………………………… 大さじ1］

作り方

1 にんじんは細い棒状に切り、ねぎは斜め薄切りにする。
2 ほうれん草はやわらかくゆでて水にとり､水けを絞って小さく切る。
3 なべにAとにんじんを入れて煮、にんじんがやわらかくなったらねぎとうどんを加えてさらに煮る。
4 めんがやわらかく煮えたらいったん火を消し、水どきかたくり粉を加え、よく混ぜながら再び弱火にかける。
5 とろみがついたら、といた卵を菜箸を伝わらせてまわし入れる。ふわっと固まったら火を止めて器に盛り、ほうれん草をのせる。

＊急ぐときは市販のだしのもとやめんつゆを利用すると手軽ですが、味はうすめにしましょう。

かぼちゃのサラダ

1人分
エネルギー 184kcal
たんぱく質 2.6g
塩分 0.5g

材料(1人分)

かぼちゃ…………………………80g
クリームチーズ…………………10g
A［塩・こしょう…………各少量
　マヨネーズ‥大さじ1弱(10g)
　はちみつ……約小さじ½(3g)］

作り方

1 かぼちゃは皮と種を除き、一口大に切ってラップに包み、電子レンジで竹串がすっと通るまで1分30秒ほど加熱する。
2 1をボールに移して軽くつぶし、あら熱がとれたらAを加えてあえる。
3 クリームチーズを1㎝角に切り、2に加えてあえる。

＊クリームチーズがなければプロセスチーズでも。
＊かぼちゃがホクホクしすぎている場合は、あえるときに牛乳を少し加えるとしっとりします。

くだもの
(桃の缶詰)60g
＊生の桃なら80gで。

1人分
エネルギー 51kcal
たんぱく質 0.3g
塩分 0g

ここに注目

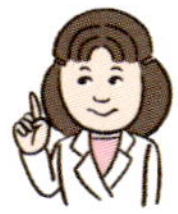

◉やわらかく煮たうどんは消化がよく、とろみがついているので、体も温まります。
◉めん料理のときは単品ですませてしまいがちですが、具を多くしてもそれ1品では栄養が充分にとりにくいので、副菜を添える習慣をつけましょう。そのほうが早食いの防止にもなり、食後の満足感も高くなります。

間食

ジャム入りヨーグルト

材料(1人分)と作り方

プレーンヨーグルト100gを器に入れ、あんずジャムなど好みのジャム約大さじ1(20g)をのせる。

動物性と植物性のたんぱく質源を組み合わせて胃腸への負担を軽く

1日目

夕食

1人分		
	エネルギー	598kcal
	たんぱく質	30.2g
	塩分	2.5g

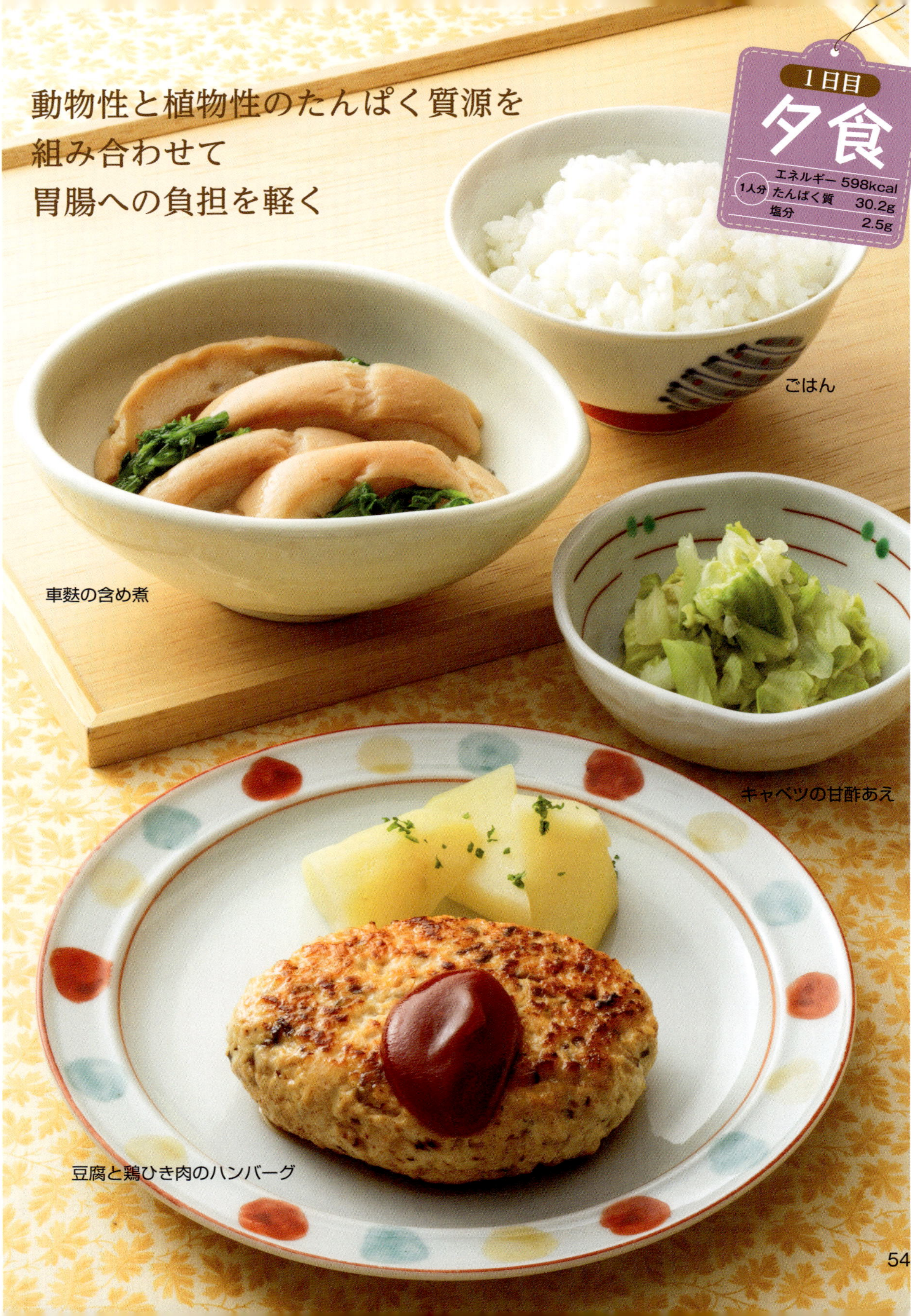
ごはん
車麩の含め煮
キャベツの甘酢あえ
豆腐と鶏ひき肉のハンバーグ

豆腐と鶏ひき肉のハンバーグ

1人分		
	エネルギー	268kcal
	たんぱく質	21.4g
	塩分	1.8g

材料（1人分）

もめん豆腐……………¼丁(80g)

A
- 鶏ひき肉……………………60g
- 塩・こしょう …………各少量
- 卵………………L¼個(15g)
- 生しいたけのみじん切り…1枚分
- きゅうりのピクルスのみじん切り ……………………大さじ¼

バター……………小さじ1(4g)

B
- トマトケチャップ ……………小さじ2(10g)
- ウスターソース 小さじ⅓(2g)
- しょうゆ……… 小さじ⅓(2g)
- 酢………… 小さじ¼(1g強)

- じゃが芋……………½個(50g)
- 塩・パセリのみじん切り‥各少量

作り方

1 豆腐はペーパータオルに包んで電子レンジで2分ほど加熱し、ざるにのせて水きりする。

2 じゃが芋は皮をむいて一口大の乱切りにし、水からゆでる。湯をきり、塩とパセリをふる。

3 ボールに鶏ひき肉と塩を入れて練る。粘りが出たらAの残りの材料と1の豆腐をくずし入れ、さらによく混ぜ、小判形にまとめる。

4 フライパンにバターを熱し、3を入れて中火で焼き色がつくまで3分、弱火にして3分焼き、裏返してさらに3分焼く。

5 器に盛り、Bを混ぜ合わせたソースをかけ、2の芋を添える。

＊たねがやわらかいので、成形せずにフライパンに平らに広げて焼いてもよいでしょう。

車麩の含め煮

1人分		
	エネルギー	56kcal
	たんぱく質	4.3g
	塩分	0.4g

材料（1人分）

車麩………………… 1½枚(12g)
だし…………… ½カップ(100mℓ)
うす口しょうゆ…… 小さじ⅔(4g)
砂糖………………小さじ1(3g)
春菊の葉先……………………20g

作り方

1 車麩は水でもどして食べやすい大きさに切り、両手で水けをよく押し絞る。

2 なべに入れてだしとしょうゆ、砂糖を加え、火にかけ、煮立ったら弱火にして、煮汁が少なくなるまで煮る。

3 春菊はやわらかくゆでて水にとり、水けを絞って2～3㎝長さに切る。

4 器に2と3を盛る。

◉脂肪の少ない肉は加熱するとパサパサしがちですが、豆腐を混ぜるとソフトな口当たりになり、肉だけのものより消化もされやすくなります。
◉小麦粉のたんぱく質から作られる麩は、植物性たんぱく質に富み、鉄や亜鉛も含む消化のよい食品です。常備しておいて、煮物や汁の実に活用しましょう。

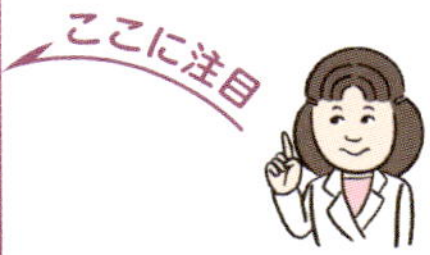

キャベツの甘酢あえ

1人分		
	エネルギー	22kcal
	たんぱく質	0.7g
	塩分	0.3g

材料（1人分）

キャベツ ……………………50g

A
- 酢……………小さじ2(10g)
- 砂糖………… 小さじ⅔(2g)
- しょうゆ……… 小さじ⅙(1g)
- 塩…………………………少量

作り方

1 キャベツは洗い、水けを少しつけた状態でラップに包んで電子レンジで2分半ほど加熱する。

2 ラップを除いてあら熱をとり、葉脈の繊維を切るようにして1～2㎝幅に切り、水けを軽く絞る。

3 Aを混ぜ合わせ、キャベツをあえる。

ごはん（白飯）150g

＊症状や好みにより、おかゆでも。

1人分		
	エネルギー	252kcal
	たんぱく質	3.8g
	塩分	0g

2日目
朝食

1人分		
	エネルギー	430kcal
	たんぱく質	18.5g
	塩分	2.3g

あっさりとした雑炊は
食欲のない朝にもおすすめ
レモン風味のさつま芋を添えて

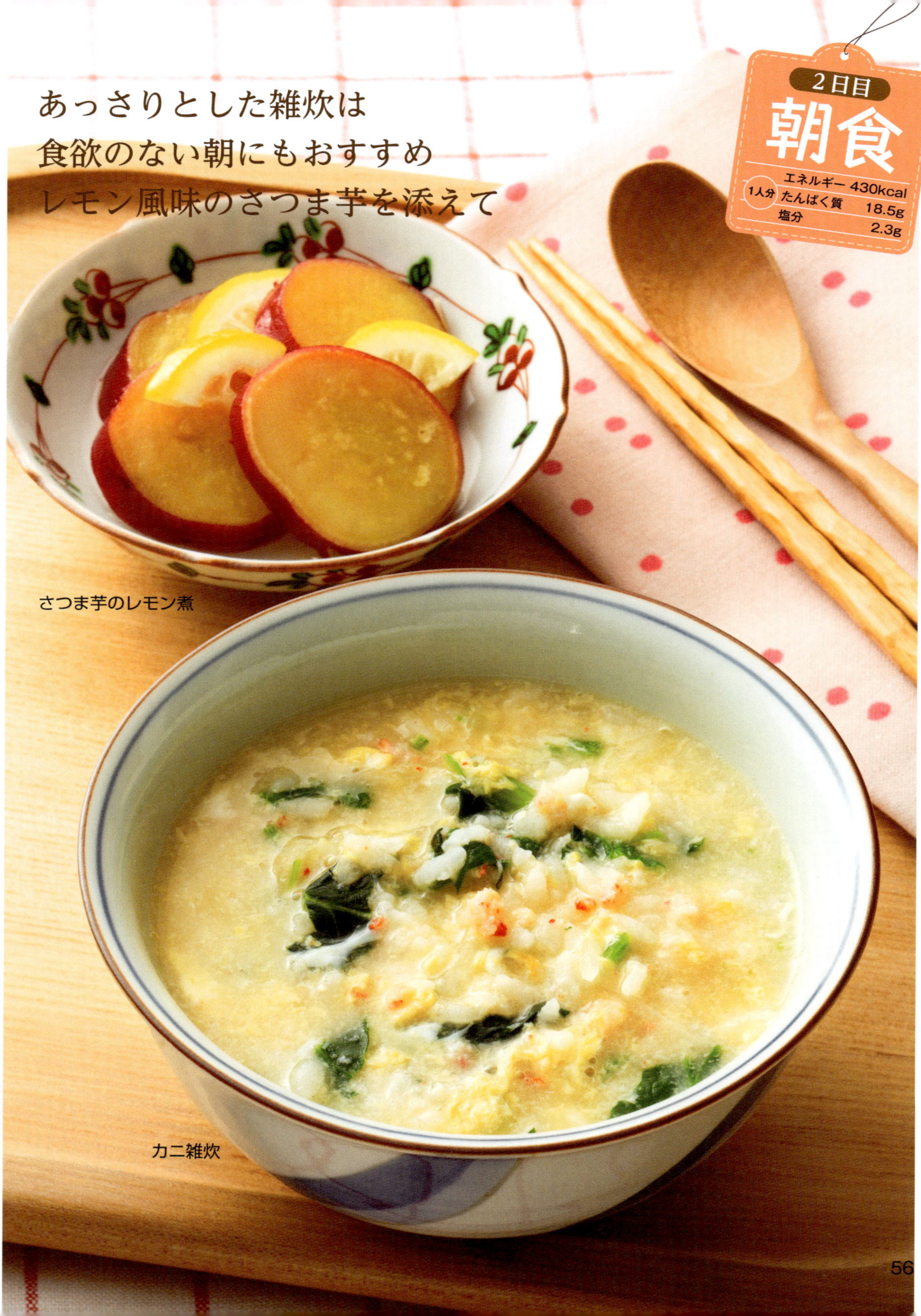

さつま芋のレモン煮

カニ雑炊

カニ雑炊

1人分
エネルギー 300kcal
たんぱく質 17.6g
塩分 2.3g

材料（1人分）

ごはん……100g
カニほぐし身（缶詰）……30g
大根……20g
ほうれん草（葉先）……20g
卵……L 1個（60g）
だし……1¼カップ（250mℓ）
しょうゆ……小さじ½（3g）
塩……小さじ⅙弱（1g）

作り方

1 ごはんはさっと洗う。
2 大根はせん切りにする。ほうれん草はゆでて水にとり、水けを絞って小さく切る。
3 なべにだしと大根を入れて火にかけ、煮立ったら火を弱めて数分煮る。ごはんとカニを加えて中火でひと煮し、しょうゆと塩で調味する。
4 卵をときほぐしてまわし入れ、ほうれん草を散らし、卵がふんわり固まってきたらふたをして火を消し、2～3分蒸らす。

＊カニのかわりに、缶詰のホタテ水煮やツナの水煮、また、シラス干し、サケフレークなどでも。
＊青菜は、アクの少ない小松菜などは生のままでも使えます。葉先を刻んで、ごはんといっしょに加えて煮ます。

さつま芋のレモン煮

1人分
エネルギー 130kcal
たんぱく質 0.9g
塩分 0g

材料（1人分）

さつま芋……70g
水……¼カップ（50mℓ）
砂糖……大さじ1（9g）
レモンの薄いいちょう切り……4枚

作り方

1 さつま芋は皮をよく洗い、1㎝くらいの輪切りにし、水にさらしてアクを抜く。
2 芋をなべに入れ、たっぷりの水を加えてかために下ゆでする。
3 別のなべに分量の水と砂糖を入れて煮立て、湯をきった2とレモンを加え、再び煮立ったら弱火にし、やわらかくなるまで煮る。火を止めてそのままおき、味を含ませる。

＊さつま芋の皮は、症状が安定していないときは厚めにむくか、食べるときに残しましょう。
＊冷蔵すれば5～6日もつので、時間のあるときに作っておくと便利。間食にも利用できます。

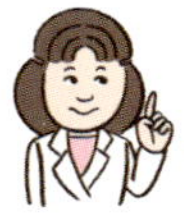

ここに注目

◉汁けがあり、いろいろな具が1つになった雑炊は、作るのも食べるのも楽で、食欲のない朝にもうってつけです。食欲がある人の場合は、おもちを入れてもよいでしょう。
◉雑炊だけではエネルギーが不足ぎみなので、芋料理などを組み合わせて。作りおきのできる料理があると、忙しい朝も手軽に栄養が整います。さつま芋のレモン煮は、さわやかな風味が口いっぱいに広がります。

軽食風のパンケーキランチで気分もリラックス

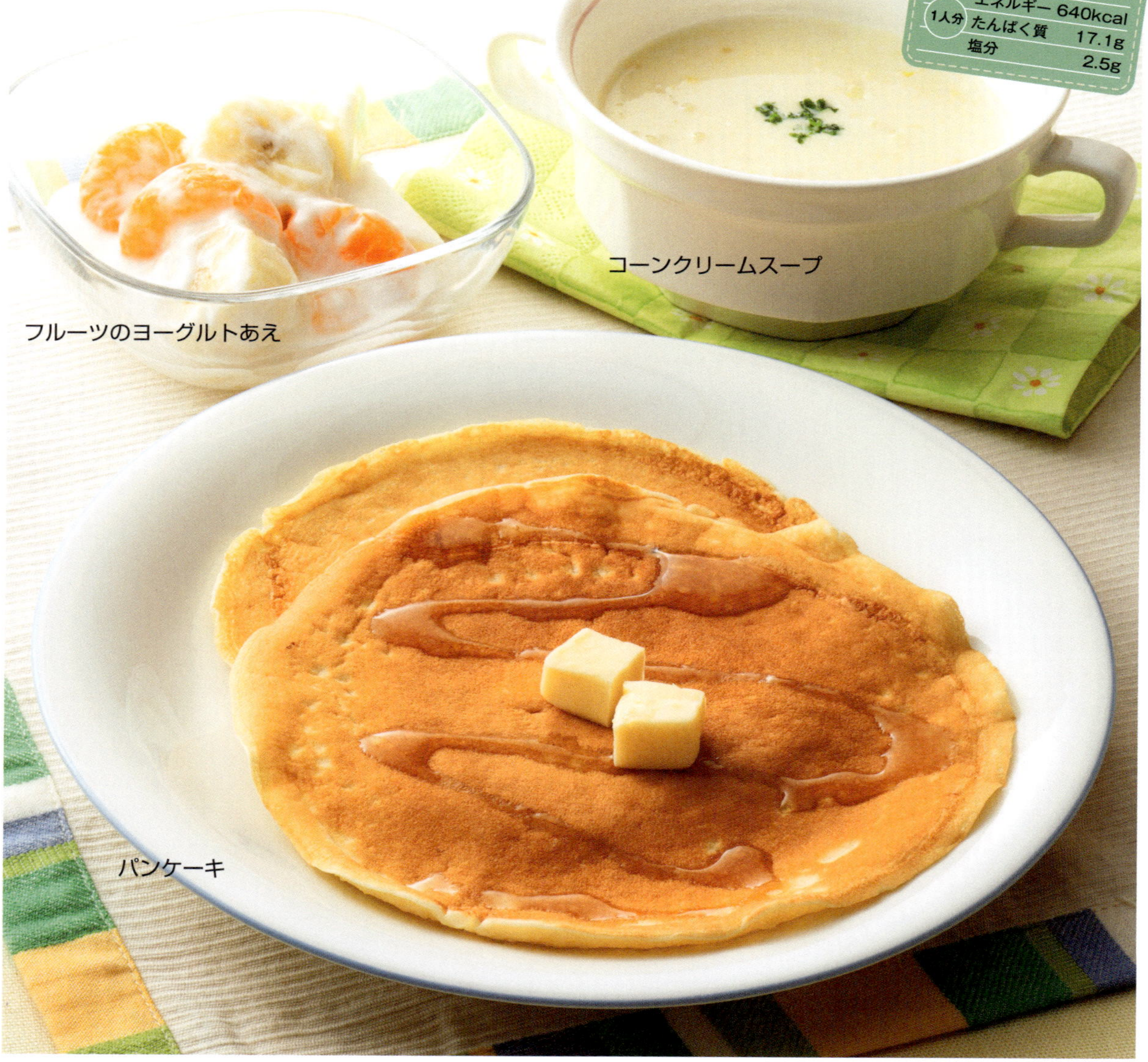

フルーツのヨーグルトあえ
コーンクリームスープ
パンケーキ

2日目
昼食

1人分
エネルギー 640kcal
たんぱく質 17.1g
塩分 2.5g

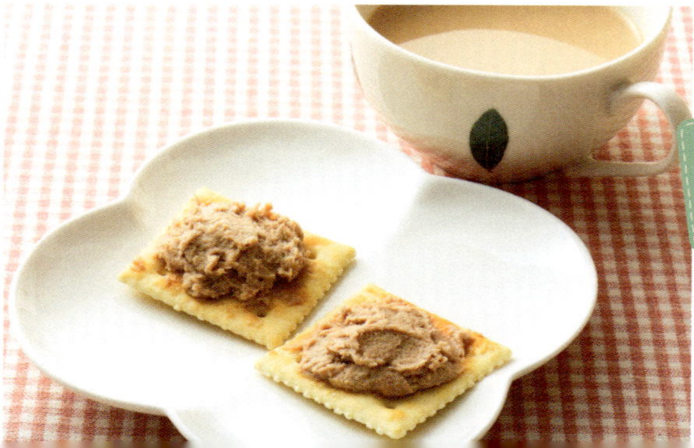

2日目
間食

1人分
エネルギー 246kcal
たんぱく質 9.1g
塩分 0.8g

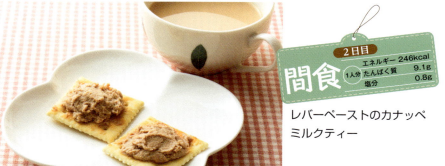

レバーペーストのカナッペ
ミルクティー

パンケーキ

1人分
エネルギー 304kcal
たんぱく質 7.3g
塩分 0.7g

材料（1人分）

ホットケーキミックス…………40g
牛乳………………¼カップ（50mℓ）
卵…………………………L⅓個（20g）
マヨネーズ…………小さじ1（4g）
バター………………小さじ1（4g）
メープルシロップ‥小さじ2（14g）

作り方

1 ボールにホットケーキミックスと牛乳を入れて泡立て器でとき混ぜ、卵とマヨネーズも加えてなめらかに混ぜ合わせる。
2 フッ素樹脂加工のフライパンを熱し、油は引かずに1のたねの半量を薄い円形に流し広げ、弱めの中火で2～3分焼く。底の面が色づいたら裏返して1～2分焼く。残りのたねも同様にして焼く。
3 器に盛り、バターをのせてメープルシロップをかける。

＊マヨネーズを混ぜて焼くと、たねがふんわりとしてやわらかく焼き上がります。

コーンクリームスープ

1人分
エネルギー 202kcal
たんぱく質 5.5g
塩分 1.7g

材料（1人分）

クリームコーン（缶詰）………100g
ブイヨン（顆粒）…… 小さじ⅔（2g）
牛乳…………… ½カップ（100mℓ）
生クリーム……… 小さじ2（10mℓ）
塩・こしょう………………… 各少量
パセリのみじん切り …………少量

作り方

1 クリームコーンはミキサーに入れてなめらかになるまでかき混ぜ、ざるでこしてなべに入れる。
2 1のなべにブイヨンと牛乳を入れて木べらで混ぜながら火にかけ、煮立ってブイヨンがとけたら生クリームを加え、塩とこしょうで調味して火を消す。
3 器に盛り、パセリをふる。

＊市販のコーンクリームスープや即席スープのもとを利用しても。即席スープのもとの場合は、温めた牛乳でときます。実が入っている場合は、胃の調子により除くと安心です。

フルーツのヨーグルトあえ

1人分
エネルギー 134kcal
たんぱく質 4.3g
塩分 0.1g

材料（1人分）

プレーンヨーグルト
……………… 約½カップ（100g）
バナナ ……………… 約½本（50g）
りんご …………………………30g
みかん（缶詰）…………………20g

作り方

1 バナナとりんごは皮、芯を除いて一口大に切る。
2 ヨーグルトに1と缶詰のみかんを加えてあえる。

間食

レバーペーストのカナッペ

1人分
エネルギー 110kcal
たんぱく質 3.4g
塩分 0.6g

材料（1人分）と作り方

ソーダクラッカー2枚（8g）にレバーペースト20gを塗る。

ミルクティー

1人分
エネルギー 136kcal
たんぱく質 5.7g
塩分 0.2g

材料（1人分）と作り方

なべに牛乳¾カップと紅茶の葉小さじ1½（またはティーバッグ1袋）、砂糖小さじ2を入れて吹きこぼれないようにひと煮立ちさせ、茶こしでこしてカップに注ぐ。

◉栄養を考えた食事はもちろん大事ですが、ときにはほんのり甘いパンケーキとスープなどでのんびり食事を楽しむのも、自律神経を休めるのに有効です。乳製品や卵を使っているので、良質たんぱく質やビタミンB群、カルシウムなどもとれます。
◉間食も楽しみの要素を大事にしつつ、栄養補給も考えて。レバーペーストは、粘膜の健康に欠かせないビタミンA、赤血球の成分となる鉄などが豊富です。

2日目

夕食

1人分	
エネルギー	597kcal
たんぱく質	21.1g
塩分	4.5g

海のミルクといわれるカキをみそ仕立てに
ビタミン・ミネラル充実の冬献立

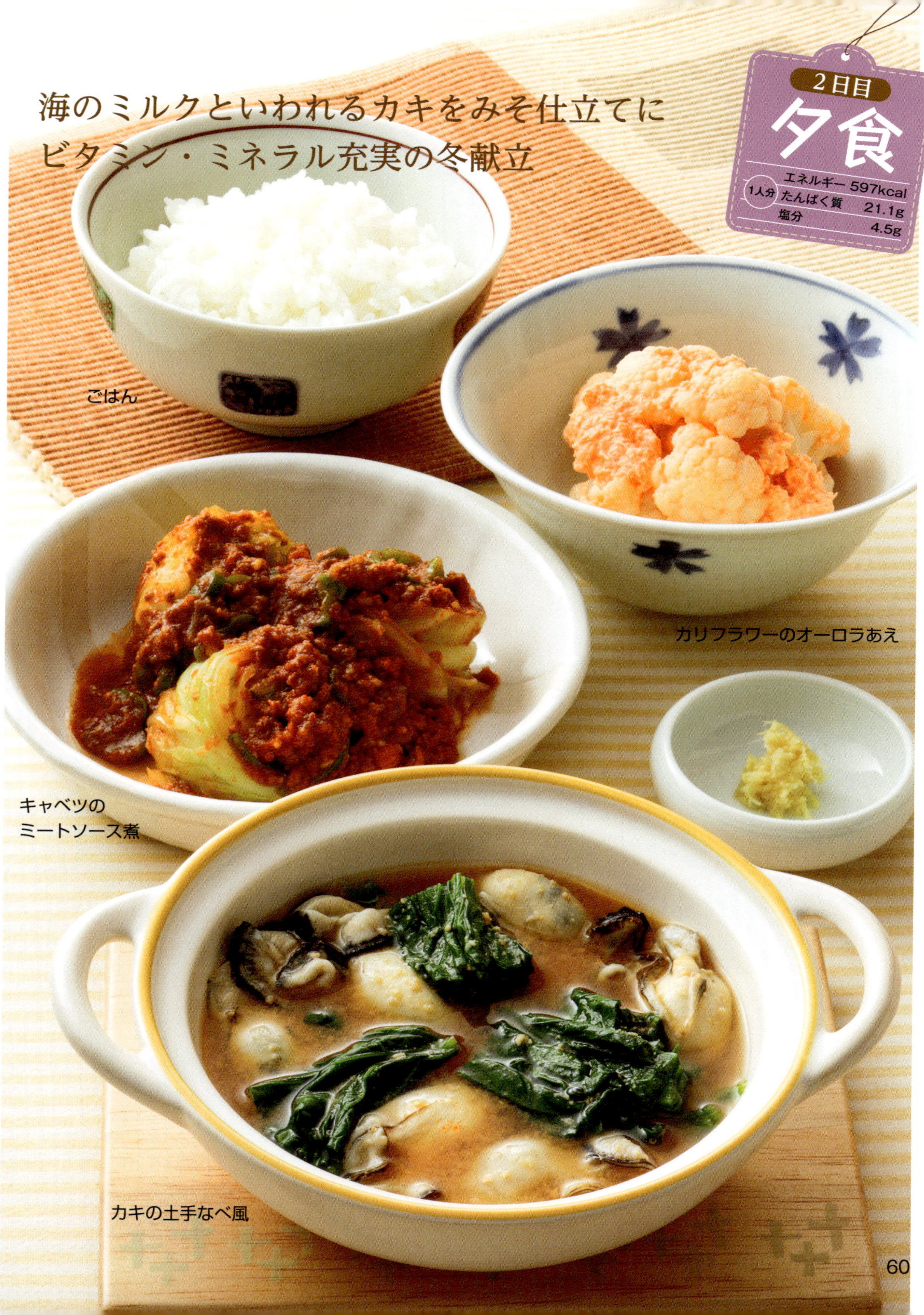

ごはん

カリフラワーのオーロラあえ

キャベツの
ミートソース煮

カキの土手なべ風

カキの土手なべ風

1人分　エネルギー 94kcal　たんぱく質 9.1g　塩分 2.8g

材料（1人分）

カキ……………………………100g
小松菜（葉先）…………………60g
水………………½カップ（100mℓ）
酒…………………小さじ2（10g）
みそ………………小さじ2（12g）
しょうがのすりおろし…………5g

作り方

1 カキは塩水でふり洗いし、熱湯に30秒ほど浸して湯をきる（臭みが抜け、身がふっくらする）。
2 小松菜は食べやすい長さに切る。
3 なべ（あれば小さい土なべ）に分量の水と酒を入れて煮立て、小松菜を加えて2分ほど煮る。
4 カキを加えて1～2分煮、カキに火が通ったらみそをとき入れ、煮立ったら火を消す。しょうがのすりおろしを添える。

＊豆腐を加えてもOKです。ねぎは繊維がかたいので控えますが、体調がよければ、斜め薄切りにして加え、よく煮ましょう。

キャベツのミートソース煮

1人分　エネルギー 154kcal　たんぱく質 5.6g　塩分 1.3g

材料（1人分）

キャベツ
…大2枚（外葉でない葉・200g）
ピーマン………………⅓個（10g）
バター……………小さじ1（4g）
ミートソース（缶詰）…¼缶（75g）
水……………………………⅓カップ強

作り方

1 キャベツはやわらかくゆで、ざるにあげる。ピーマンはせん切りにする。
2 ゆでたキャベツを広げて芯を除き、葉脈に細かく切り込みを入れ、2枚を重ねてくるくると巻き、つまようじで止める。
3 なべにバターを熱して2を軽くいため、ピーマンを加えてよくいため、ミートソースと水を加える。
4 ふたをして中火弱で約10分煮る。
5 食べやすく切って器に盛る。

＊キャベツは巻かずにざく切りにして煮込んでもOKです。

カリフラワーのオーロラあえ

1人分　エネルギー 97kcal　たんぱく質 2.6g　塩分 0.4g

材料（1人分）

カリフラワー…………………70g
にんじん………………………20g
マヨネーズ……大さじ1弱（10g）
トマトケチャップ‥小さじ½強（3g）

作り方

1 カリフラワーは小房に分けてやわらかくゆで、ざるにあげて湯をきる。
2 にんじんはすりおろして水けを軽く絞り、マヨネーズとケチャップを加えて混ぜ合わせる。
3 2のソースにカリフラワーを入れてよくあえる。

＊カリフラワーをゆでるとき、湯に酢を少し加えると、白い色が冴えます。

ごはん（白飯）150g

＊症状や好みにより、おかゆでも。

1人分　エネルギー 252kcal　たんぱく質 3.8g　塩分 0g

ここに注目

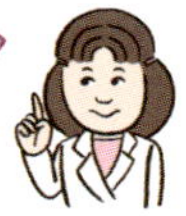

◉寒い時期に旬を迎える食材を組み合わせた、ビタミン、ミネラルたっぷりの、かぜ予防にもよい献立です。
◉カキは消化がよく、ビタミンB群や各種ミネラルが豊富な貝です。中でも含有量の多い亜鉛は、たんぱく質の合成に関わり、免疫機能にも大切です。生ではなく加熱してとりましょう。
◉カリフラワーはビタミンCが豊富に含まれています。

朝の光と
ツナ入りサンド＆具だくさんスープで
体内リズムを整えて

3日目
朝食

1人分	エネルギー	425kcal
	たんぱく質	22.2g
	塩分	3.3g

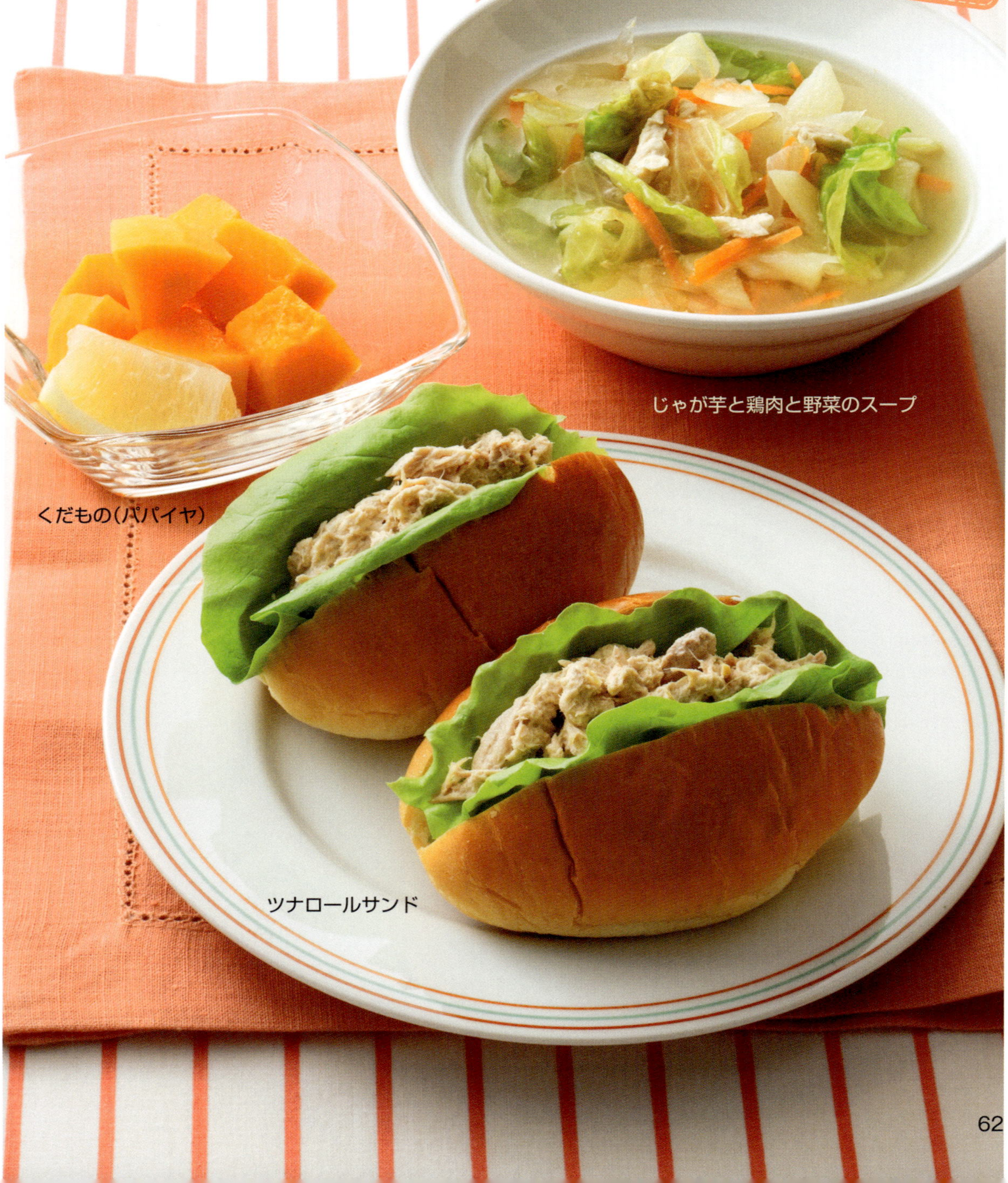

じゃが芋と鶏肉と野菜のスープ

くだもの（パパイヤ）

ツナロールサンド

ツナロールサンド

1人分	
エネルギー	310kcal
たんぱく質	15.6g
塩分	1.5g

材料（1人分）

ツナ水煮またはスープ煮（缶詰）‥50g
マヨネーズ…………大さじ1（12g）
バターロール…………… 2個（60g）
サラダ菜 ……………………………2枚

作り方

1 ツナは汁けをきってほぐし、マヨネーズを加えてあえる。
2 バターロールの上面に縦に切り目を入れ、オーブントースターで軽く温め、サラダ菜と 1 を詰める。

＊ツナのかわりに、いり卵、ゆで卵のマヨネーズあえ、スライスチーズ、カッテージチーズなどをはさんでも。

じゃが芋と鶏肉と野菜のスープ

1人分	
エネルギー	85kcal
たんぱく質	6.2g
塩分	1.8g

材料（1人分）

じゃが芋 ………………… ½個（50g）
鶏ささ身 ………………… ⅔本（20g）
玉ねぎ ………………………………30g
レタス ………………………………30g
にんじん ……………………………10g
水……………… 1カップ（200mℓ）
ブイヨン（顆粒）……小さじ1（3g）
塩・こしょう…………………各少量

作り方

1 じゃが芋は皮をむいて1cm厚さのいちょう切りにし、水で洗う。
2 鶏ささ身は筋を除いて細く切る。
3 玉ねぎは薄切り、にんじんはせん切りにする。
4 なべに分量の水とブイヨンを入れて煮立て、1～3の材料を入れて煮る。やわらかくなったらレタスを一口大にちぎって加え、さっと煮て塩とこしょうで調味する。

＊鶏ささ身のかわりに皮なしの胸肉かもも肉でも。

くだもの（パパイヤ）

1人分	
エネルギー	30kcal
たんぱく質	0.4g
塩分	0g

材料（1人分）と作り方

よく熟したパパイヤ60g（皮と種を除いたもの）は一口大に切って器に盛る。好みでレモン汁適量を絞りかける。

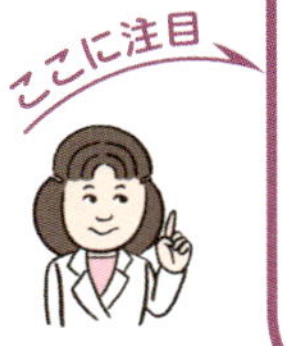

◉規則正しく食べることは、潰瘍の予防・改善に重要なポイントです。特に朝食は体内リズムを整える点でも大事な一食。人間の体内時計は1日約25時間と現実生活の時間とは少しずれがありますが、朝の光を浴びて朝食をとることで、そのずれがリセットされるのです。
◉忙しい朝はパンと飲み物だけになりがちですが、体温を上げ、体にスイッチを入れるのにはたんぱく質も大事です。卵やチーズ、ノンオイルのツナは、パンによく合う消化のよいたんぱく質源です。

焼くのも楽しいお好み焼きと抹茶ミルクでなごやかなランチ

3日目 昼食

1人分	
エネルギー	825kcal
たんぱく質	38.1g
塩分	1.4g

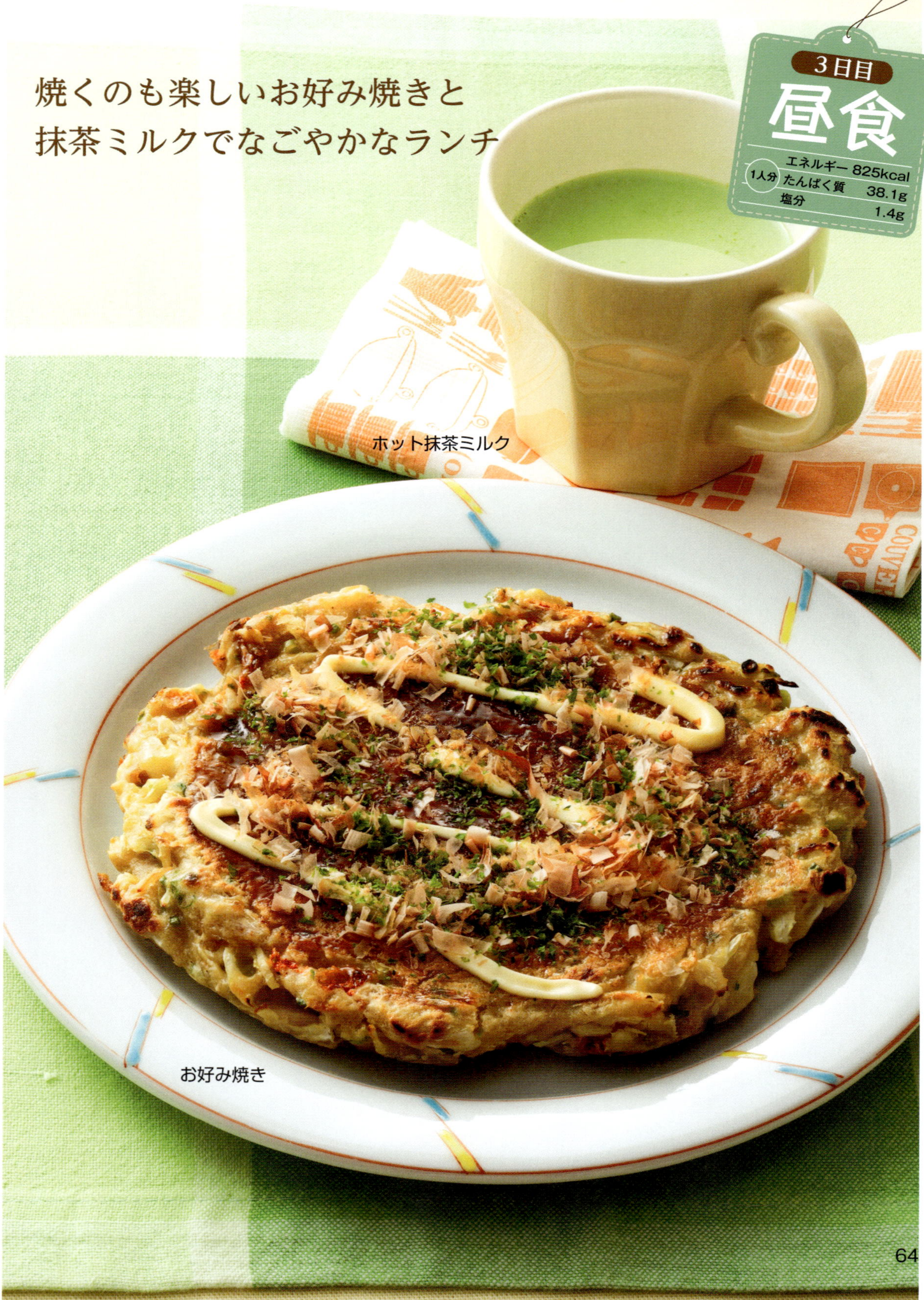

ホット抹茶ミルク

お好み焼き

お好み焼き

1人分	
エネルギー	669kcal
たんぱく質	30.7g
塩分	1.2g

材料（1人分）

小麦粉…………1カップ弱（100g）
卵……………………… L 1個（60g）
水…………………¼カップ（50mℓ）
豚赤身ひき肉……………………50g
素干し桜エビ…………………… 5g
キャベツ ……………………………70g
小ねぎ………………… 1½本（10g）
サラダ油 …………… 小さじ½（2g）
中濃ソース……… 小さじ2弱（10g）
マヨネーズ…………小さじ1（4g）
カツオ節 ……………………………2g
青のり粉 ……………………………少量

＊焦げは消化によくないので、焦がさないように気をつけましょう。
＊長芋のすりおろしを適量混ぜると、生地がよりふっくらします。

作り方

1 ボールに卵をときほぐして分量の水を加え混ぜ、小麦粉を加えてなめらかに混ぜ合わせる。
2 キャベツはせん切りにし、小ねぎは小口切りにする。
3 1の生地に豚ひき肉と桜エビ、2を加えて混ぜ合わせる。
4 フッ素樹脂加工のフライパンまたはホットプレートを熱して油を引き、3を入れて円形に整えながら弱めの中火でじっくり焼き、裏返して裏もよく焼く。
5 ソースを塗ってマヨネーズをかけ、カツオ節と青のり粉をふって器に盛る。

ホット抹茶ミルク

1人分	
エネルギー	156kcal
たんぱく質	7.4g
塩分	0.2g

材料（1人分）

牛乳…………… 1カップ（200mℓ）
抹茶…………………小さじ1（2g）
砂糖…………………小さじ1（3g）

作り方

カップに抹茶と砂糖を入れてよく混ぜ合わせ、温めた牛乳を少しずつ注いでよくかき混ぜる。

＊抹茶のかわりに、きな粉を混ぜてもよいでしょう。
＊この飲み物は、間食にまわしてもかまいません。

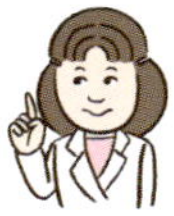

ここに注目

◉お好み焼きは、焼くのも食べるのも気楽で楽しい食事。家族で囲めば会話もはずんで食事がいちだんとおいしくなります。ホットプレートで季節の野菜もいっしょに蒸し焼きにしてもよいでしょう。
◉お好み焼きのよさの一つは、キャベツをたっぷり食べられること。キャベツには、胃酸の分泌を抑え、潰瘍の修復に役立つビタミン様物質（ビタミンU・別名キャベジン）が含まれています。
◉たんぱく質源は、脂肪の多い肉やイカ、タコなどのかわりに赤身の豚ひき肉にすれば、消化の負担も減らせます。

立ちのぼる湯気も胃腸にやさしい
タラちりなべ

3日目

夕食

1人分

エネルギー	532kcal
たんぱく質	28.3g
塩分	2.9g

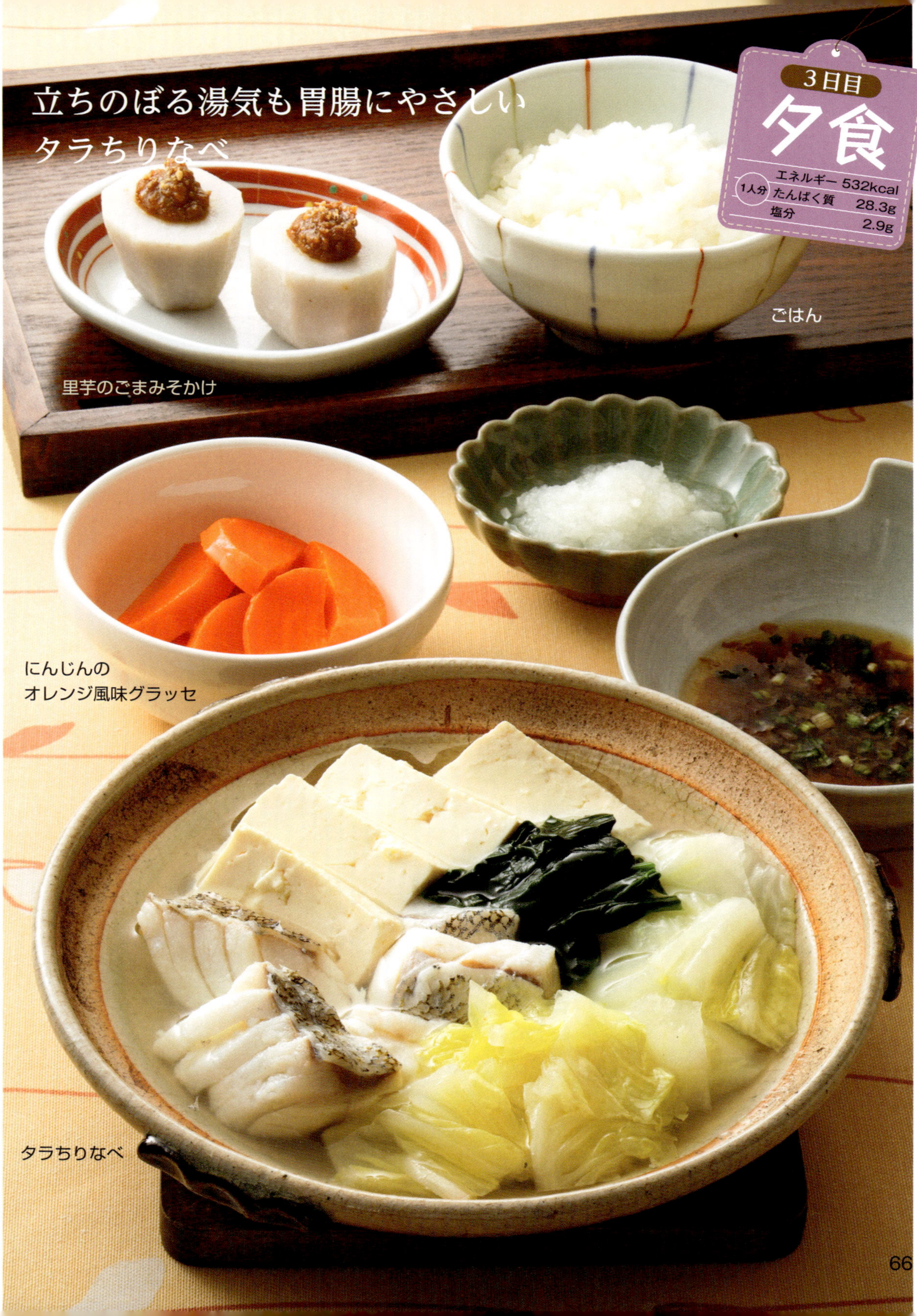
里芋のごまみそかけ
ごはん
にんじんの
オレンジ風味グラッセ
タラちりなべ

タラちりなべ

1人分		
	エネルギー	157kcal
	たんぱく質	22.3g
	塩分	2.3g

材料（1人分）

生ダラ……………… 1切れ（80g）
絹ごしまたはもめん豆腐……100g
白菜…………………………70g
小松菜または春菊（葉先）………40g
水……………………………適量
こんぶ……………………10cm角
A
だし ………………… 大さじ1
しょうゆ……小さじ2（12g）
ねぎのみじん切り………… 5g
カツオ節……………………1g
おろし大根…………………30g

作り方

1 タラは3～4切れに切る。豆腐は2cm厚さに切る。
2 白菜の軸は一口大のそぎ切りにし、葉は3cm長さに切る。小松菜も3cm長さに切る。
3 Aは混ぜ合わせ、小なべか電子レンジでひと煮立ちさせる。
4 なべに分量の水とこんぶを入れて煮立て、白菜の軸を加えて1～2分煮、次にタラと白菜の葉を加えて煮る。火が通ったら豆腐と小松菜を加え、豆腐が煮くずれないよう弱めの火で2～3分煮る。
5 3とおろし大根を添え、つけて食べる。

＊つけだれには好みでゆずやかぼすの絞り汁を混ぜても美味。

里芋のごまみそかけ

1人分		
	エネルギー	50kcal
	たんぱく質	1.5g
	塩分	0.4g

材料（1人分・ごまみそは6人分）

里芋……………………1個（60g）
A
みそ …………大さじ1（18g）
みりん………… 大さじ½（9g）
砂糖 …………小さじ1（3g）
すり白ごま… 大さじ½強（5g）

作り方

1 Aの材料を耐熱容器に入れて混ぜ、電子レンジで30秒ほど加熱してよく混ぜ合わせる。
2 里芋は皮をよく洗ってラップに包み、電子レンジで2分ほど加熱して中まで火を通す。
3 芋のあら熱がとれたら皮をむき、半分に切って器に盛り、1のごまみその⅙量をのせる。

＊ごまみそは、豆腐やふろふき大根などにも合います。
＊里芋はこのように電子レンジで加熱してから皮をむくと手軽です。

にんじんのオレンジ風味グラッセ

1人分		
	エネルギー	73kcal
	たんぱく質	0.7g
	塩分	0.2g

材料（1人分）

にんじん ……………………60g
A
オレンジジュース
……………… ¼カップ（50mℓ）
バター……… 小さじ1弱（3g）
砂糖 ………… 小さじ⅔（2g）
塩 …………………………少量

作り方

1 にんじんは皮をむいて1.5cm厚さの半月切りにする。
2 なべに入れ、かぶるくらいの水を加えて火にかけ、沸騰後弱火で少しかためにゆでる。
3 2の湯を捨ててAを加え、弱火で煮汁が少なくなるまで煮る。最後はなべをゆすって煮汁をとろりと煮からめる。

ごはん（白飯）150g

＊症状や好みにより、おかゆでも。

1人分		
	エネルギー	252kcal
	たんぱく質	3.8g
	塩分	0g

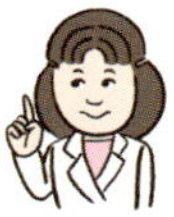

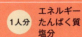

ここに注目

◉和風のなべ物は油を使わず、魚や肉、豆腐、野菜がバランスよく手軽にとれて体が温まり、トラブルのある胃腸にやさしい料理です。
◉ねぎやきのこは消化がよくないので控えめに。また、薬味やたれにとうがらしなどの辛味をあまり使わないよう気をつけましょう。
◉なべ物は味がうすいので、副菜には味の締まった料理を添えるとバランスがよくなります。

忙しい朝はコーンフレークや
ジュースも活用して、軽やかにスタート

4日目
朝食

1人分	エネルギー	585kcal
	たんぱく質	21.6g
	塩分	2.3g

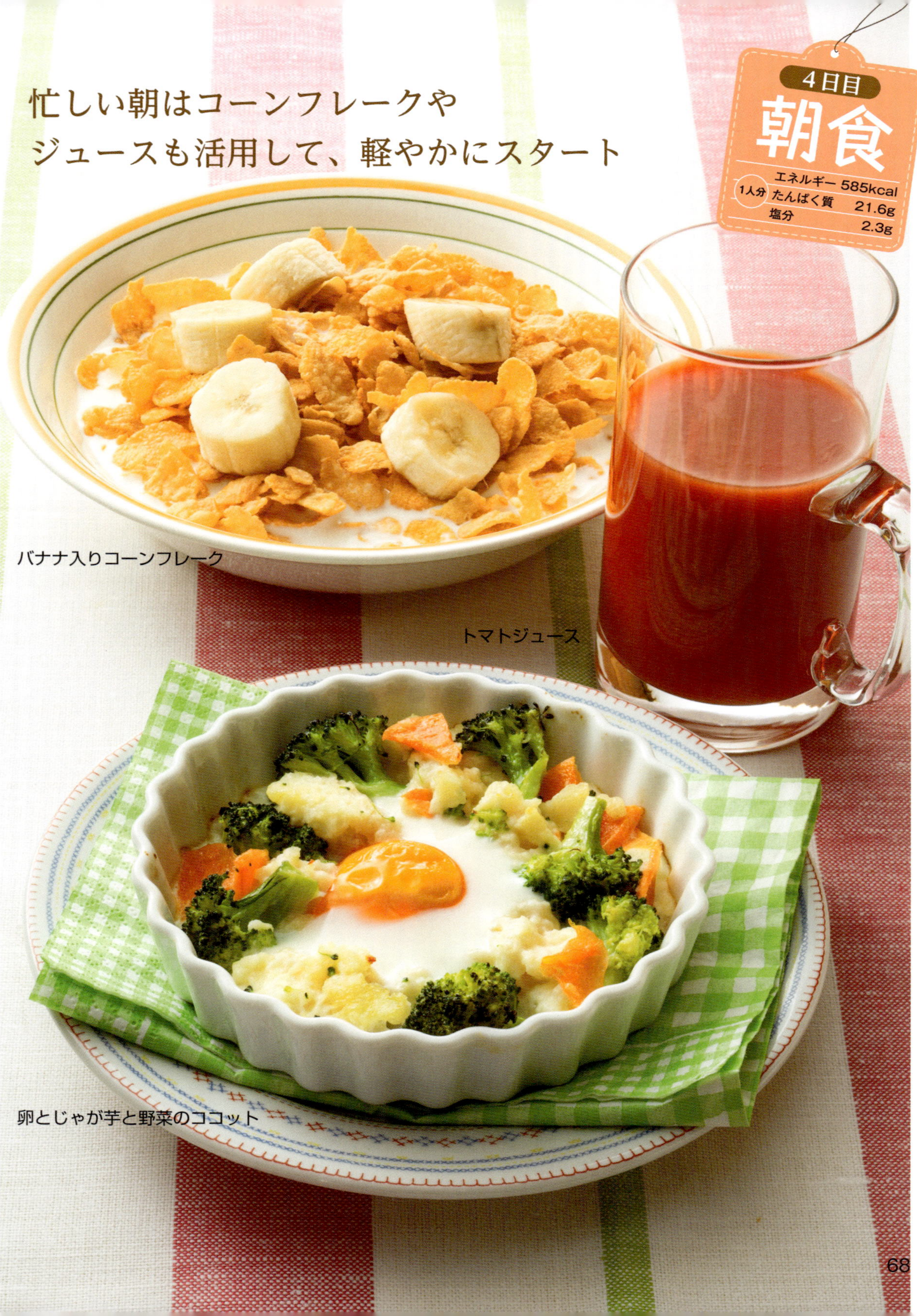

バナナ入りコーンフレーク

トマトジュース

卵とじゃが芋と野菜のココット

卵とじゃが芋と野菜のココット

1人分		
エネルギー	197kcal
たんぱく質	9.8g
塩分	1.2g

材料（1人分）

卵……………………… L 1個（60g）
じゃが芋 ……………… ½個（50g）
ブロッコリー…………………30g
にんじん ……………………10g
マヨネーズ…………小さじ2（8g）
塩・こしょう………………各少量

作り方

1 じゃが芋は皮をむいて洗い、ラップに包んで電子レンジで1分ほど加熱して火を通し、フォークでつぶす。
2 にんじんは薄いいちょう切りにし、ブロッコリーは小房に分ける。どちらもやわらかくゆでる。
3 1と2をボールに入れ、マヨネーズと塩、こしょうであえる。
4 耐熱皿に3を平らに入れ、中央をくぼませて卵を割り落とし、オーブントースターで卵が半熟になるまで焼く。

＊忙しいときは、市販のポテトサラダに冷凍のブロッコリーなどを加熱解凍して混ぜると、手間が省けます。

バナナ入りコーンフレーク

1人分		
エネルギー	357kcal
たんぱく質	10.5g
塩分	1.1g

材料（1人分）

コーンフレーク……………………40g
バナナ ………………… ½本（50g）
牛乳…………… 1カップ（200mℓ）
砂糖…………………小さじ2（6g）

作り方

器にコーンフレークを入れ、皮をむいたバナナを1㎝幅の輪切りにしてのせ、牛乳と砂糖をかける。

トマトジュース（無塩）180g

1人分		
エネルギー	31kcal
たんぱく質	1.3g
塩分	0g

＊野菜ジュースでもかまいません。

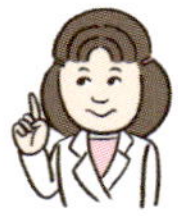

ここに注目

◉コーンフレークはとうもろこしの粉を加熱加工してビタミンを添加したもので、消化がよく、忙しい朝や間食にも便利です。サクサクした食感に、食欲も元気も出ます。シリアルには食物繊維や砂糖の多いものもあるので、選ぶ際には気をつけましょう。
◉野菜が不足ぎみのときは、野菜ジュースを利用するのも手です。体調のぐあいで野菜を食べることができないときにも利用できます。ただし、頼りすぎないようにしたいもの。また、一気に飲むと胃腸を刺激するので、ゆっくり飲みましょう。

長芋や大根入りのにゅうめんと
田楽豆腐に
胃も心もほっこり

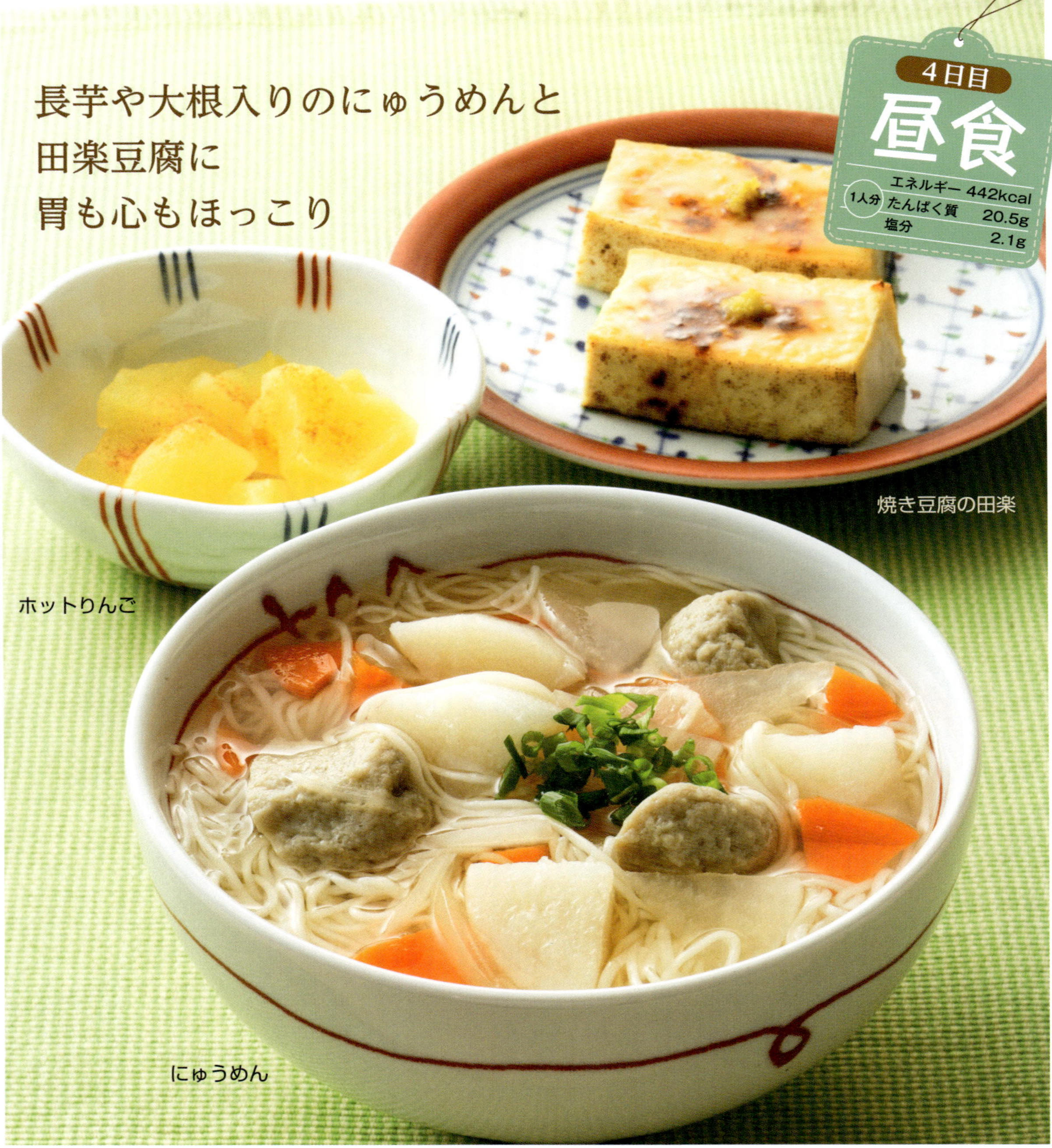

4日目

昼食

1人分	エネルギー	442kcal
	たんぱく質	20.5g
	塩分	2.1g

焼き豆腐の田楽

ホットりんご

にゅうめん

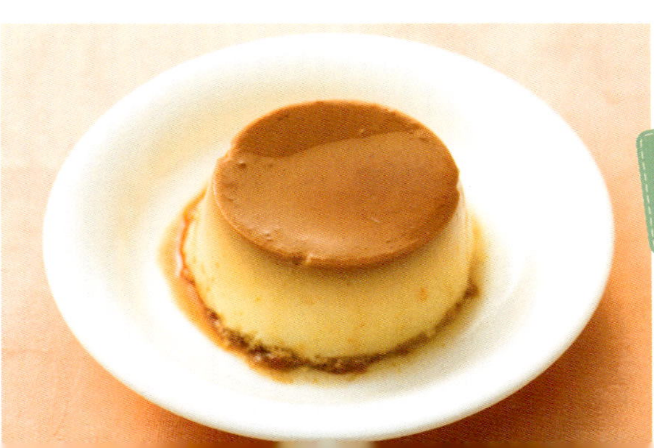

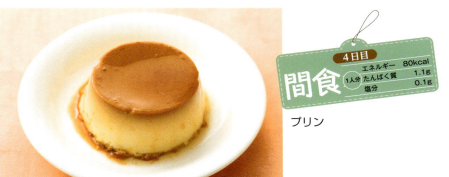

4日目

間食

1人分	エネルギー	80kcal
	たんぱく質	1.1g
	塩分	0.1g

プリン

にゅうめん

1人分
エネルギー 294kcal
たんぱく質 12.1g
塩分 1.7g

材料（1人分）

そうめん(乾)……60g
イワシのつみれ(市販品)……40g
長芋……30g
大根……30g
にんじん……10g
玉ねぎ……10g
A
- だし……1カップ(200mℓ)
- しょうゆ……小さじ2(12g)
- みりん……小さじ1(6g)

小ねぎの小口切り……1本分
しょうが汁……少量

作り方

1 そうめんはたっぷりの湯でゆで、ざるにあげて水で洗う。
2 つみれは一口大に切る。長芋は皮をむいて一口大に切り、大根とにんじんはいちょう切りにし、玉ねぎは薄切りにする。
3 なべにAを入れて火にかけ、2を加え、沸騰後弱火で野菜がやわらかくなるまで煮る。
4 1のそうめんを加え、煮立ったら火を消す。器に盛り、小ねぎをのせてしょうが汁を落とす。

＊そうめん（乾めん）は塩分を含むので、一度ゆでて洗って使います。
＊長芋は芋の中では食物繊維が少なく、生でも加熱しても重宝に使えます。

焼き豆腐の田楽

1人分
エネルギー 109kcal
たんぱく質 8.3g
塩分 0.4g

材料（1人分）

焼き豆腐……100g
ゆずみそ(市販品)‥小さじ1½(9g)
ゆずの皮のすりおろし……少量

作り方

1 焼き豆腐は2等分にする。オーブントースターの受け皿にのせ、ゆずみそを塗り、表面に軽く焦げ目がつくまで焼く。
2 器に盛り、ゆずの皮をのせる。

＊形がくずれにくい焼き豆腐は、手軽に田楽を楽しみたいときに便利です。電子レンジで温めて練りみそをのせるだけでもOKです。

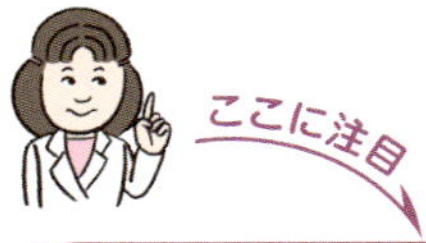

◉うどんより火の通りが早くてやわらかいそうめん。温かい汁めんにすると胃腸が痛むときや食欲が起きないときにも食べやすいものです。
◉にゅうめんは汁を吸うとふくらむので、見た目や満腹感よりエネルギーは控えめです。おかずや間食の組み合わせを工夫して、しっかり栄養をとりましょう。

ホットりんご

1人分
エネルギー 39kcal
たんぱく質 0.1g
塩分 0g

材料（1人分）

りんご……50g
砂糖……小さじ1(3g)
シナモンパウダー……少量

作り方

1 りんごは皮と芯を除いて1㎝厚さのいちょう切りにし、耐熱容器に入れて砂糖をまぶす。
2 ラップをかけて電子レンジで2分半ほど加熱する。器に盛り、シナモンをふる。

＊酸味のあるりんごも、こうすると食べやすくなります。ヨーグルトであえたりパンにのせたりしても合うので、多めに作っておいても。

間食

プリン
(市販品)1個(70g)

高たんぱくなヒレ肉を
ミルク味でこっくりと煮た主菜は
肉好きの人におすすめ

4日目
夕食

1人分		
	エネルギー	552kcal
	たんぱく質	27.3g
	塩分	2.6g

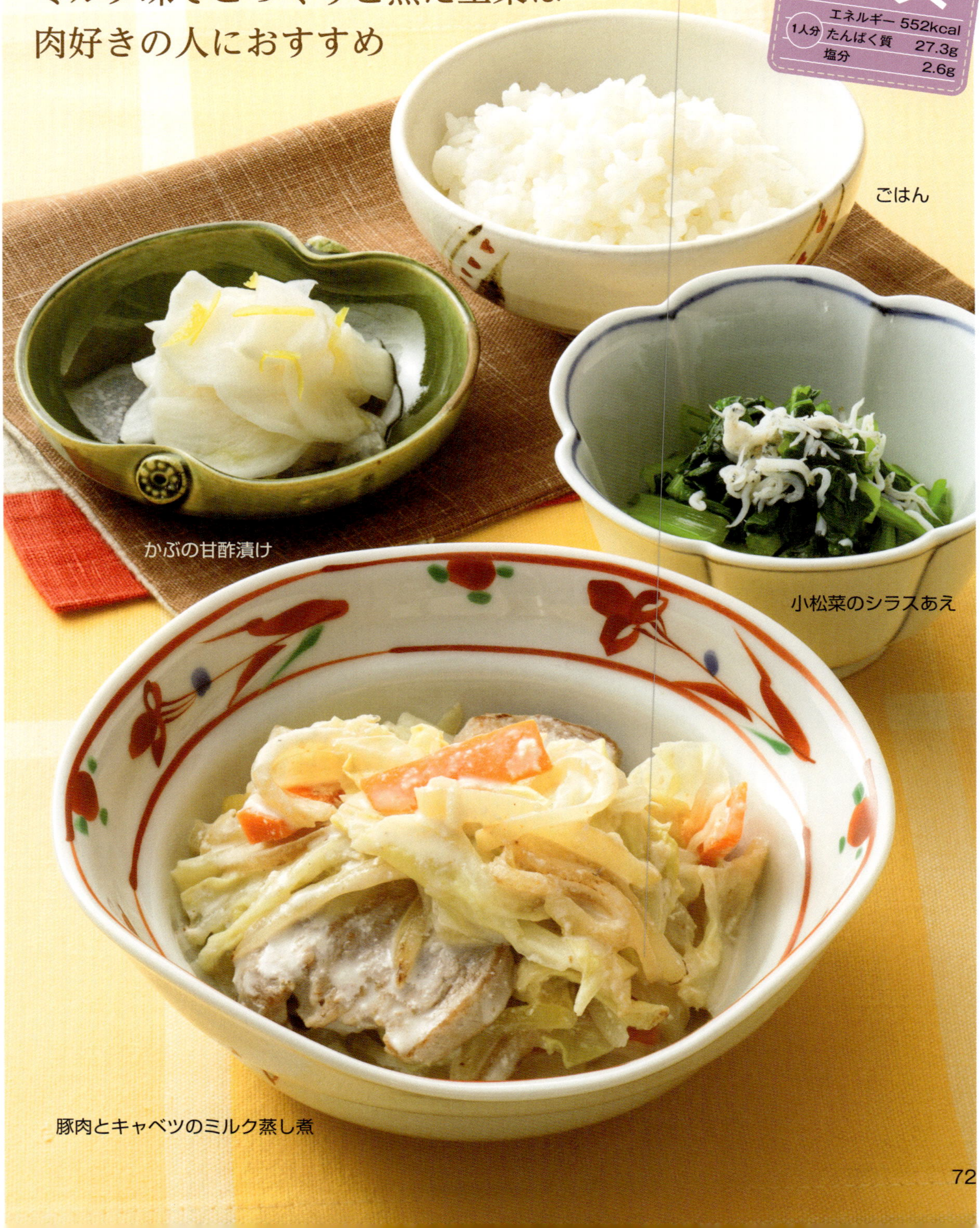
ごはん
かぶの甘酢漬け
小松菜のシラスあえ
豚肉とキャベツのミルク蒸し煮

豚肉とキャベツのミルク蒸し煮

1人分		
	エネルギー	251kcal
	たんぱく質	20.6g
	塩分	1.5g

材料(1人分)

- 豚ヒレ肉……60g
- 塩・こしょう……各少量
- キャベツ……100g
- 玉ねぎ……⅕個(40g)
- にんじん……⅕本(30g)
- にんにく……少量
- サラダ油……小さじ¾(3g)
- 酒または白ワイン……小さじ1(5g)
- A
  - ロリエ……1枚
  - 塩……小さじ⅙(1g)
- B
  - 牛乳……½カップ強(120mℓ)
  - エバミルク(無糖練乳・P105参照)……小さじ2(10mℓ)
- こしょう・ナツメグ……各少量

作り方

1 豚ヒレ肉は1㎝厚さに切り、包丁の背などで軽くたたきのばし、塩とこしょうをふる。

2 キャベツは1㎝幅に切る。玉ねぎは薄切り、にんじんは拍子木切りにする。にんにくはたたきつぶす。

3 厚手なべに油を熱し、にんにくと玉ねぎを入れて焦がさないようにいためる。香りが立ったら肉を並べ、両面に軽く焼き色をつける。

4 酒をふり、キャベツとにんじん、Aを加えてふたをし、弱火で10～15分、ときどき上下を返しながら蒸し煮にする。

5 Bを加えてひと煮し、こしょうとナツメグをふる。

小松菜のシラスあえ

1人分		
	エネルギー	19kcal
	たんぱく質	2.6g
	塩分	0.8g

材料(1人分)

- 小松菜(葉先)……70g
- シラス干し……約大さじ1(5g)
- だし……大さじ1(15mℓ)
- しょうゆ……小さじ⅔(4g)

作り方

1 小松菜はやわらかくゆでて水にとり、水けを絞って3㎝長さに切る。

2 シラス干しはざるに入れて熱湯をかける。

3 だしとしょうゆを合わせ、小松菜を加えてあえ、器に盛ってシラス干しをのせる。

＊お好みで、焼きのり少量をもんで混ぜると、磯の風味が増します。

かぶの甘酢漬け

1人分		
	エネルギー	30kcal
	たんぱく質	0.3g
	塩分	0.3g

材料(1人分)

- かぶ……1個(50g)
- 塩……小さじ⅙(1g)
- A
  - 酢……大さじ1(15g)
  - 砂糖……小さじ1⅓(4g)
  - ゆずの皮のせん切り……少量

作り方

1 かぶは皮をむき、縦半分に切ってから薄切りにする。

2 ビニール袋に入れて塩を加えて少しおき、しんなりしたら袋の外から手でもむ。袋の中に水適量を加えてさっと洗って捨て、さらに水けを絞って捨てる。

3 Aを袋に加えてもみ混ぜ、中の空気を抜くようにして口を閉じ、20分ほどおいて味をなじませる。

＊きゅうりでもお試しを。

◉胃腸障害のときの食事には低脂肪の鶏肉がよく使われますが、豚や牛のヒレ、ももなどの赤身肉も低脂肪です。豚肉には糖質の代謝に欠かせないビタミンB_1が多く、牛肉には鉄が多いなど、肉による長所があるので、いろいろ使いましょう。

◉赤身肉は、加熱すると身が締まってパサつきやすいのですが、この主菜のように野菜とともに牛乳や少量の油をプラスして煮ると、しっとりとしてコクが加わります。

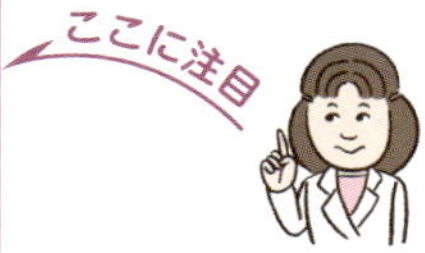

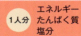

ごはん(白飯)150g

＊症状や好みにより、おかゆでも。

1人分		
	エネルギー	252kcal
	たんぱく質	3.8g
	塩分	0g

5日目

朝食

1人分

エネルギー	582kcal
たんぱく質	25.0g
塩分	2.0g

バターの香る彩りよい朝食で
食欲も元気も上向きに

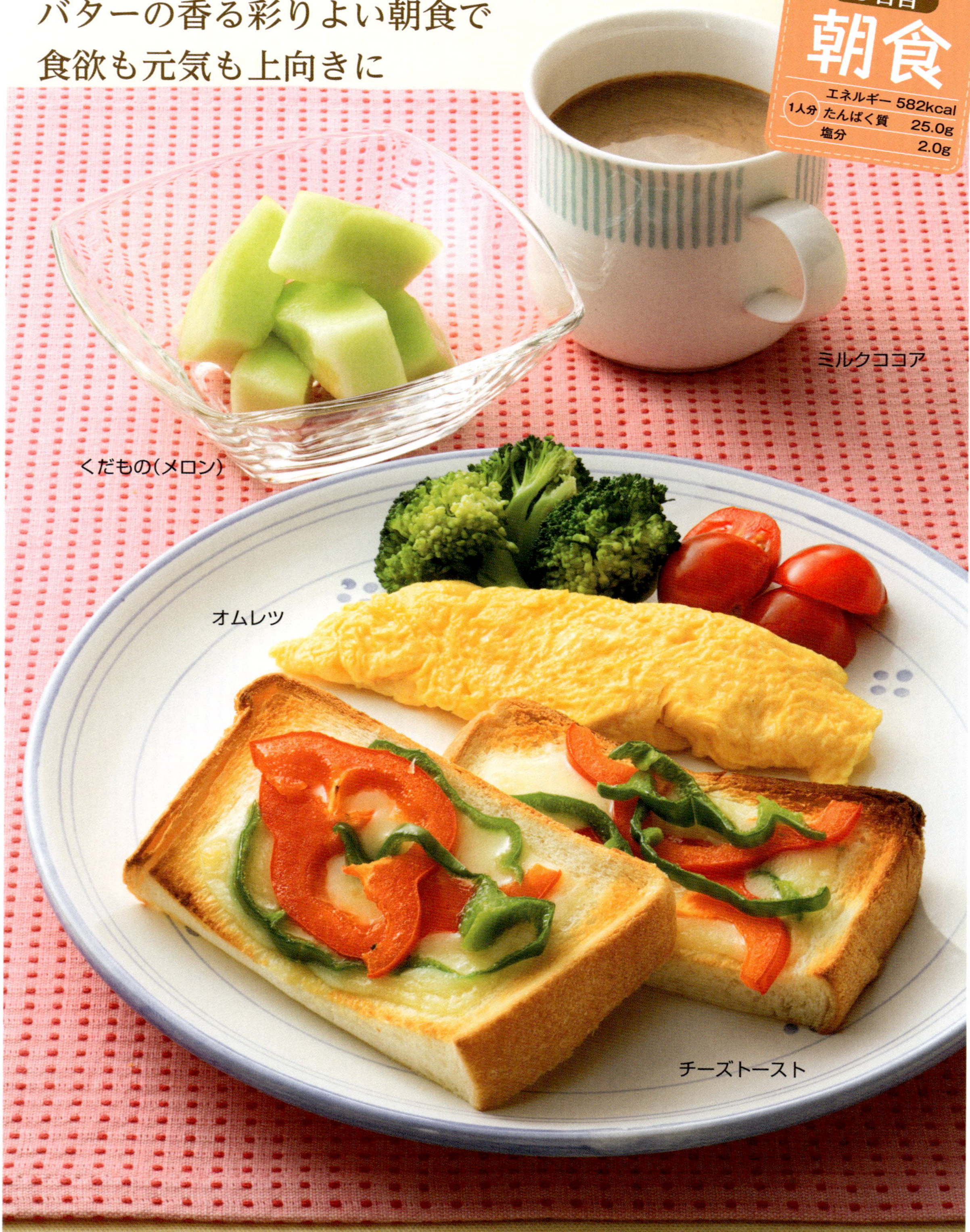
ミルクココア
くだもの（メロン）
オムレツ
チーズトースト

オムレツ

1人分 エネルギー 170kcal たんぱく質 9.4g 塩分 0.6g

材料(1人分)

卵……………………L1個(60g)

A
- 牛乳…………小さじ2(10mℓ)
- マヨネーズ……小さじ1(4g)
- 塩・こしょう…………各少量

バター………………小さじ1(4g)

ブロッコリー……………………30g

ミニトマト……………2個(20g)

作り方

1 ブロッコリーは小房に分けてやわらかくゆで、湯をきる。ミニトマトは半分に切る（胃腸の調子により、皮を除く)。

2 ボールに卵をときほぐし、Aを加えて泡立てないようによくかき混ぜる。

3 フライパンを熱してバターをとかし、火からおろして卵液を流し入れる。強めの中火にかけてかき混ぜ、半熟状になったら折りたたむようにして手早く形を整え、上下を返してさっと焼く。

4 すぐ器に盛り、1の野菜を添える。

＊卵にマヨネーズを混ぜて焼くとふんわりと仕上がり、冷めてもおいしく味わえます。好みでトマトケチャップを添えて。

チーズトースト

1人分 エネルギー 256kcal たんぱく質 9.6g 塩分 1.3g

材料(1人分)

食パン(6枚切り)…… 1枚(60g)

スライスチーズ(とけるタイプ)

……………………… 1枚(17g)

ピーマン …………………………5g

パプリカ(赤)……………………5g

バター…………小さじ1強(5g)

作り方

1 ピーマンとパプリカは横に薄切りにする。

2 食パンにバターを塗り、チーズ、1の順にのせ、オーブントースターでチーズがとろけるまで焼く。

くだもの(メロン) 80g

1人分 エネルギー 34kcal たんぱく質 0.8g 塩分 0g

ミルクココア

1人分 エネルギー 122kcal たんぱく質 5.2g 塩分 0.1g

材料(1人分)

純ココア粉末………大さじ1(6g)

砂糖…………………小さじ2(6g)

水………………… 大さじ3(45mℓ)

牛乳………… ½カップ強(120mℓ)

作り方

小なべにココアと砂糖を入れ、分量の水を少し加えてなめらかに練り、残りの水を加えて弱火で温めながら混ぜる。牛乳を少しずつ加えて混ぜ、温まったらカップに注ぐ。

＊インスタントのミルクココアを利用してもかまいません。

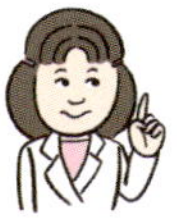

ここに注目

◉食卓に料理の香りが立ちのぼり、きれいな色が目に飛び込むと、食欲が刺激されて消化機能も高まり、気持ちも上向きになりますね。

◉この朝食はバターの風味が一つのポイントです。バターは油脂の仲間ですが、脂肪と水が乳化されているため比較的消化されやすいのが特徴です。少量で料理の風味や味わいを高めることができるので、じょうずに活用してみてください。

市販のホワイトソースで
少量で栄養のとれる簡単グラタン

5日目
昼食

1人分		
	エネルギー	598kcal
	たんぱく質	24.6g
	塩分	2.4g

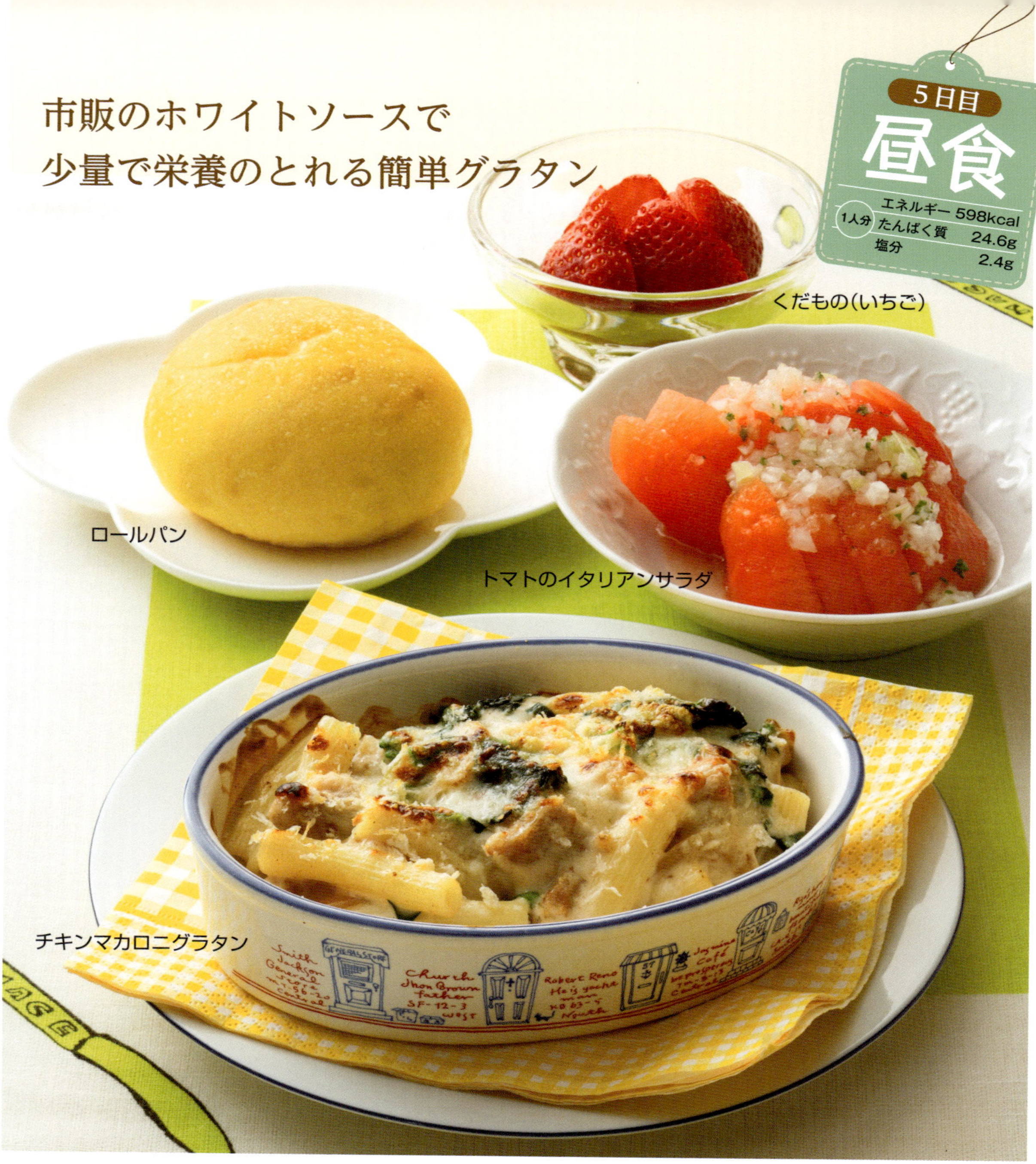

くだもの（いちご）

ロールパン

トマトのイタリアンサラダ

チキンマカロニグラタン

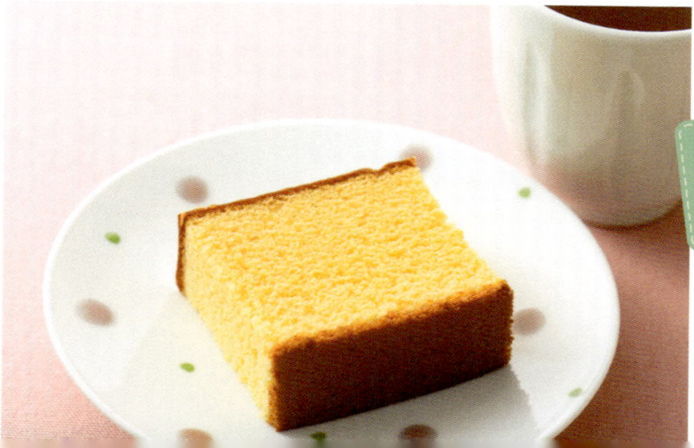

5日目
間食

1人分		
	エネルギー	96kcal
	たんぱく質	1.9g
	塩分	0g

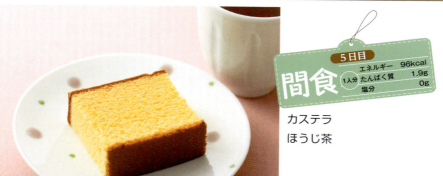

カステラ

ほうじ茶

チキンマカロニグラタン

1人分		
	エネルギー	398kcal
	たんぱく質	20.2g
	塩分	1.5g

材料（1人分）

マカロニ（乾）……………………30g
鶏もも肉（皮なし）……………60g
玉ねぎ………………………………30g
ほうれん草（葉先）……………30g
バター………………小さじ1（4g）
ホワイトソース（缶詰）
…………………約⅓缶（100g）
粉チーズ…………大さじ½（3g）
パン粉…………………………少量

作り方

1 マカロニはたっぷりの沸騰湯でゆで、ざるにあげて湯をきる。
2 鶏肉は一口大に切り、玉ねぎは薄切りにする。ほうれん草はやわらかくゆでて水にとり、水けを絞って2㎝長さに切る。
3 フライパンにバターをとかし、鶏肉、玉ねぎの順に加えてよくいため、火が通ったらほうれん草を加えて軽くいためる。
4 ホワイトソースと1のマカロニを加えて温めながら混ぜ合わせる。
5 耐熱皿に平らに入れ、粉チーズとパン粉をふり、オーブントースターか魚焼きグリルに入れて、表面に焼き色がつくまで焼く。

＊マカロニのかわりに、じゃが芋やかぼちゃを使ってもよいでしょう。その場合は、電子レンジでやわらかく加熱して使います。

トマトのイタリアンサラダ

1人分		
	エネルギー	85kcal
	たんぱく質	0.9g
	塩分	0.5g

材料（1人分）

トマト………………⅔個（100g）
玉ねぎ………………………………10g
セロリ………………………………10g
パセリ………………………………少量
フレンチドレッシング（市販品）
……………………大さじ1（15g）

作り方

1 トマトは皮を湯むきし（P34参照）、5～6㎜厚さに切り、器に盛る。
2 玉ねぎ、セロリ、パセリはみじん切りにし、ドレッシングを加えてよく混ぜ、トマトにかける。

＊玉ねぎは冷蔵庫でよく冷やしておくと、切るときに涙が出にくくなります。

パン（ロールパン）30g

＊あればかぼちゃロールなど

1人分		
	エネルギー	95kcal
	たんぱく質	3.0g
	塩分	0.4g

くだもの（いちご）60g

1人分		
	エネルギー	20kcal
	たんぱく質	0.5g
	塩分	0g

◉油脂控えめの食事となると和食が多くなりますが、回復してきたら、徐々に油脂の量も増やしてコクのある洋風料理なども工夫し、食卓に変化をつけましょう。
◉このグラタンは市販のホワイトソースを使ったもの。使う量を守れば油脂過剰にならず、手軽にクリーミーな味を楽しめます。グラタンソースの市販品もあります。

間食

カステラ 小1切れ（30g）

1人分		
	エネルギー	96kcal
	たんぱく質	1.9g
	塩分	0g

ほうじ茶（適量）

1人分		
	エネルギー	0kcal
	たんぱく質	Tr
	塩分	0g

新鮮なお刺身を主菜に
手間なしで楽しめるごちそう風和献立

5日目

夕食

1人分		
	エネルギー	577kcal
	たんぱく質	37.0g
	塩分	3.3g

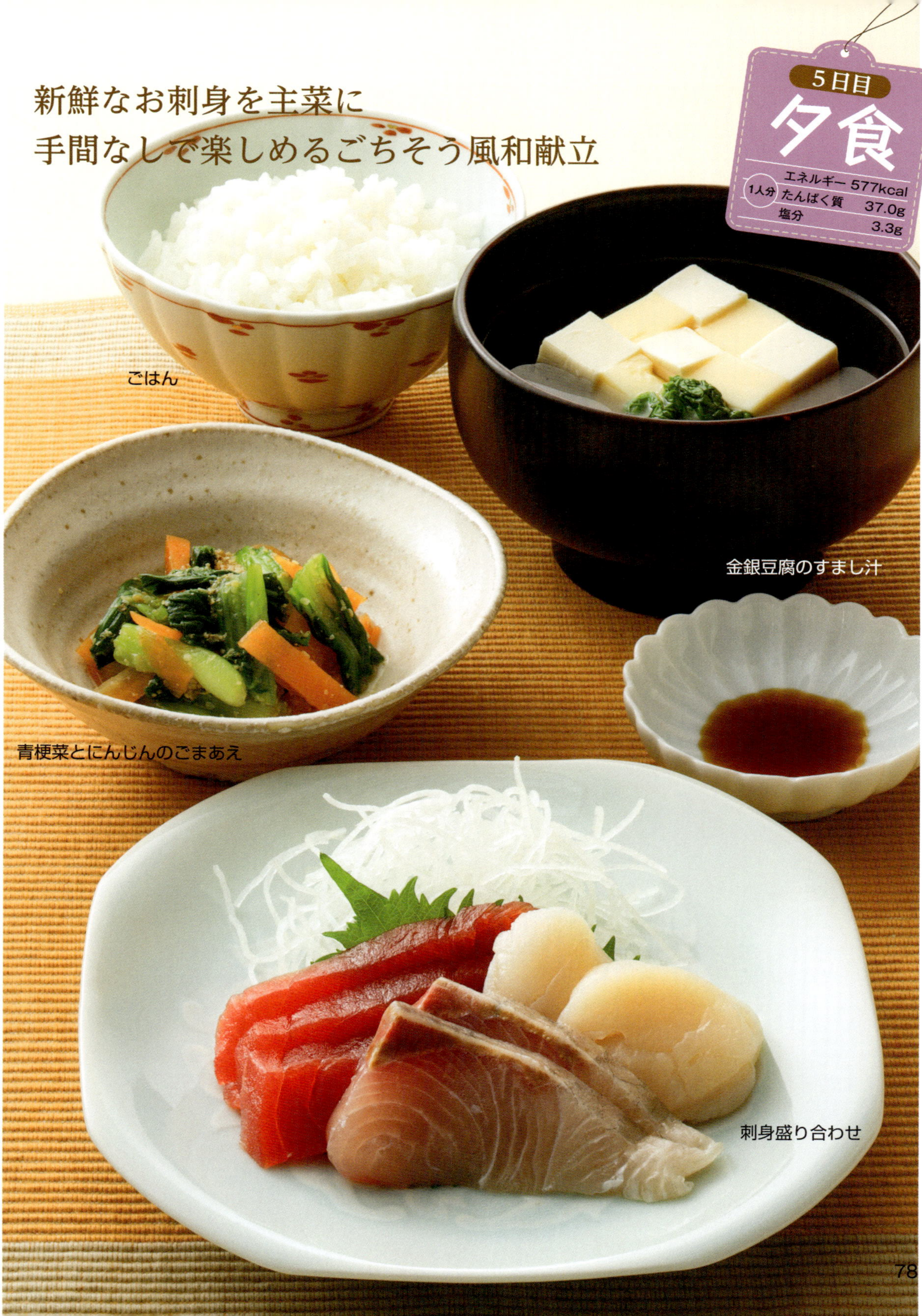
ごはん
金銀豆腐のすまし汁
青梗菜とにんじんのごまあえ
刺身盛り合わせ

刺身盛り合わせ

1人分 エネルギー 188kcal たんぱく質 24.4g 塩分 1.1g

材料（1人分）

マグロ赤身（刺身用）…………40g
ハマチ（刺身用）………………40g
ホタテ貝柱（刺身用）…………30g
大根のせん切り…………………10g
青じそ……………………………1枚
しょうゆ…………小さじ1（6g）

作り方

1 刺身はそれぞれ食べやすく切る。大根と青じそをあしらいにして器に形よく盛り合わせる。
2 しょうゆを添える。

＊わさびは胃壁を刺激するので、使っても控えめにしましょう。

青梗菜とにんじんのごまあえ

1人分 エネルギー 59kcal たんぱく質 1.7g 塩分 0.6g

材料（1人分）

青梗菜……………………………40g
にんじん…………………………20g
すり白ごま……大さじ½強（5g）
しょうゆ…………小さじ⅔（4g）
砂糖……………小さじ1⅓（4g）
だし……………………小さじ½

作り方

1 青梗菜はやわらかくゆでて水にとり、水けを絞って3cm長さに切る。
2 にんじんは4cm長さの短冊切りにし、やわらかくゆでて湯をきる。
3 すりごまにしょうゆと砂糖、だしを加えて混ぜ合わせ、青梗菜とにんじんを加えてあえる。

金銀豆腐のすまし汁

1人分 エネルギー 78kcal たんぱく質 7.1g 塩分 1.6g

材料（1人分）

卵豆腐……………………………50g
絹ごし豆腐………………………50g
菜の花……………………………20g
A だし……½カップ強（120mℓ）
A うすロしょうゆ‥小さじ½（3g）
A 塩……………………………少量

作り方

1 菜の花はやわらかくゆでて水にとり、水けを絞って3cm長さに切る。
2 卵豆腐と絹ごし豆腐は電子レンジで軽く温め、それぞれ2～4等分に切り、大きめの椀に市松模様になるように盛る。手前に菜の花を添える。
3 なべでAをひと煮立ちさせ、2に静かに注ぐ。

ごはん（白飯）150g

＊症状や好みにより、おかゆでも。

1人分 エネルギー 252kcal たんぱく質 3.8g 塩分 0g

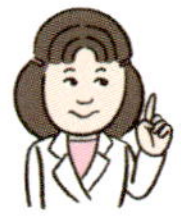

ここに注目

◉朝も昼も洋風献立なので、夕食は油脂を控えた和風で。1日3食の献立は和洋中のバランスも考えると、栄養が整いやすくなります。
◉刺身は脂肪の多いもの（マグロのトロなど）は控えめにし、脂肪の少ないもの（マグロの赤身、白身魚、ホタテ貝柱など）と組み合わせると、見た目も味も変化がついて食欲をよりそそります。鮮度には特に気をつけて選びましょう。
◉すまし汁は、卵豆腐と豆腐でボリューム豊かに。副菜を兼ねた、手軽で充実感のある一品です。

栄養表示に強くなろう

最近は、市販食品の大半に栄養成分値が表示されています。
気をつけて見るようにしたいのは、エネルギー、脂質、ナトリウム（塩分）などです。
特に脂質とナトリウムはとりすぎになりやすいので、注意しましょう。

脂質について

胃・十二指腸潰瘍の人の場合、個人差はありますが、脂質の１日の摂取量の目安は40gくらいです。

あるコンビニ弁当の脂質表示を見ると、幕の内弁当は約20gなのに対し、ハンバーグ弁当は約35g。ハンバーグ弁当を食べると、それだけでほとんど１日分の脂質をとることになってしまいます。

また、下のビスケットとクッキー１枚の脂質を比べると、シンプルなビスケットは１枚あたり1g未満ですが、リッチなチョコレートクッキーは４～５gと、５倍前後の差があります。脂質の多いものほど口どけも風味もよくてつい食べすぎてしまいやすいので、お菓子好きの人は気をつけたほうがよいでしょう。

ナトリウム（塩分）について

１日の食塩の摂取目標量は、日本人の食事摂取基準2020年版において、高血圧や心血管病などの予防を視野に入れて男性7.5g未満、女性6.5g未満に近づけるのが望ましいとされています。外食や市販食品は塩分の高いものが多く、たとえばカップめん１食分の塩分量は６g前後あります。表示に注意する習慣をつけて、とりすぎに気をつけましょう。

表示によっては、ナトリウム量表示だけで塩分量の表示がない場合もあるので、以下の計算法を覚えておくと役立ちます。「およそナトリウム0.4g（400㎎）が食塩１gに相当する」と覚えておくのもよいでしょう。

ナトリウム量から塩分量を知る方法

ナトリウム量(g)×2.54＝塩分量

＊例：ナトリウム量2.5gの食品の場合
2.5×2.54≒**6.4g(塩分量)**

＊ナトリウム量が㎎の場合は、その数値を1000で割って計算する。
＊係数は2.54でなく、大ざっぱに2.5でもよい。

栄養成分表示（１枚あたり）

エネルギー	80kcal
たんぱく質	0.7g
脂質	4.8g
炭水化物	8.6g

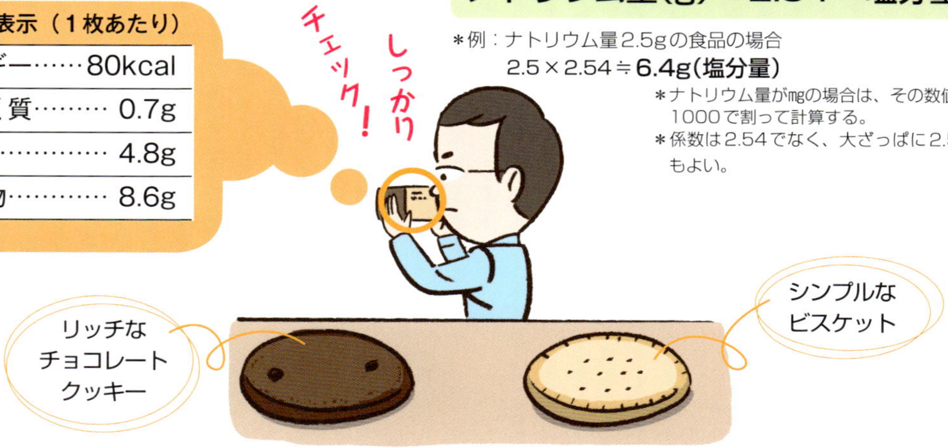

チェック！
しっかり
リッチなチョコレートクッキー
シンプルなビスケット

脂質４～5g　　脂質 1g 未満

第4章

胃腸を元気にする一品料理

油脂の量など気をつけたいことはありますが、
工夫すればいろいろな料理が作れます。
ここにご紹介する料理を毎日のおかずの参考にして、
変化のある食事を楽しんでください。
おいしく栄養をとって回復をはかりましょう。

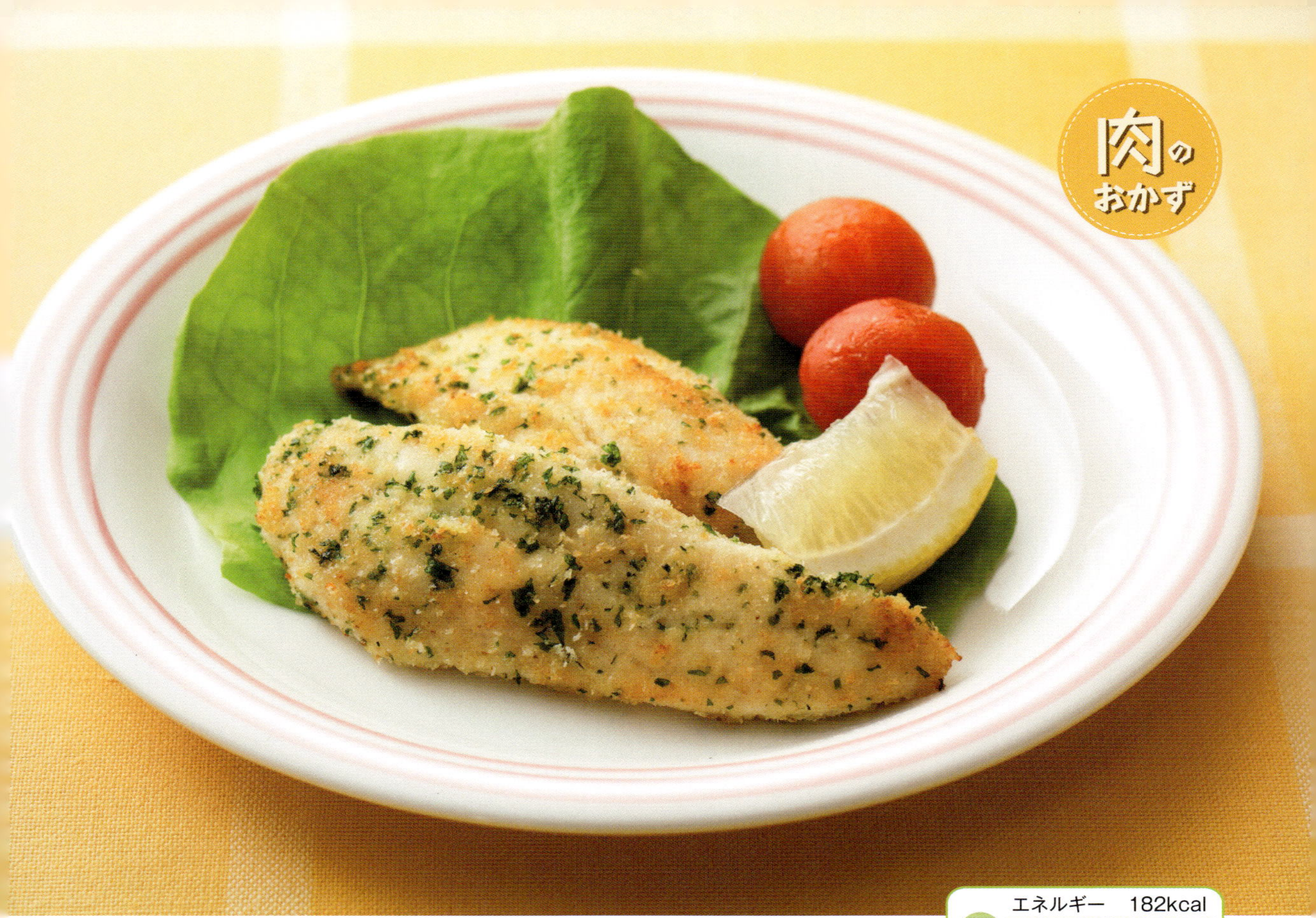

1人分		
	エネルギー	182kcal
	たんぱく質	15.3g
	塩分	0.4g

鶏ささ身のパン粉焼き

材料（１人分）

鶏ささ身 …………… 小２本（60g）
塩・こしょう ………………… 各少量
マヨネーズ ………… 小さじ２（８g）
A
- パン粉 ……… 大さじ２弱（５g）
- パセリのみじん切り‥大さじ½
- にんにくのすりおろし ‥‥‥少量

サラダ油 ………… 小さじ½（２g）
バター ……………… 小さじ½（２g）
サラダ菜 ……………………… １枚
ミニトマト ……………… ２個（20g）
レモンのくし形切り ……… １切れ

＊パン粉は乾燥したものを細かくもんでつけるときれいにつきます。
＊ミニトマトの皮むきは P34 参照。症状が安定していれば、むかなくてもかまいません。

作り方

1 鶏ささ身は筋を除き、塩、こしょうをふる。
2 Aを混ぜ合わせておく。
3 ささ身の表面にマヨネーズを塗り、２のパン粉をまぶす。
4 フライパンに油とバターを熱し、３を並べ、両面を中火弱でうすく色づいて中に火が通るまで焼く。
5 サラダ菜を敷いた器に盛り、皮をむいたミニトマトとレモンを添える。

◉フライを食べたいときは、この調理法で。パン粉衣をつける前にマヨネーズを塗り、油とバターを合わせて焼くことで、油脂の量は少ないのにカリッと香ばしい、フライ風の一品になります。切り身魚やヒレ肉などでもおためしを。

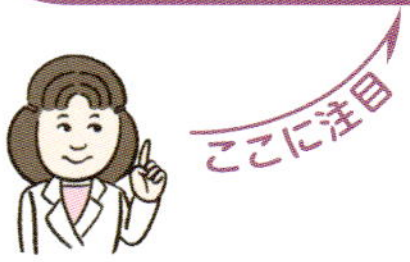

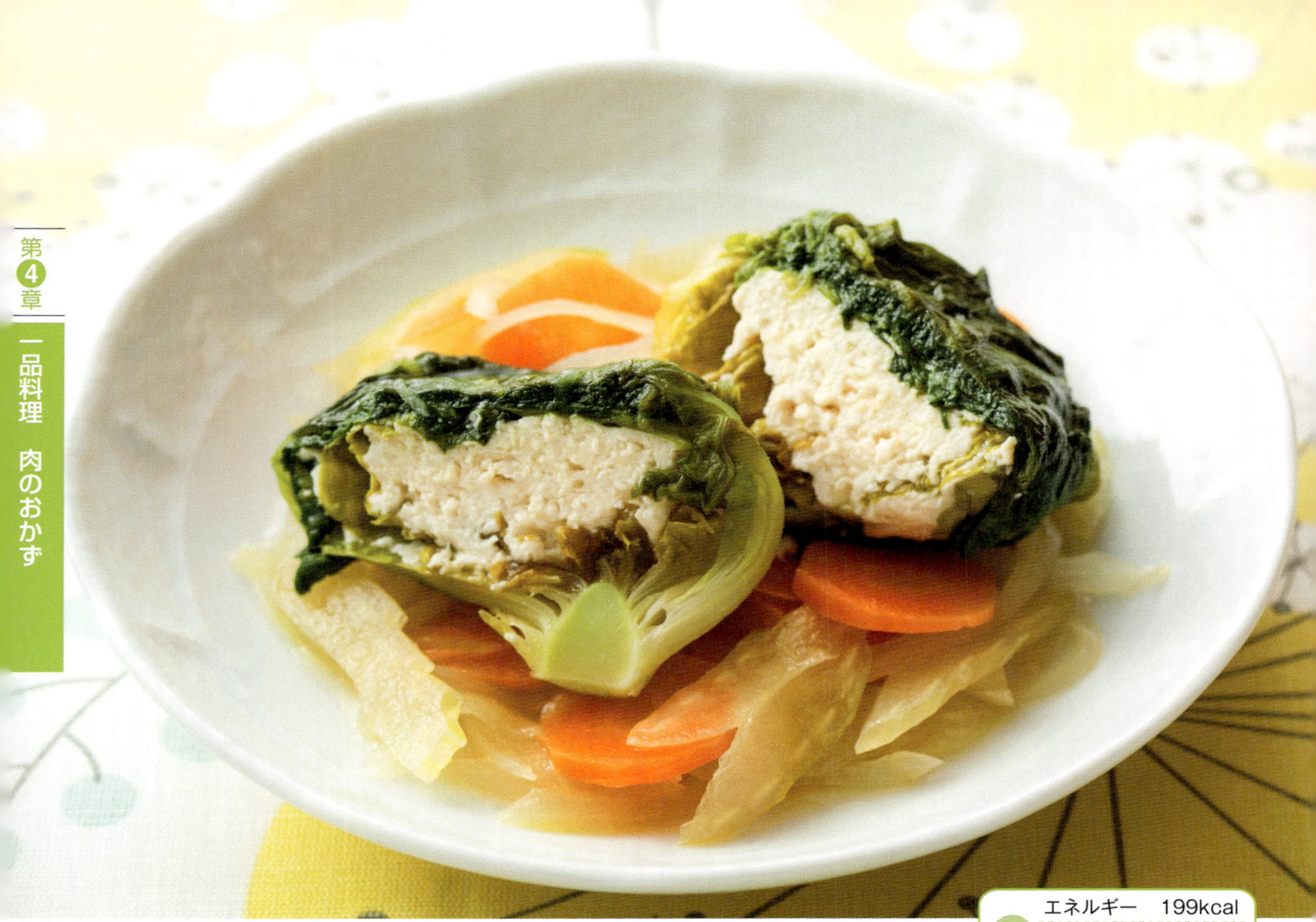

1人分	エネルギー	199kcal
	たんぱく質	15.2g
	塩分	2.1g

鶏ひき肉のサラダ菜包み煮込み

材料（1人分）

サラダ菜……… 1株（80～100g）
塩・こしょう………………… 各少量
鶏ひき肉…………………………50g
A
- 卵白または卵……………10g
- 生クリーム… 大さじ1（15mℓ）
- 塩…………… 小さじ⅙（1g）
- こしょう…………………少量

サラダ油………… 小さじ¼（1g）
玉ねぎ……………………………20g
にんじん…………………………20g
セロリ……………………………20g
水……………… ½カップ（100mℓ）
チキンブイヨン（顆粒）
…………………… 小さじ⅓（1g）

作り方

1 サラダ菜は丸のまま熱湯でさっとゆで、ざるにあげ、根元を下にして葉を広げて塩、こしょうをふる。
2 鶏ひき肉にAを加えて練り混ぜる。
3 1のサラダ菜の中心に2の肉だねをのせ、葉で丸く包み込む。
4 玉ねぎは薄切り、にんじんは薄い輪切り、セロリは筋を除いて斜め薄切りにする。
5 浅なべに油を薄く塗り、4を敷いて3をのせ、分量の水とブイヨンを加える。アルミ箔で落としぶたをして火にかけ、沸騰後弱火で15分ほど煮込む。
6 器に薄切り野菜を敷き、サラダ菜包みを形よく切って盛る。

＊水と顆粒ブイヨンのかわりに、あれば鶏肉のブイヨン（P35参照）を使っても。その場合は塩を少し補います。

ここに注目

◉鶏肉は皮と皮下脂肪を除けば肉質は低脂肪で、胃腸に負担をかけにくい食材です。
◉サラダ菜はカロテンや鉄が豊富で食物繊維が比較的少なく、かたい葉脈もないのが利点。スープの具や煮込みにも活用しましょう。

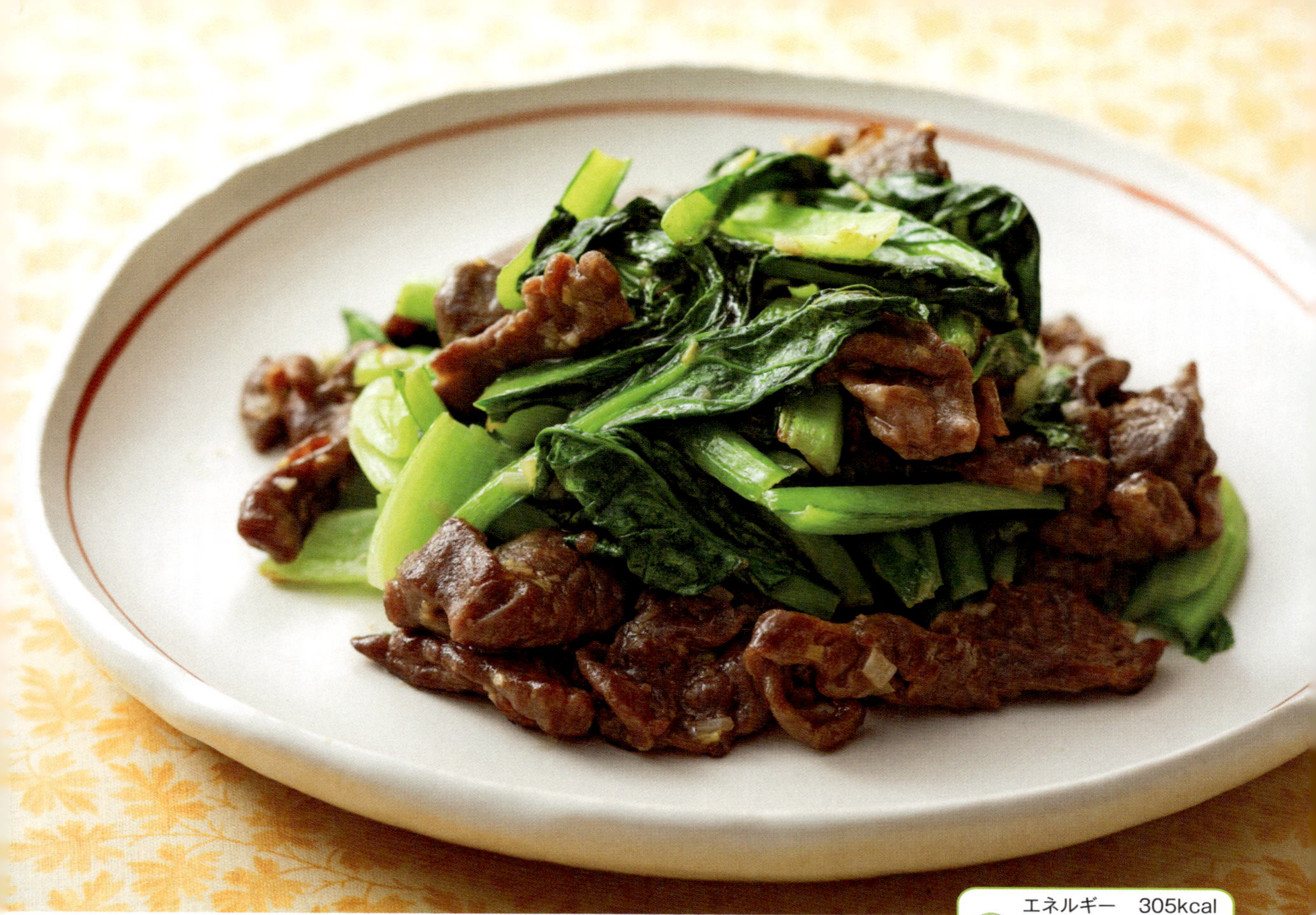

1人分		
	エネルギー	305kcal
	たんぱく質	16.3g
	塩分	2.2g

牛肉と小松菜のいため物

材料（1人分）

牛もも薄切り肉……………………70g

A
- しょうゆ………小さじ2（12g）
- 砂糖 …………… 小さじ⅔（2g）
- ごま油…………小さじ1（4g）
- かたくり粉……小さじ1（3g）

小松菜 ……………………………100g

塩…………………………………少量

サラダ油 ……………小さじ2（8g）

B
- ねぎのみじん切り‥大さじ1強(10g)
- しょうがのみじん切り‥小さじ1(3g)
- にんにくのみじん切り‥小さじ1(3g)

＊小松菜のほかに、青梗菜やターサイなども合います。胃の調子によっては、葉先だけを使いましょう。

作り方

1 牛肉は脂肪が多ければ除き、一口大に切り、Aを順にまぶしてもみ込む。

2 小松菜は葉と軸に分け、3～4㎝長さに切る。

3 中華なべかフライパンに油の半量を熱し、小松菜の茎、葉の順に入れていため、油がまわったら塩をふってよくいため、いったんとり出す。

4 なべを洗って再び熱し、残りの油とBを入れて香りよくいため、牛肉を加えていためる。肉に火が通ったら、小松菜を戻していため合わせる。

◉牛の赤身肉は、たんぱく質はもちろん、鉄とビタミンB_{12}のすぐれた供給源でもあります。鉄は体中に酸素を運ぶ赤血球のヘモグロビンの材料として欠かせないもの。ビタミンB_{12}も赤血球の生成に必要です。潰瘍や胃炎による出血などがあると貧血になりやすいので、どちらも補給を心がけたい栄養素です。青菜も鉄が豊富です。

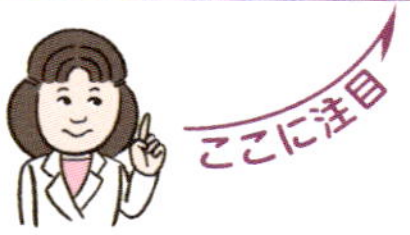

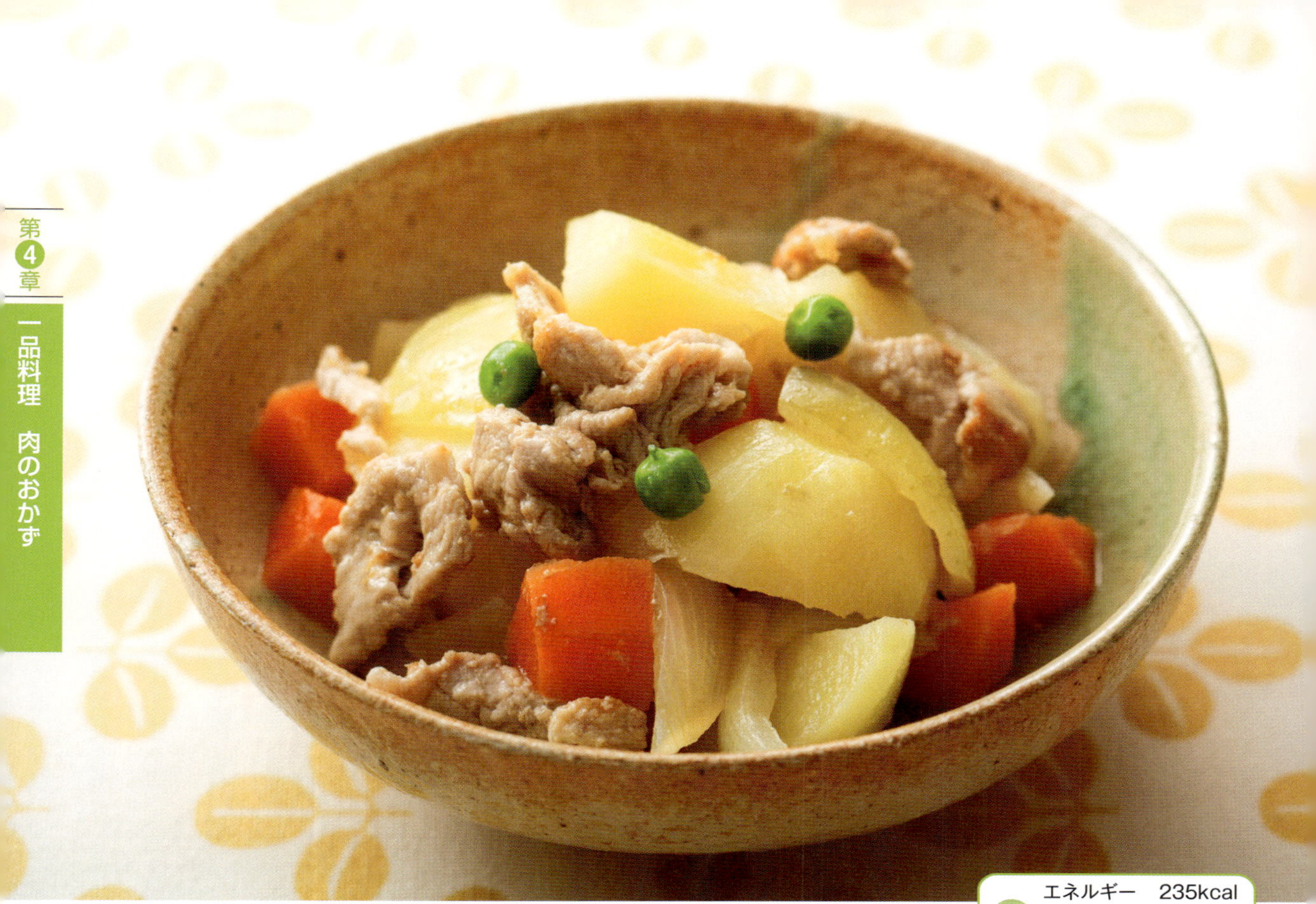

1人分		
	エネルギー	235kcal
	たんぱく質	14.0g
	塩分	1.8g

豚肉とじゃが芋のうま煮

材料（１人分）

豚もも薄切り肉……………………50g
じゃが芋……………… １個（100g）
にんじん…………………⅓本（40g）
玉ねぎ……………………⅕個（40g）
しょうが……………………………少量
サラダ油…………… 小さじ¾（３g）
水……………… ⅓カップ強（80mℓ）
和風だしのもと（顆粒）
…………………小さじ¼（0.8g）
A しょうゆ……… 大さじ½（９g）
A 砂糖…………大さじ½（4.5g）
A 酒……………大さじ½（7.5g）
グリーンピース（冷凍）…………３粒

作り方

1 豚肉は脂肪が多ければ除き、一口大に切る。
2 じゃが芋は皮をむいて大きめの一口大に切り、水で洗う。にんじんは芋より小さめの乱切りにし、玉ねぎはくし形に切る。しょうがはせん切りにする。
3 なべに油を熱してしょうがと豚肉を入れて強火でいため、肉の色が変わったらにんじん、芋、玉ねぎの順に加えていためる。
4 分量の水とだしのもとを加え、煮立ったらアクを除いて火を弱め、Aを加える。
5 落としぶたをして中火弱で15～20分煮る。最後にグリーンピースを加えてひと煮する。

＊あればふたつきのフライパンで煮ると、早くやわらかく煮えます。

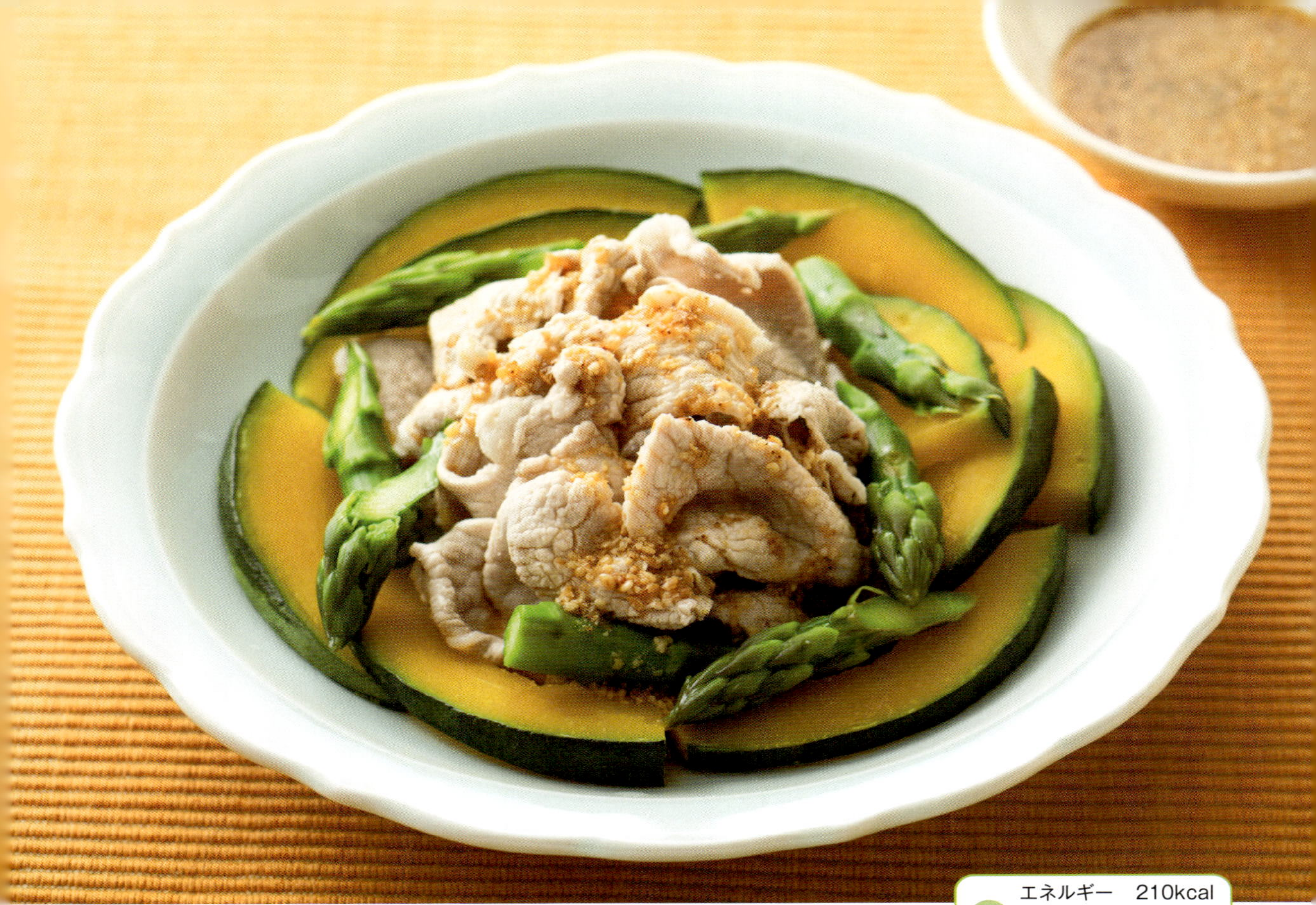

1人分		
	エネルギー	210kcal
	たんぱく質	18.1g
	塩分	1.0g

豚肉とかぼちゃの冷しゃぶ

材料（１人分）

豚もも薄切り肉…………………70g
かぼちゃ …………………………60g
グリーンアスパラガス（穂先）…20g

A
- すり白ごま…… 大さじ½（4.5g）
- しょうゆ………小さじ１（６g）
- 酢またはかんきつ類の絞り汁 ………………小さじ１（５g）
- みりん…………小さじ１（６g）
- だし …………………… 小さじ１

＊かぼちゃの皮は、症状が気になるときはよけて食べます。加熱前に皮を除くと身がくずれやすいので、皮つきのまま調理します。

作り方

1 豚肉は脂肪が多ければ除く。かぼちゃは種を除いて４～５㎜厚さのくし形に切る。

2 アスパラは塩少量（分量外）を加えた湯でやわらかくゆで、冷水にとる。同じ湯でかぼちゃを静かにゆで、火が通ったら、ざるにあげる。

3 最後に、同じ湯にあればしょうがの皮または酒少量を加え、豚肉を１枚ずつ広げ入れてゆで、色が変わったら引き上げて冷水にとる。

4 アスパラと豚肉は水けをきって一口大に切る。

5 Aを混ぜ合わせてたれを作る。

6 器にかぼちゃ、アスパラ、豚肉を形よく盛り、たれを添える。

◉豚肉にはたんぱく質のほかビタミンB_1が多いのが特徴。ビタミンB_1は、糖質の代謝を通して脳・神経の機能を正常に保つのに欠かせないビタミンです。かぼちゃなどの緑黄色野菜と組み合わせると、カロテンやビタミンCなどもプラスされて、栄養充実の一皿になります。

ここに注目

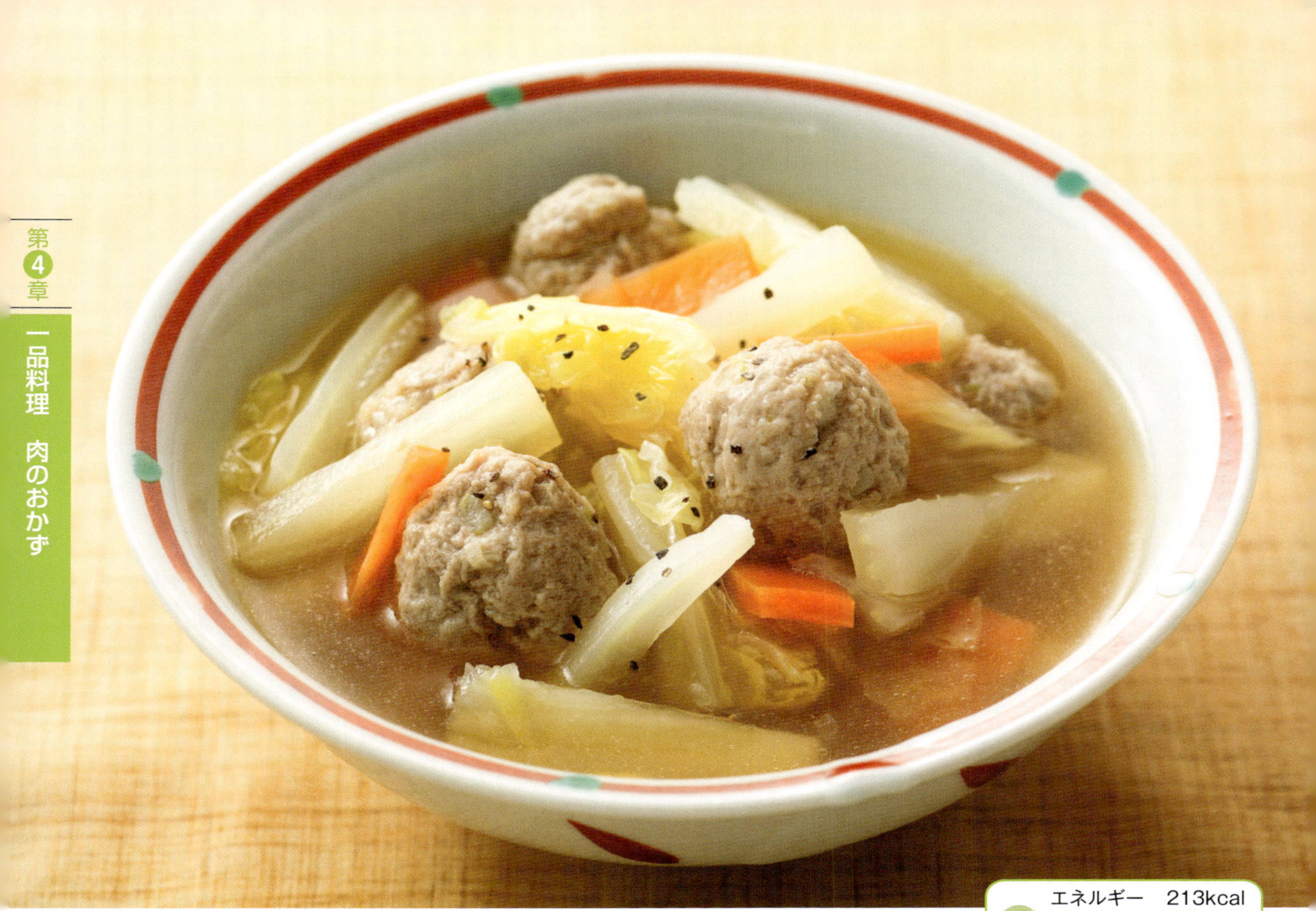

1人分		
	エネルギー	213kcal
	たんぱく質	15.0g
	塩分	2.7g

肉団子と白菜の中国風スープ

材料（１人分）

豚赤身ひき肉……………………70g

A
- ねぎのみじん切り …………大さじ２強（20g）
- 塩・こしょう …………各少量
- 酒……………………大さじ½
- かたくり粉….小さじ½（1.5g）

白菜…………………………100g
にんじん ………………………20g
水…………… 1½カップ（300mℓ）
ブイヨン（固形）……… 約½個（2.5g）
酒…………………………大さじ½

B
- オイスターソース‥ 小さじ1（6g）
- しょうゆ……… 小さじ½（3g）
- ごま油………… 小さじ¼（1g）

塩・あらびきこしょう……… 各少量

作り方

1 白菜の軸は棒状に切り、葉は３～４㎝角に切る。にんじんは短冊切りにする。
2 ボールに豚ひき肉とAを入れてよく練り合わせ、一口大の団子に丸める。
3 なべに分量の水とブイヨンを入れて煮立て、白菜の軸とにんじんを入れてふたをして３～４分煮る。次に肉団子と酒を加え、アクを除きながら５～６分煮る。
4 さらに白菜の葉とBを加えて煮、葉もやわらかくなったら塩とこしょうで調味する。

＊ひき肉だねは手にポリ袋をかぶせて練り、袋の上から適量ずつ丸めて汁に直接落とし入れても。形は少し不揃いになりますが、手間は省けます。

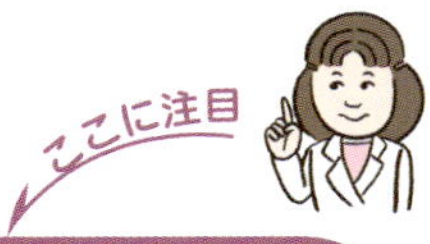

◉白菜には高血圧予防に役立つカリウムが豊富です。
◉白菜やキャベツ、大根、ブロッコリー、かぶ、菜の花などのアブラナ科の植物にはイソチオシアネートという辛味成分が含まれており、消化を助ける働きが期待できます。

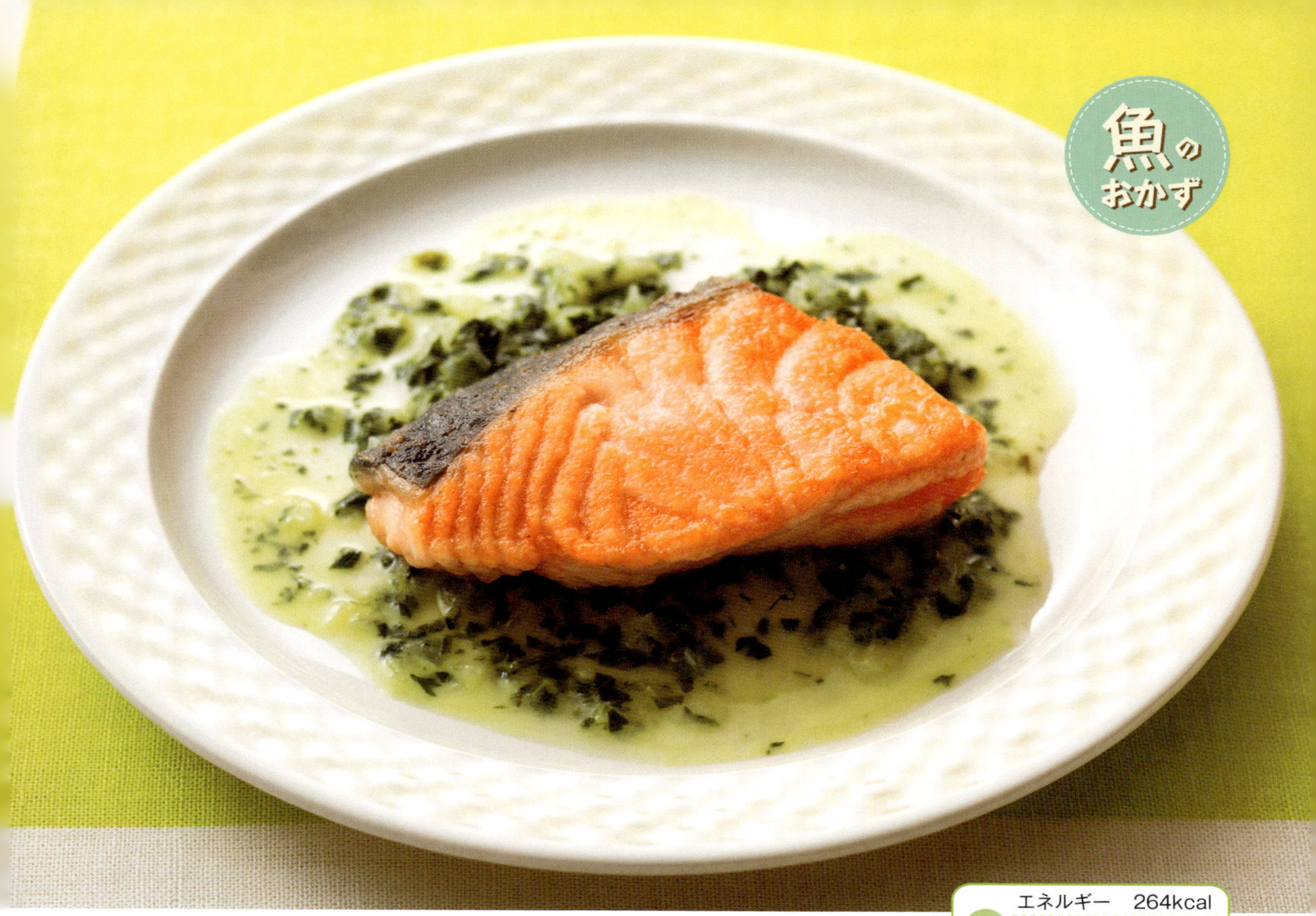

1人分		
	エネルギー	264kcal
	たんぱく質	19.3g
	塩分	1.0g

サケのムニエル　グリーンソース

材料（1人分）

生ザケ………………… 1切れ（80g）

A
- 小麦粉…………小さじ1（3g）
- 塩・こしょう…………各少量

サラダ油…………小さじ1（4g）

バター………………小さじ1（4g）

ほうれん草の葉先………………30g

B
- 玉ねぎのみじん切り………10g
- 白ワイン（辛口）…… 大さじ1½
- ロリエ………………………1枚
- タイム………………………少量

生クリーム……… 大さじ1（15mℓ）

塩・こしょう………………各少量

＊ソースのほうれん草の色が変わりやすいので、タイミングよく作りましょう。ほうれん草のかわりにパセリを使っても。

作り方

1 ほうれん草はゆでて水にとり、水けを絞ってみじん切りにする。

2 サケは、混ぜ合わせたAをまぶす。

3 フライパンを熱し、油を入れて全体になじませてからバターを加えてとかす。サケを入れ、両面をよく焼いて火を通す。

4 サケを焼く間に、ソースを作る。小なべにBを入れて弱火で煮詰め、ロリエを除き、生クリームを加えて煮立てないように温める。1を加え、塩とこしょうで味をととのえる。

5 器にソースを敷き、サケをのせる（サケの上からソースをかけてもよい）。

●魚は肉質がやわらかく、胃腸が不調なときには積極的にとりたいたんぱく質源です。バターや生クリームを少し使うと風味とコクが加わり、豊かな味わいになります。

●サケには、骨や筋肉の強化に重要なビタミンDや、抗酸化作用のある色素アスタキサンチンが豊富です。

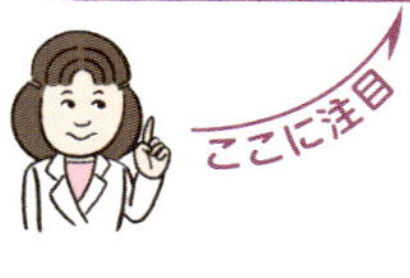

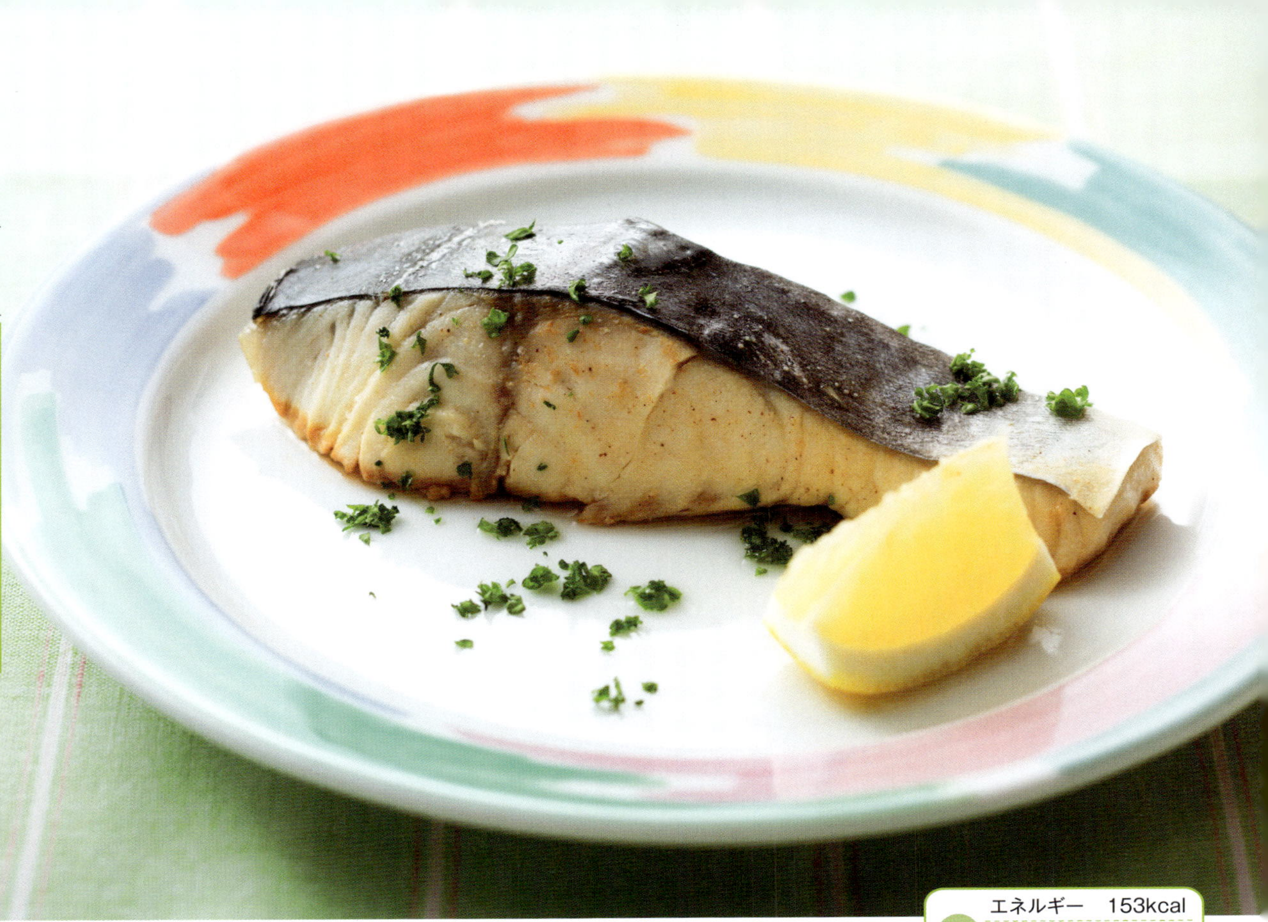

1人分		
	エネルギー	153kcal
	たんぱく質	16.4g
	塩分	0.4g

サワラのワイン蒸し

材料（1人分）

サワラ……………… 1切れ（80g）
塩・こしょう……………………各少量
A ┌ 白ワイン………… 大さじ2弱
A │ レモン汁………… 小さじ1弱
A └ 水…………………… 大さじ2弱
パセリのみじん切り …………少量
レモンのくし形切り ……… 1切れ

作り方

1 サワラは塩とこしょうをふってしばらくおく。
2 サワラの汁けをふき、ふたがぴったりできるなべかフライパンに入れ、Aを加える。
3 ふたをして強火にかけ、煮立ったら弱火にして7～8分蒸し煮にする。
4 器に盛り、パセリをふり、レモンを添える。好みで塩、こしょうを少しふってもよい。

＊魚にワインや酒、レモン汁を加えて蒸し煮にすると、生臭みが抑えられ、さっぱりと味わえます。
＊魚はほかに、サケ、カジキマグロ、タラ、タイなども合います。
＊蒸し煮にするときに、じゃが芋、にんじん、玉ねぎなどを魚といっしょに加熱して、つけ合わせにしてもよいでしょう。

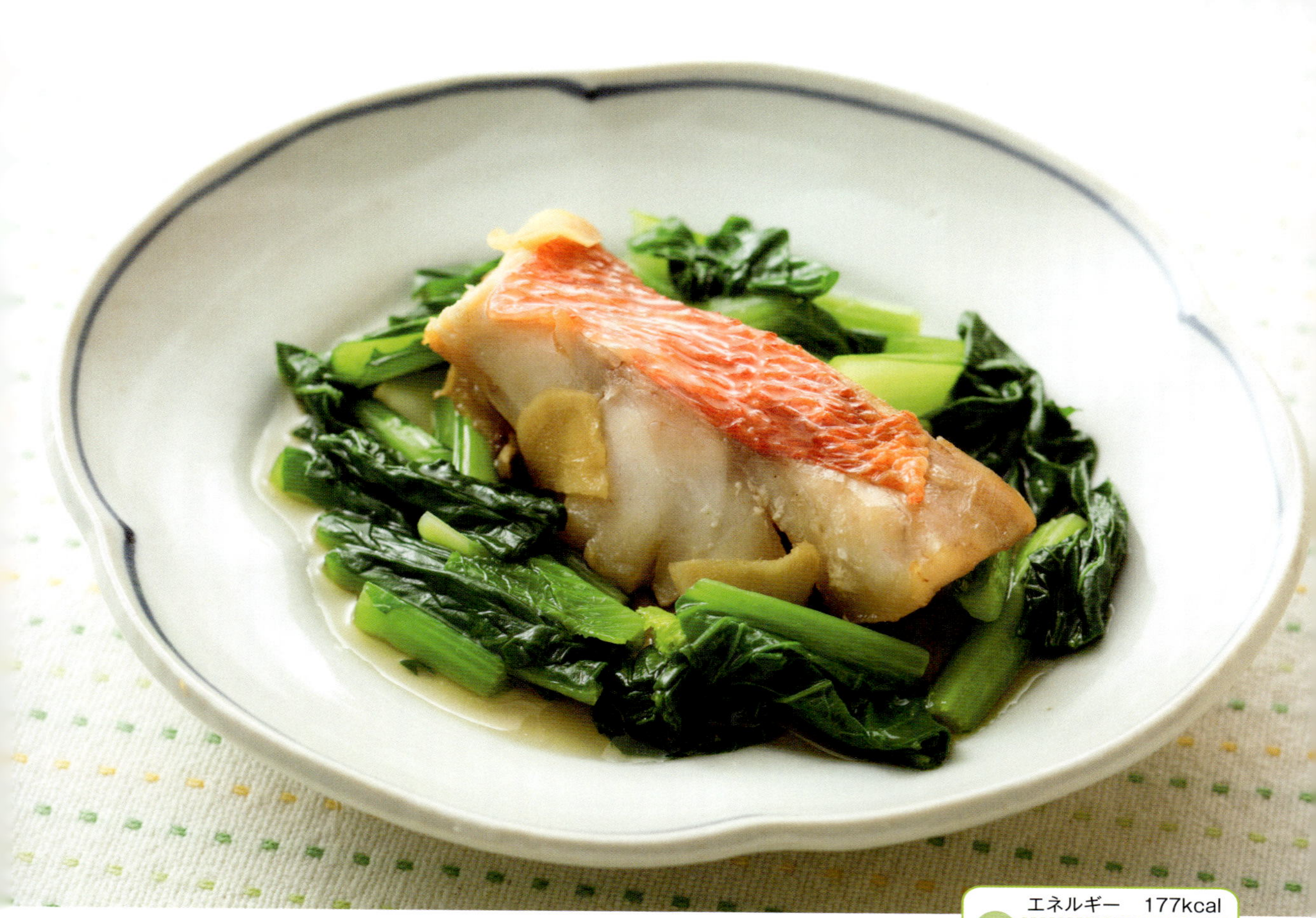

1人分		
	エネルギー	177kcal
	たんぱく質	16.0g
	塩分	2.0g

キンメダイの煮物

材料（１人分）

キンメダイ………… １切れ(80g)
小松菜…………………………40g

A
- だしまたは水‥ ¼カップ(50mℓ)
- 酒……………大さじ１(15g)
- 砂糖 …………大さじ½(4.5g)
- しょうゆ………小さじ２(12g)
- みりん…………小さじ２(12g)
- しょうがの薄切り…………２枚

＊魚は弱火で長く煮るより、中火で短時間で煮たほうがうま味が保たれて生臭みも出ず、身もほっくりと煮上がります。
＊小松菜は、胃腸のぐあいにより、葉先だけを小さく切って使います。

作り方

1 なべにAを入れて煮立て、キンメダイを皮を上にして入れる。
2 煮汁を魚にすくいかけながら煮、表面が固まったら紙ぶたをし、中火で５～６分煮る。
3 小松菜はやわらかくゆでて水にとり、水けを絞って食べやすい長さに切る。
4 器に小松菜を敷いて２を盛り、煮汁を半量くらいに煮詰めてかける。

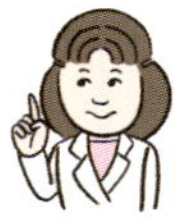

ここに注目

◉しっとりと煮えた煮魚は、胃腸のぐあいがよくないときに向くおかずの一つです。鮮度のよい魚を選び、うす味で手早く煮上げましょう。
◉キンメダイの身は白身系ですが、青背魚に多いことで知られる、動脈硬化予防によい不飽和脂肪酸も比較的多く含んでいます。

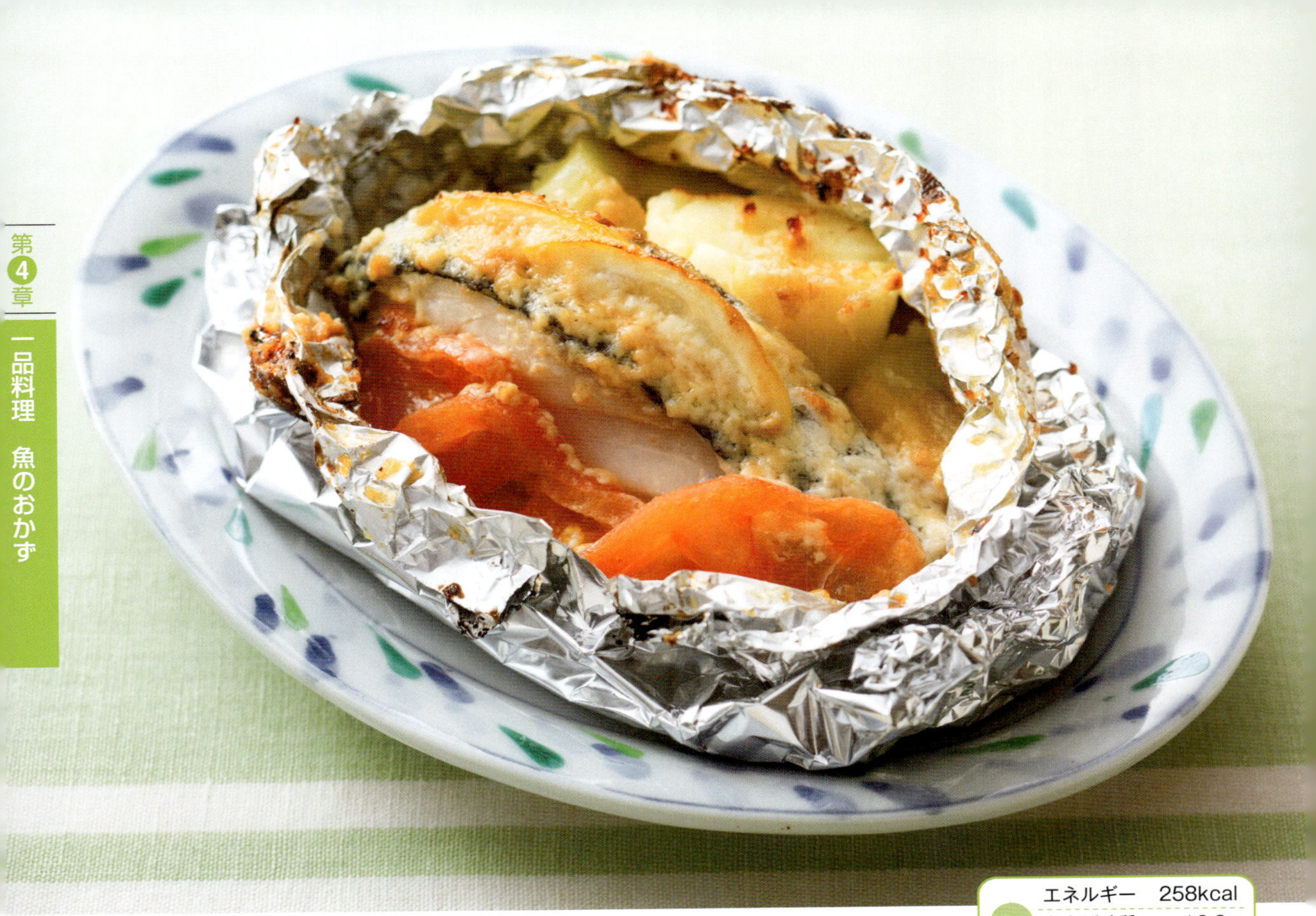

1人分		
	エネルギー	258kcal
	たんぱく質	16.6g
	塩分	1.3g

タラのみそマヨネーズホイル焼き

材料（1人分）

- 生ダラ……………… 1切れ（80g）
- 塩・こしょう……………………各少量
- 玉ねぎ……………………………20g
- トマト……………………………30g
- じゃが芋………………⅔個（70g）
- 酒…………………… 小さじ1（5g）
- レモンの薄切り…………………1枚
- A
  - マヨネーズ‥ 大さじ1½（18g）
  - みそ………… 小さじ½（3g）

作り方

1 タラは塩とこしょうをふって下味をつける。

2 玉ねぎは薄切りにし、トマトは薄い半月切りにする。

3 じゃが芋は皮をよく洗ってラップに包み、電子レンジで約1分、ややかためのに加熱し、皮をむいて1㎝厚さに切る。

4 25㎝角に切ったアルミ箔を広げ、中央に1～3を形よくおき、酒をふり、上にレモンをのせる。

5 Aを混ぜ合わせ、タラを中心にかけ、アルミ箔をしっかりとじる。魚焼きグリルに入れ、弱火で10分ほど蒸し焼きにする（フライパンにのせてふたをして焼くか、オーブントースターで焼いてもよい）。

＊食材は季節のもので応用を。切り身魚がないときは、缶詰のサケやツナの水煮を使ってもできます。

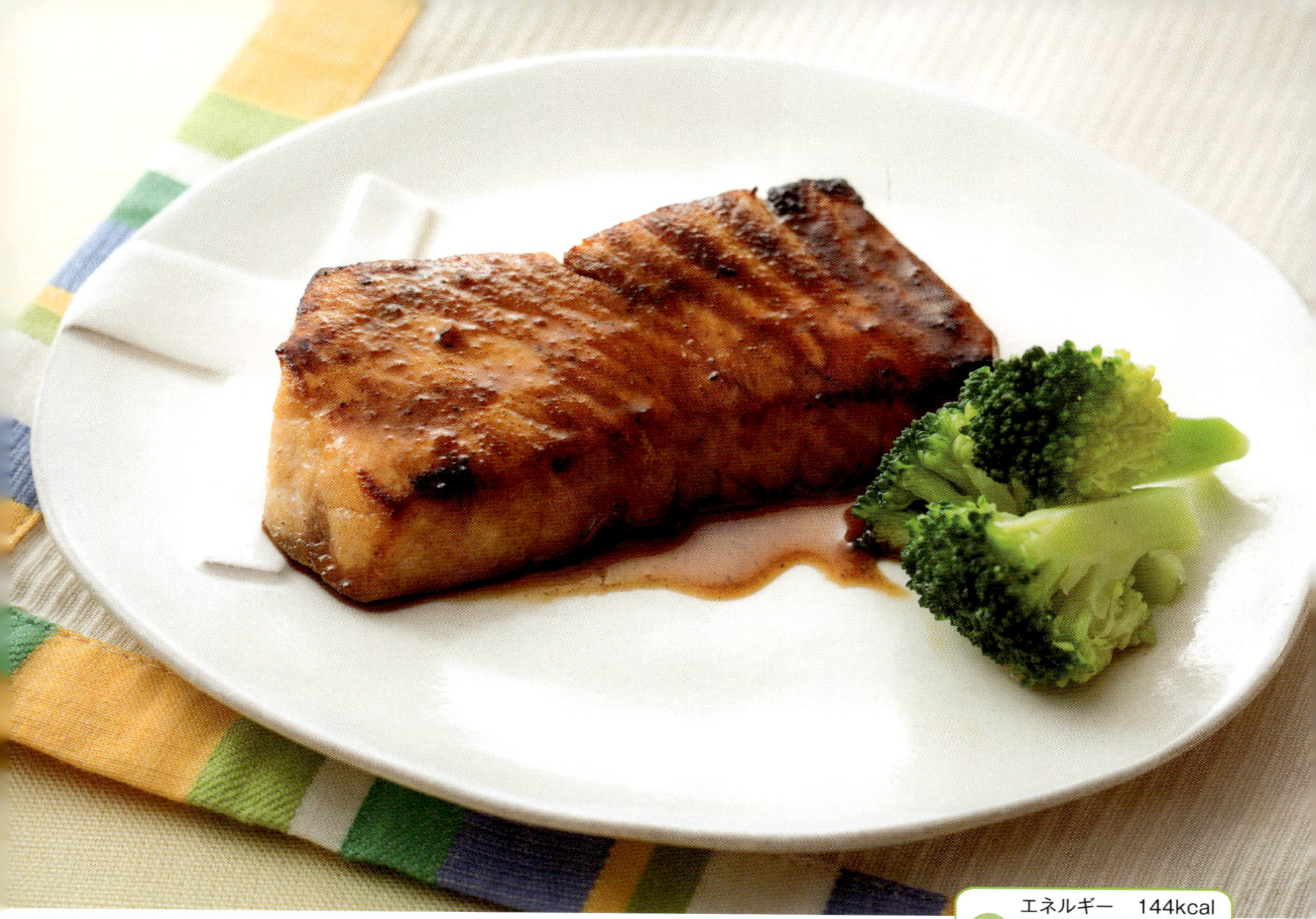

1人分	エネルギー	144kcal
	たんぱく質	20.1g
	塩分	1.4g

カジキのなべ照り焼き

材料（１人分）

カジキ………………… １切れ(80g)
サラダ油…………… 小さじ½(2g)
A しょうゆ……… 大さじ½(9g)
A みりん………… 大さじ½(9g)
A 酒……………大さじ½(7.5g)
A 砂糖…………大さじ¼(2.3g)
ブロッコリー……………………20g

＊照り焼きの調味の黄金比率は、容量でしょうゆ２対みりん２対酒２対砂糖１と覚えましょう。魚以外の料理にも応用できます。

作り方

1 ブロッコリーは小房に分け、やわらかくゆでて湯をきる。
2 フライパンに油を熱し、カジキを入れて両面を色よく焼く。
3 中まで火がほぼ通ったら、Ａを加え、魚にからめながら煮詰める。
4 器に盛り、ブロッコリーを添える。

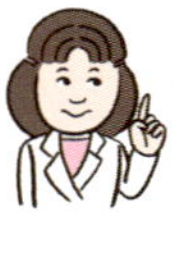

ここに注目

◉たれを魚にからませたなべ照り焼きの香りは、低下した食欲を目覚めさせるのに役立ちます。
◉カジキ（マカジキ、メカジキ、クロカジキなど）は高たんぱく質で、たんぱく質の代謝に必要なビタミンB_6をはじめビタミンB群も多く、脂質は少なめです。スープや左ページのあんかけ料理にも合います。

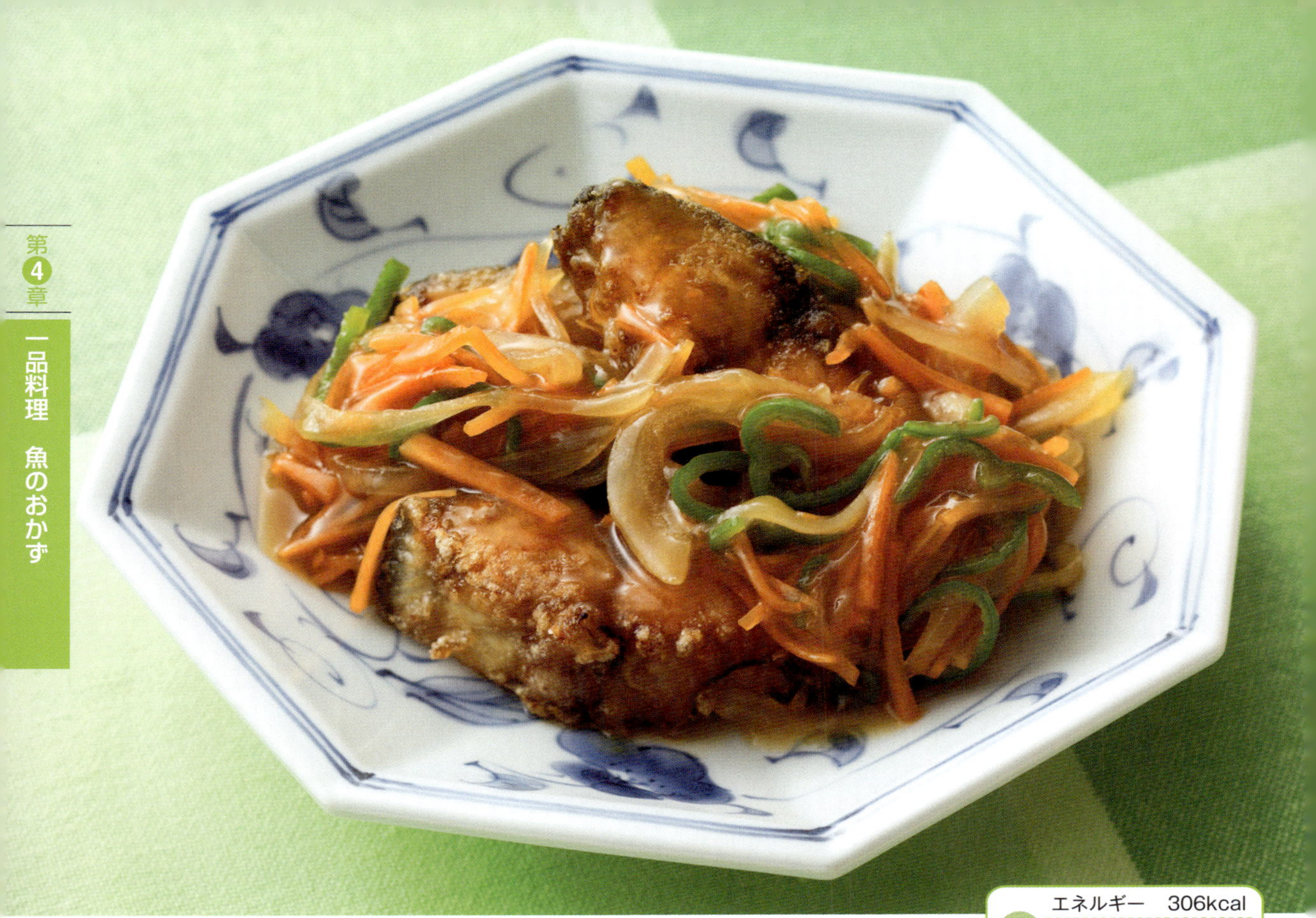

サバの中国風あんかけ

1人分		
	エネルギー	306kcal
	たんぱく質	17.9g
	塩分	2.3g

材料（1人分）

サバ(生) …………… 1切れ(80g)
塩・こしょう・しょうが汁 …… 各少量
かたくり粉………… 小さじ1（3g）
サラダ油 …………… 小さじ2（8g）
玉ねぎ ……………………………20g
にんじん …………………………20g
ピーマン ……………… ⅓個(10g)
ごま油 ……………… 小さじ½（2g）
にんにく・しょうが(各すりおろし)‥各少量

A
- 水 ………… 大さじ3弱(40mℓ)
- 中国風ブイヨン(顆粒)‥ 小さじ½弱(1g)
- しょうゆ……… 小さじ1（6g）
- オイスターソース‥小さじ⅔（4g）
- 砂糖 …………… 小さじ⅔（2g）
- 酒 ……………… 小さじ1（5g）

B
- かたくり粉…… 小さじ½(1.5g)
- 水 …………………… 小さじ1

作り方

1 サバは一口大に切り、塩、こしょう、しょうが汁をまぶす。
2 玉ねぎは薄切りにし、にんじんとピーマンはせん切りにする。
3 AとBを、それぞれ混ぜ合わせておく。
4 サバにかたくり粉をまぶし、油を熱したフライパンに並べ、両面を色よく焼いて中まで火を通し、器に盛る。
5 フライパンを洗って火にかけ、ごま油とにんにく、しょうがを入れて熱し、香りが立ったら2の野菜を入れて軽くいためる。
6 Aを加えて混ぜながら煮立て、野菜がしんなりとしたらBを加えて手早く混ぜる。とろみとつやが出たら4のサバにかける。

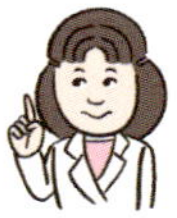

ここに注目

◉魚は、動脈硬化予防に役立つDHA、EPAなどのn−3系不飽和脂肪酸が多いことから、生活習慣病予防の点でもおすすめの食材です。サバやブリ、イワシなどに多く含まれています。

卵のおかず

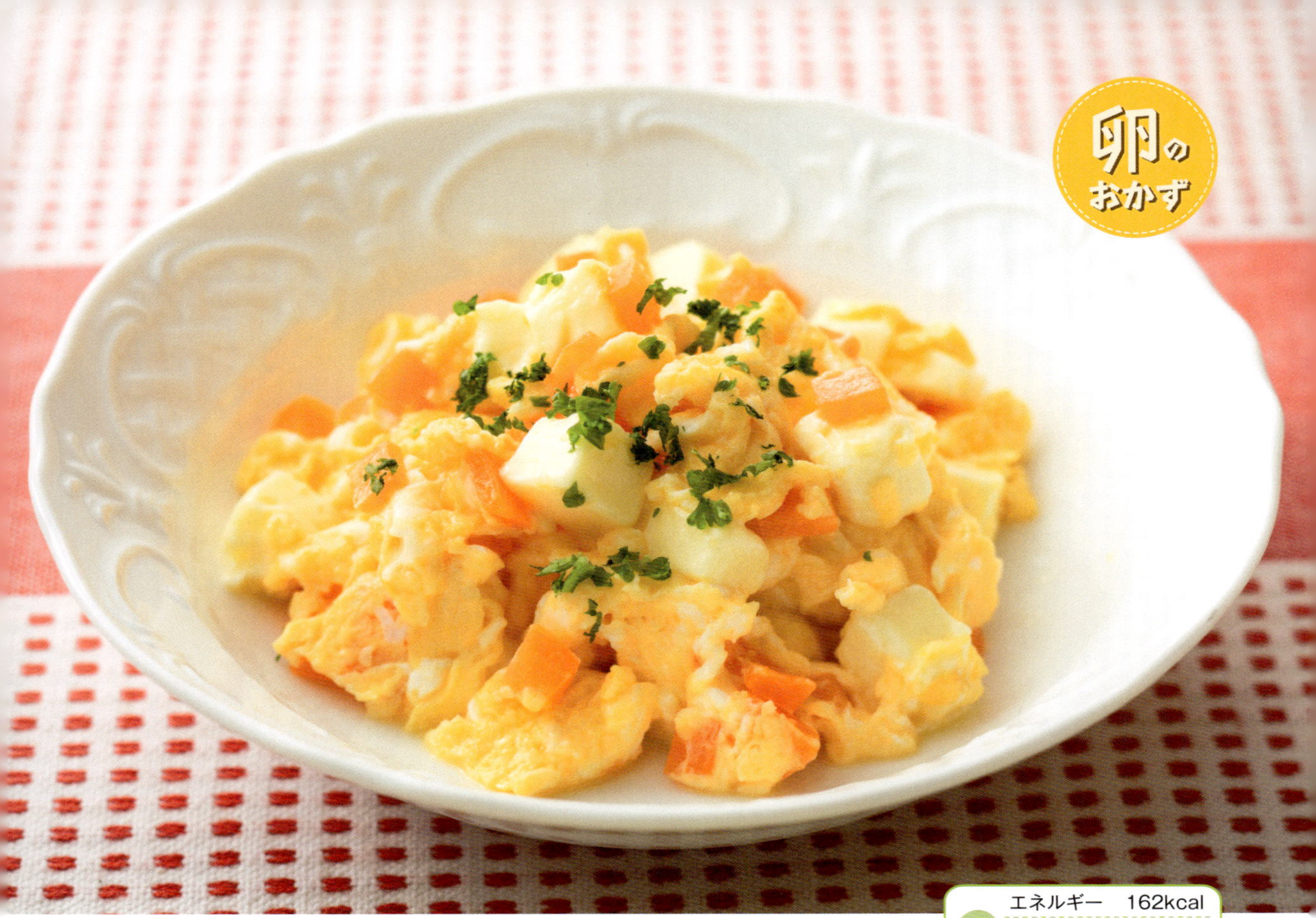

にんじん入りスクランブルエッグ

1人分		
	エネルギー	162kcal
	たんぱく質	9.8g
	塩分	0.8g

材料（１人分）

卵……………………… L１個（60g）
- にんじん………………………20g
- 塩 ……………………………少量

プロセスチーズ………………10g
塩・こしょう………………各少量
バター ………………小さじ１（４g）
パセリのみじん切り …………少量

＊チーズはスライスチーズやクリームチーズでも。また、にんじんのかわりに皮と種を除いたトマトなども合います。

作り方

1 にんじんはさいの目切りにしてやわらかくゆで、ざるにあげ、塩をふってあら熱をとる。
2 チーズは５㎜角に切る。
3 卵をときほぐし、1、2と塩、こしょうを加えて混ぜ合わせる。
4 フライパンにバターをとかして3の卵液を入れ、大きくかき混ぜながら火を通す。半熟よりやや固まったらすぐ器に盛り、パセリを散らす。

◉卵はたんぱく質だけでなく各種のビタミン・ミネラルも多い優等生食品です。半熟状に加熱したものが消化がよいので、調理の際は火を通しすぎないように気をつけましょう。
◉バターは卵と相性がよく、少しの量で料理の風味が引き立ちます。

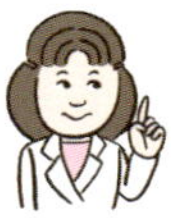

ここに注目

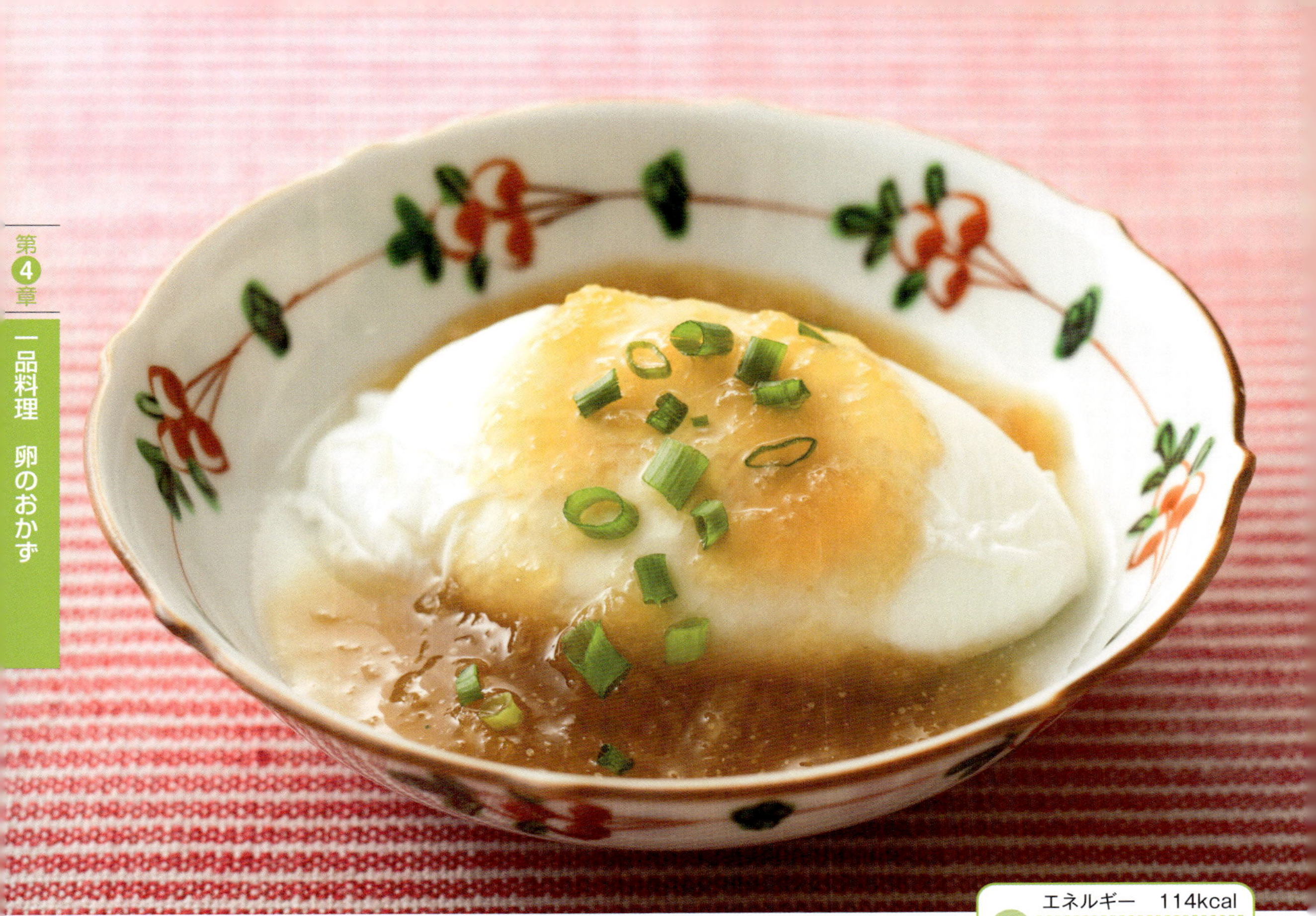

ポーチドエッグ おろしあんかけ

1人分		
	エネルギー	114kcal
	たんぱく質	8.2g
	塩分	1.2g

材料（1人分）

卵……………………L1個(60g)

A
- 水………… 3カップ(600mℓ)
- 塩………………小さじ1(6g)
- 酢………………大さじ1(15g)

大根………………………………30g

めんつゆ(市販品・ストレート)
…………………大さじ2(30mℓ)

- かたくり粉……小さじ½(1.5g)
- 水……………………… 小さじ1

小ねぎの小口切り ……………少量

作り方

1 なべにAを入れて煮立て、火を弱める。卵を器に割り入れ、なべの湯にすべらせるようにして入れ、菜箸で卵白を寄せるようにしながら5〜6分ゆでる。半熟状になったらすくい上げ、湯をきって器に入れる。

2 大根はすりおろす。

3 小なべにめんつゆを入れて煮立て、2を入れ、再び煮立ってきたら、水どきかたくり粉を加えてよく混ぜ、とろみをつける。

4 1の卵にかけ、小ねぎを散らす。

＊ポーチドエッグ作りがたいへんなときは、市販の温泉卵を利用すると手軽です。

＊おろしあんのかわりに、マヨネーズとトマトケチャップを混ぜたソースをかけると、パンに合う一品になります。

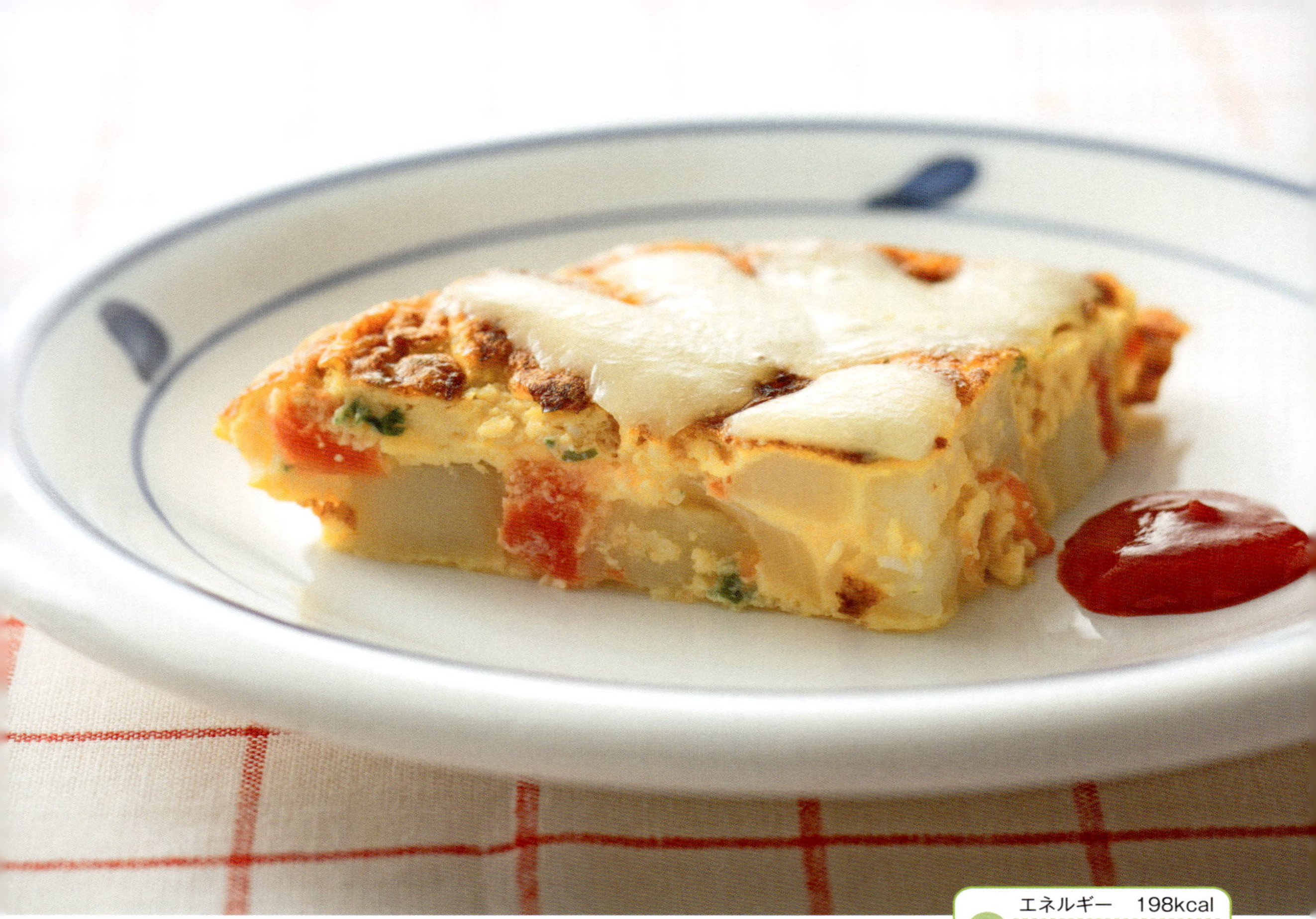

スペイン風オムレツ

1人分		
	エネルギー	198kcal
	たんぱく質	10.1g
	塩分	1.0g

材料（4人分）

卵……………………Ｌ4個（240g）
じゃが芋…………大1個（120g）
玉ねぎ………………⅕個（40g）
トマト………………½個（80g）
サラダ油…………小さじ2（8g）
塩…………………小さじ¼（1.5g）
こしょう……………………少量
パセリのみじん切り…………少量
A［サラダ油……小さじ1½（6g）
　 バター………小さじ1½（6g）
スライスチーズ………2枚（34g）
トマトケチャップ‥大さじ1（15g）

作り方

1 じゃが芋は皮をむいて1㎝厚さのいちょう切りにし、かためにゆでる。玉ねぎは5㎜厚さに切る。
2 トマトは皮と種を除いて1㎝角に切る。
3 フライパンにサラダ油を熱して玉ねぎをいため、透き通ったらじゃが芋を加えていため合わせる。塩とこしょうで調味し、とり出す。
4 ボールに卵をときほぐし、2、3とパセリを加えて混ぜ合わせる。
5 きれいに洗ったフライパンを熱してAをとかし、4の卵液を流し入れて大きく混ぜ、中火で焼く。底が固まってきたら弱火にし、ふたをして表面が固まるまで焼く。
6 5を裏返し、チーズを形よくのせ、再びふたをして1～2分焼く。
7 4等分に切って器に盛り、ケチャップを添える。

＊厚みを持たせて焼くとおいしいので、4人分で作ります。残りは、お弁当や間食にも利用できます。

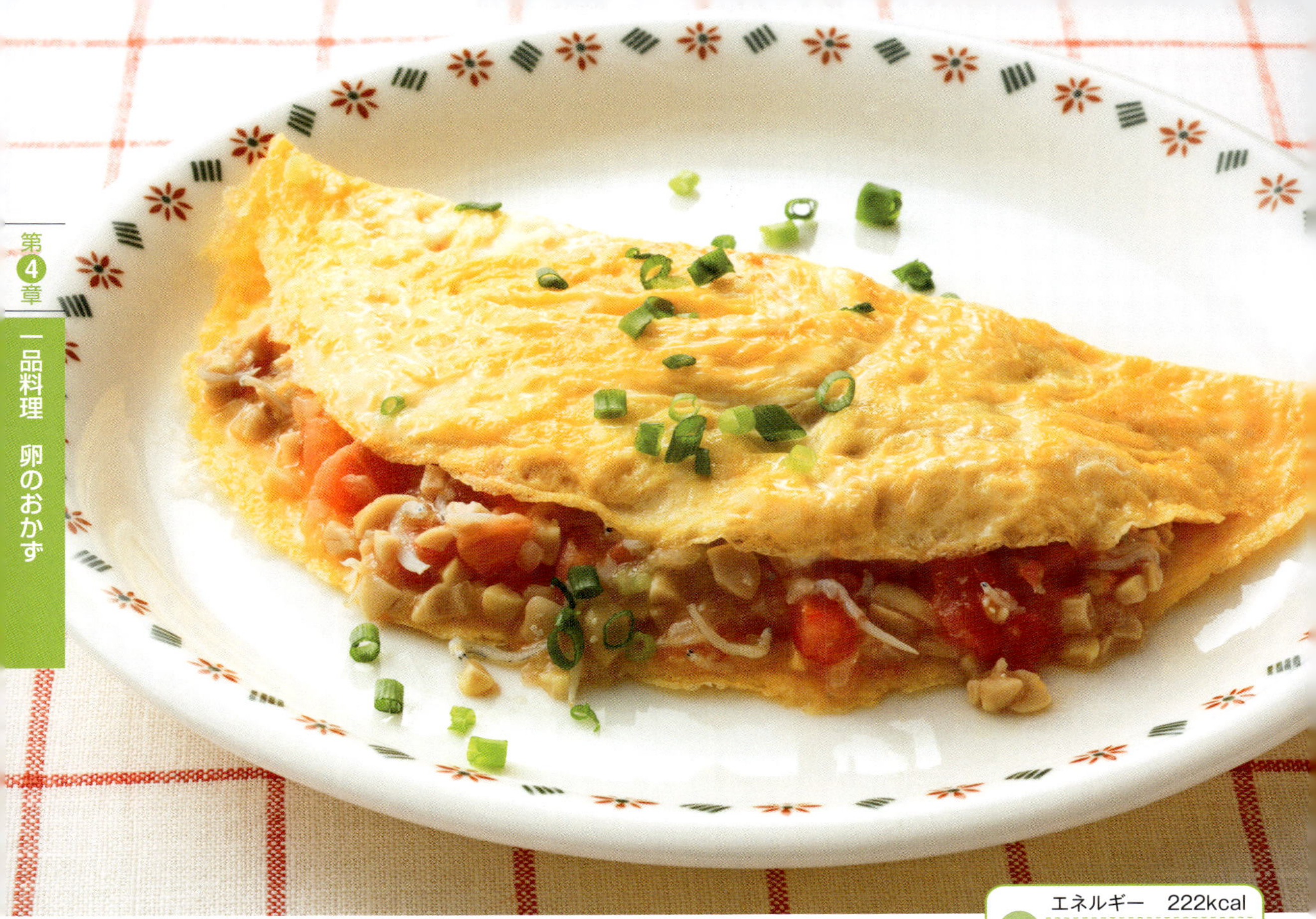

1人分	エネルギー	222kcal
	たんぱく質	12.6g
	塩分	1.1g

納豆オムレツ

材料（1人分）

卵……………………L 1個（60g）
ひき割り納豆…………………20g
シラス干し……………………5g
トマト………………⅓個（50g）
玉ねぎ…………………………20g
サラダ油…………小さじ1（4g）
A［しょうゆ……小さじ⅓（2g）
　塩・こしょう…………各少量
バター……………小さじ1（4g）
小ねぎの小口切り……………少量

作り方

1 卵はときほぐす。トマトは皮と種を除いて1㎝角に切る。玉ねぎはみじん切りにする。

2 フライパンに油を熱して玉ねぎをいため、しんなりとしたら納豆、シラス干し、トマトの順に加えてさっといためる。Aで調味し、とり出す。

3 フライパンを洗って再び火にかけ、バターをとかし、といた卵を流し広げる。半熟状になってきたら2の具をのせ、具を包むように半分に折る。

4 すぐに器に盛り、小ねぎを散らす。

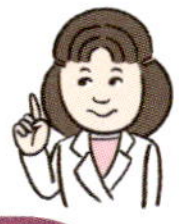

ここに注目

◉納豆は食物繊維は多いのですが、古来「納豆飯に食あたりなし」といわれ、消化のよいことで知られています。納豆菌による大豆の発酵過程でアミノ酸が分解され、脂肪の代謝に必要なビタミンB_2が増えるなど、消化吸収を助けるさまざまな働きがあるとみられています。
◉卵といっしょにとると、たんぱく質の質がより向上します。

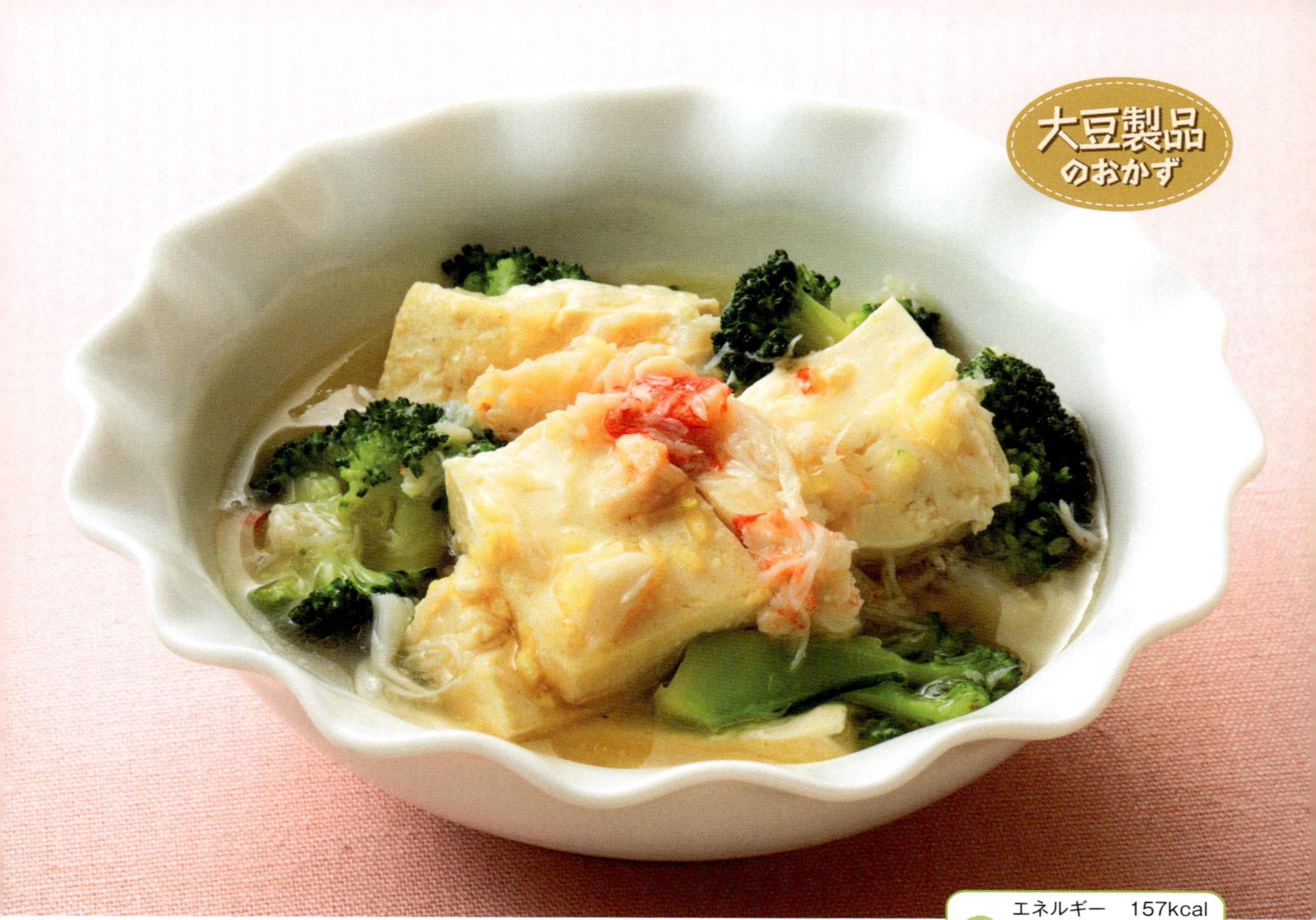

豆腐とカニの中国風うま煮

1人分		
	エネルギー	157kcal
	たんぱく質	13.3g
	塩分	1.3g

材料（1人分）

もめん豆腐…………… ⅓丁（100g）
ブロッコリー……………………25g
カニ（ほぐし身）…………………30g
ねぎ・しょうが…………… 各少量
サラダ油 ……………小さじ1（4g）

A
- 水 …………… ¼カップ（50mℓ）
- 中国風ブイヨン（顆粒）…………… 小さじ½弱（1g）
- 酒 ……………………大さじ½
- うす口しょうゆ‥ 小さじ¼（1.5g）
- 塩・砂糖……………… 各少量

- かたくり粉………小さじ1（3g）
- 水………………………… 小さじ2

＊カニは缶詰でも、カニ風味かまぼこでもかまいません。

作り方

1 ブロッコリーは小房に分けてやわらかくゆで、湯をきる。
2 ねぎとしょうがはみじん切りにする。
3 中華なべなどに油を熱して2をいため、香りが立ったらAとカニを加える。
4 豆腐を大きめの一口大に切って加え、煮立ってきたら火を弱めて5分ほど煮る。
5 ブロッコリーを加え、再び煮立ったら水どきかたくり粉を汁に加えて手早く混ぜ、とろみをつける。

ここに注目

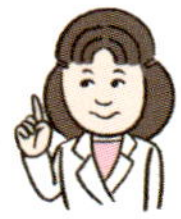

◉豆腐は消化吸収されやすく、胃腸にやさしい栄養補給源です。良質のたんぱく質や脂質、カルシウム、生活習慣病予防に役立つ成分なども豊富です。
◉この料理のようにうま味や香りのある材料や油を少し使って調理すると、淡泊な豆腐も味わい豊かな主菜になります。

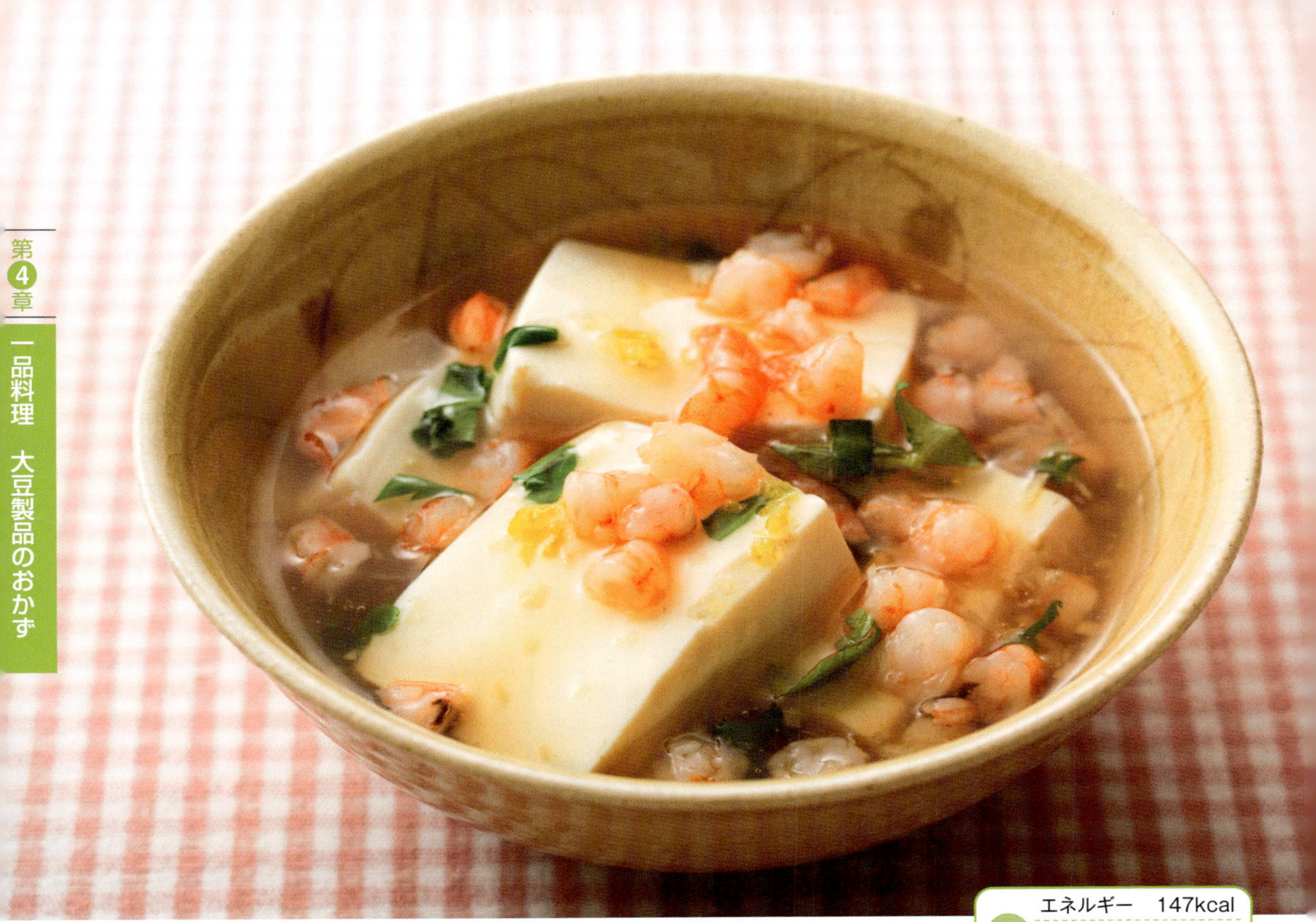

1人分		
	エネルギー	147kcal
	たんぱく質	14.2g
	塩分	2.2g

豆腐のエビあんかけ

材料（１人分）

絹ごし豆腐…………… ½丁（150g）

A
- 水……… 1¼カップ（250mℓ）
- かたくり粉………… 小さじ１弱

むきエビ ……………………30g

B
- だし……… ⅓カップ強（70mℓ）
- しょうゆ……大さじ¾（13.5g）
- みりん………大さじ¾（13.5g）
- 砂糖…………… 小さじ⅓（１g）
- かたくり粉… 小さじ１弱（２g）
- しょうがのみじん切り……少量

三つ葉のあらみじん切り………少量

ゆずの皮のみじん切り…………少量

作り方

1 なべにＡを入れてとき混ぜながら温め、豆腐を３～４切れに切って加え、豆腐がゆらいできたらごく弱火にするかふたをして火を消し、保温しておく。

2 エビは背ワタを除いてあらいみじん切りにする。

3 なべにＢを入れてよく混ぜながら温め、エビを加えて軽く煮立て、エビに火が通ってとろみがついたら、三つ葉を加えて火を消す。

4 1の豆腐の湯をよくきって器に入れ、3のあんをかけ、ゆずの皮を散らす。

◉温かい料理は体を温め、免疫力を高める効用もあります。とろみのあるあんかけ料理はさめにくいので、冷えるときや、胃腸を温めたいときにぴったりです。

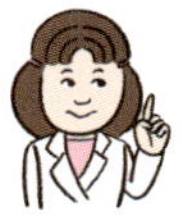

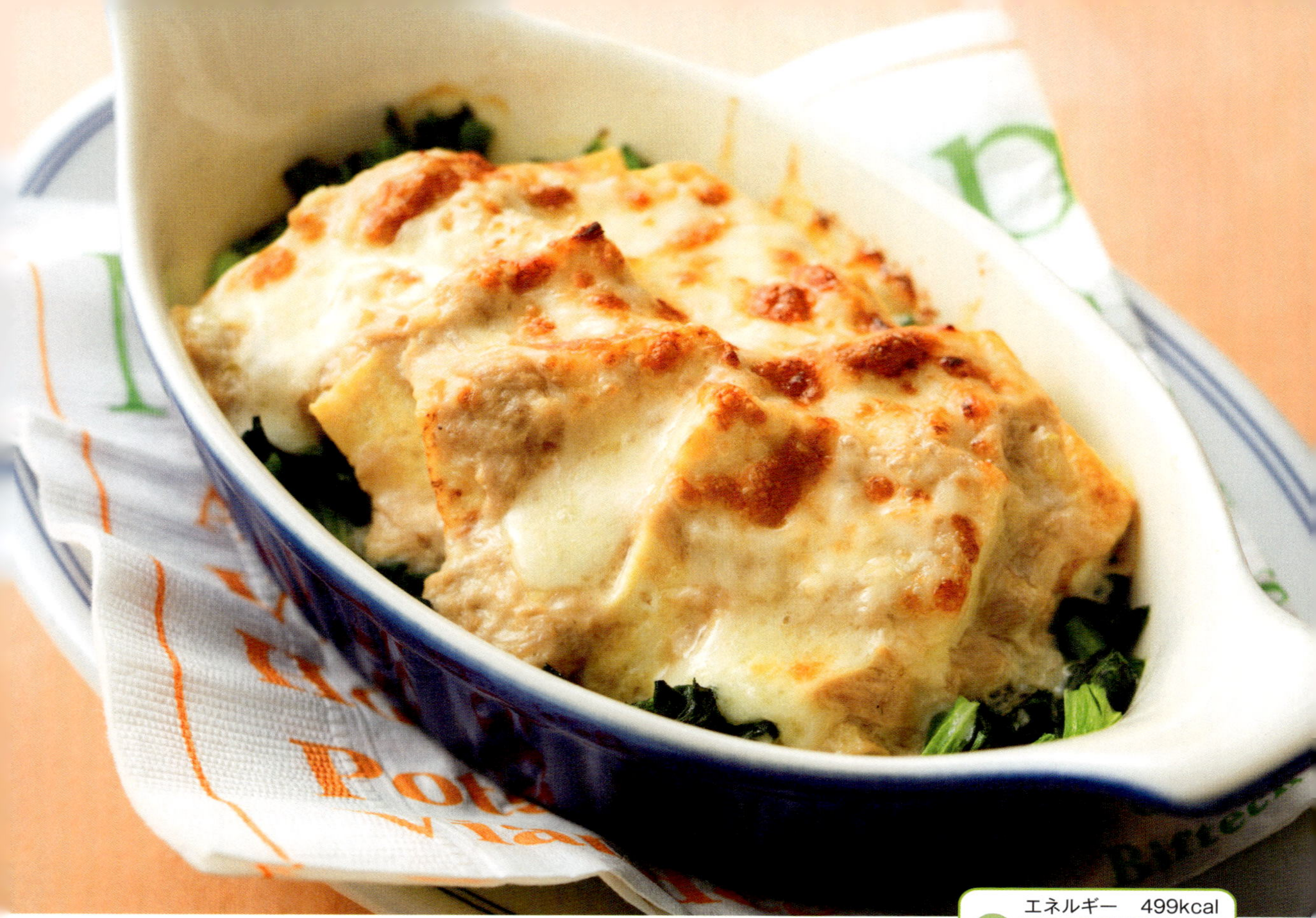

豆腐のみそグラタン

1人分		
	エネルギー	499kcal
	たんぱく質	25.0g
	塩分	2.7g

材料（1人分）

もめん豆腐……………½丁（150g）
ほうれん草………………………50g
サラダ油………………小さじ1½（6g）
しょうゆ…………… 小さじ½（3g）
塩・こしょう…………………各少量
A
- ツナ水煮またはスープ煮（缶詰）…………………小½缶（40g）
- ねぎのみじん切り… 2～3㎝分
- しょうがのみじん切り‥ ¼かけ分
- サラダ油………小さじ¾（3g）
- ホワイトソース（缶詰）…………………¼缶（約70g）
- みそ…………小さじ¾（4.5g）
- 牛乳………… 大さじ1（15mℓ）

ピザ用チーズ……………………15g
バター（器用）……………………少量

作り方

1 豆腐はペーパータオルに包んでよく水きりし、厚めの色紙切りにする。ほうれん草はゆでて水にとり、水けを絞って1㎝長さに切る。

2 ソースを作る。なべにAの油を熱してねぎとしょうがを香りよくいため、缶汁をきったツナを加えてほぐしいためる。ホワイトソース、みそ、牛乳を加えてよくとき混ぜ、軽く煮立てる。

3 フライパンに油小さじ¾を熱してほうれん草をいため、塩、こしょうで調味する。バターを塗ったグラタン皿に敷き入れる。

4 フライパンをさっと洗って再び熱し、残りの油（小さじ¾）を熱して豆腐を並べ、両面を色よく焼く。しょうゆをかけてからめ、3のほうれん草の上に並べる。

5 2のソースをかけ、チーズをのせ、オーブントースターで表面に焼き色がつくまで5～6分焼く。

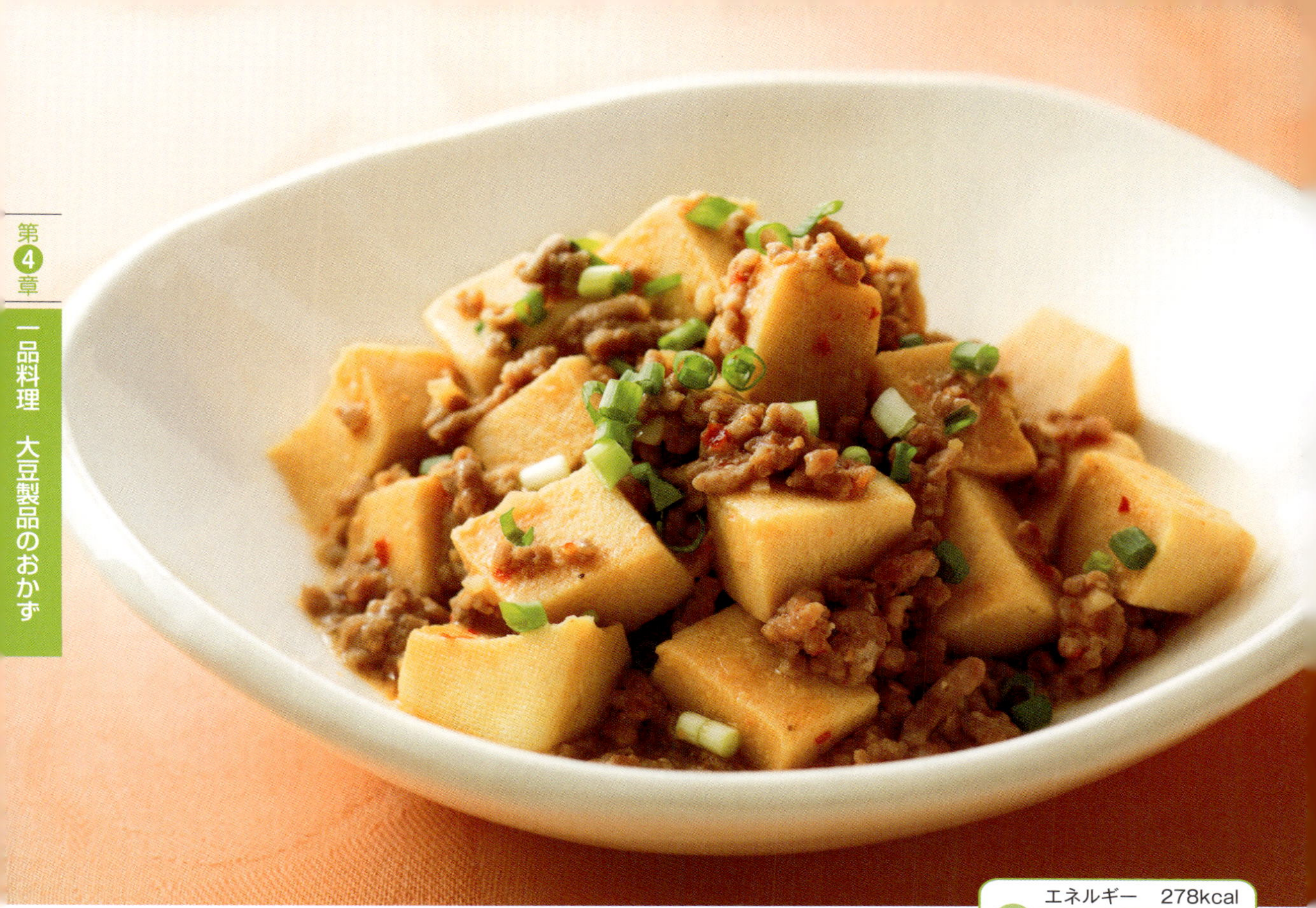

1人分	エネルギー	278kcal
	たんぱく質	21.0g
	塩分	1.2g

麻婆風高野豆腐

材料（１人分）

高野豆腐 ……………… １枚（20g）
豚赤身ひき肉 ………………… 50g
サラダ油 …………… 小さじ１（４g）

A
- ねぎのみじん切り ………… 20g
- しょうがのみじん切り …… 少量
- にんにくのみじん切り …… 少量
- 豆板醤 …………………… 少量

B
- 水 …………… 大さじ２（30mℓ）
- 赤みそ ……… 小さじ¾（4.5g）
- 酒 ……………… 小さじ１（５g）
- 砂糖 ………… 小さじ⅓（１g）
- 中国風ブイヨン（顆粒）…… 少量

C
- かたくり粉 …… 小さじ½（1.5g）
- 水 ……………………… 小さじ１

ごま油 …………… 小さじ½（２g）
小ねぎの小口切り …………… 少量

作り方

1 高野豆腐はぬるま湯でもどし、軽めに絞って１㎝角に切る。
2 A、B、Cはそれぞれ混ぜ合わせておく。
3 中華なべかフライパンにサラダ油を熱し、豚ひき肉とAを入れていため、肉の色が変わったらBを加えて混ぜる。
4 高野豆腐を加え、３～４分煮る。Cの水どきかたくり粉を加えて手早く混ぜ、とろみがついたらごま油をまわし入れて火を消す。
5 器に盛り、小ねぎを散らす。

＊この一品は少量の豆板醤を使っています。症状が落ち着いてきたころにおためしください。

◉高野豆腐は豆腐の栄養成分が凝縮されており、消化吸収もよい食品です。１枚約20gで、もめん豆腐150g（½丁）ほどのたんぱく質や鉄や亜鉛がとれます。おなじみの煮物のほか、みそ汁やスープ、あえ物、なべの具に、また、いため煮などにも使えます。

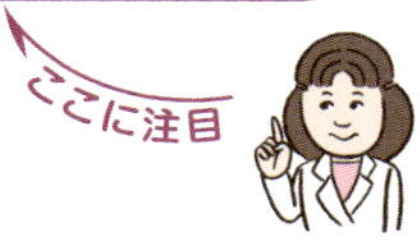

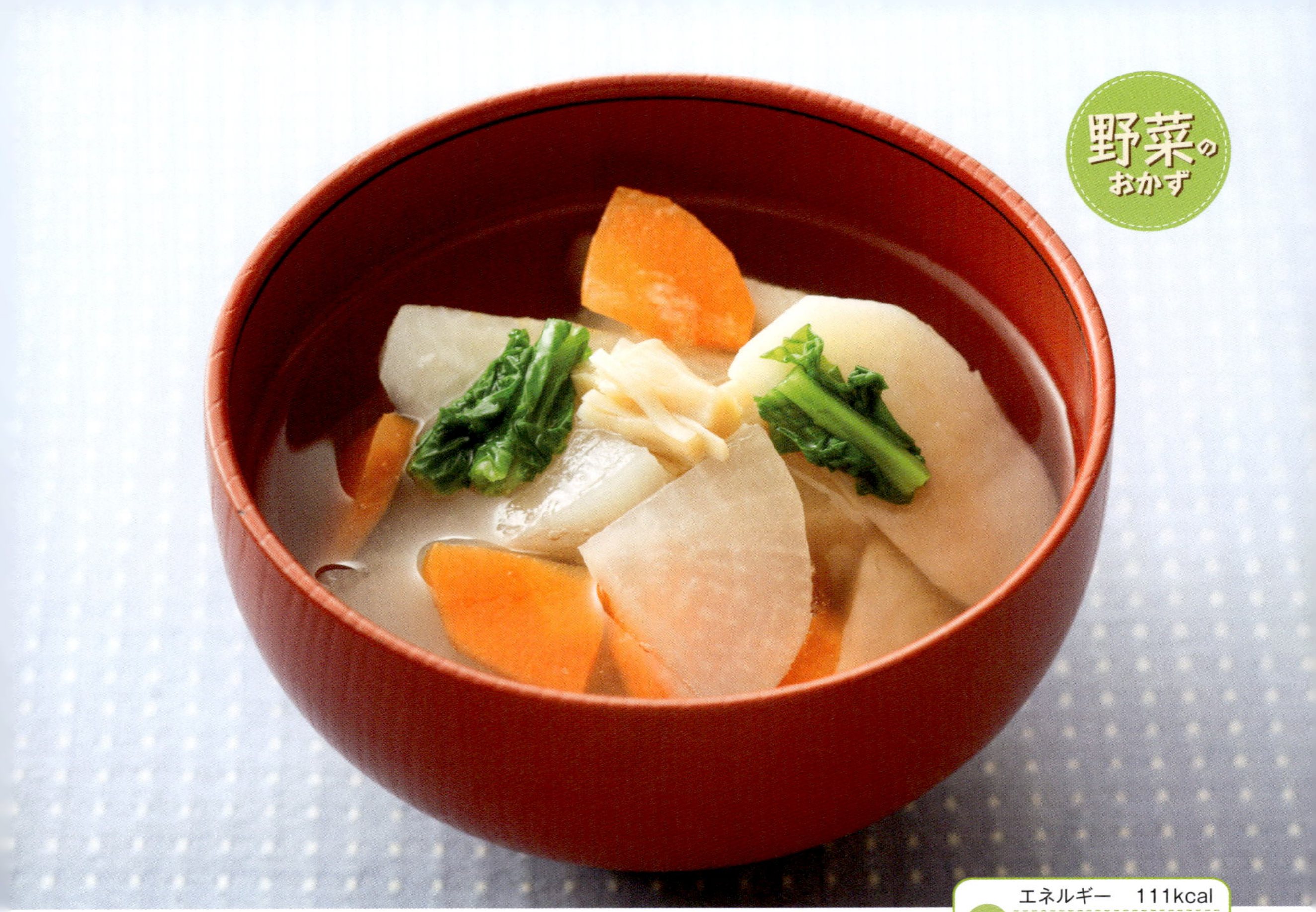

のっぺい汁

1人分		
	エネルギー	111kcal
	たんぱく質	7.8g
	塩分	2.8g

材料（1人分）

里芋……………………大1個(80g)
大根………………………………50g
にんじん…………………………20g
かぶ……………………小1個(40g)
かぶの葉…………………………5g
ホタテ貝柱水煮(缶詰)
……小½缶強(身25gと汁15g)
だし…………1½カップ(300㎖)
A
- 塩……………小さじ¼(1.5g)
- うす口しょうゆ‥小さじ⅔(4g)
- 酒……………小さじ1(5g)

- かたくり粉……小さじ½(1.5g)
- 水……………………小さじ1

作り方

1 里芋と野菜は皮をむき、里芋は縦に3等分にして水に放す。大根は5㎜厚さのいちょう切り、にんじんは2～3㎜厚さのいちょう切り、かぶは4つ割りにする。
2 かぶの葉はよくゆでて水にとり、水けを絞って2㎝長さに切る。
3 なべに1とだしを入れて火にかける。煮立ったら弱火にし、アクを除きながらやわらかくなるまで煮る。
4 ホタテを缶汁ごと加えてひと煮し、Aで調味する。水どきかたくり粉を加えて混ぜ、煮立ってとろみをついたら火を消す。
5 器に盛り、かぶの葉をのせる。

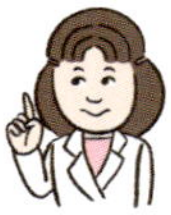

ここに注目

◉野菜は生より加熱したほうが消化されやすく、いろいろな種類をたくさんとれます。芋や根菜をいっしょに煮た汁物は、1杯でおなかにたまります。

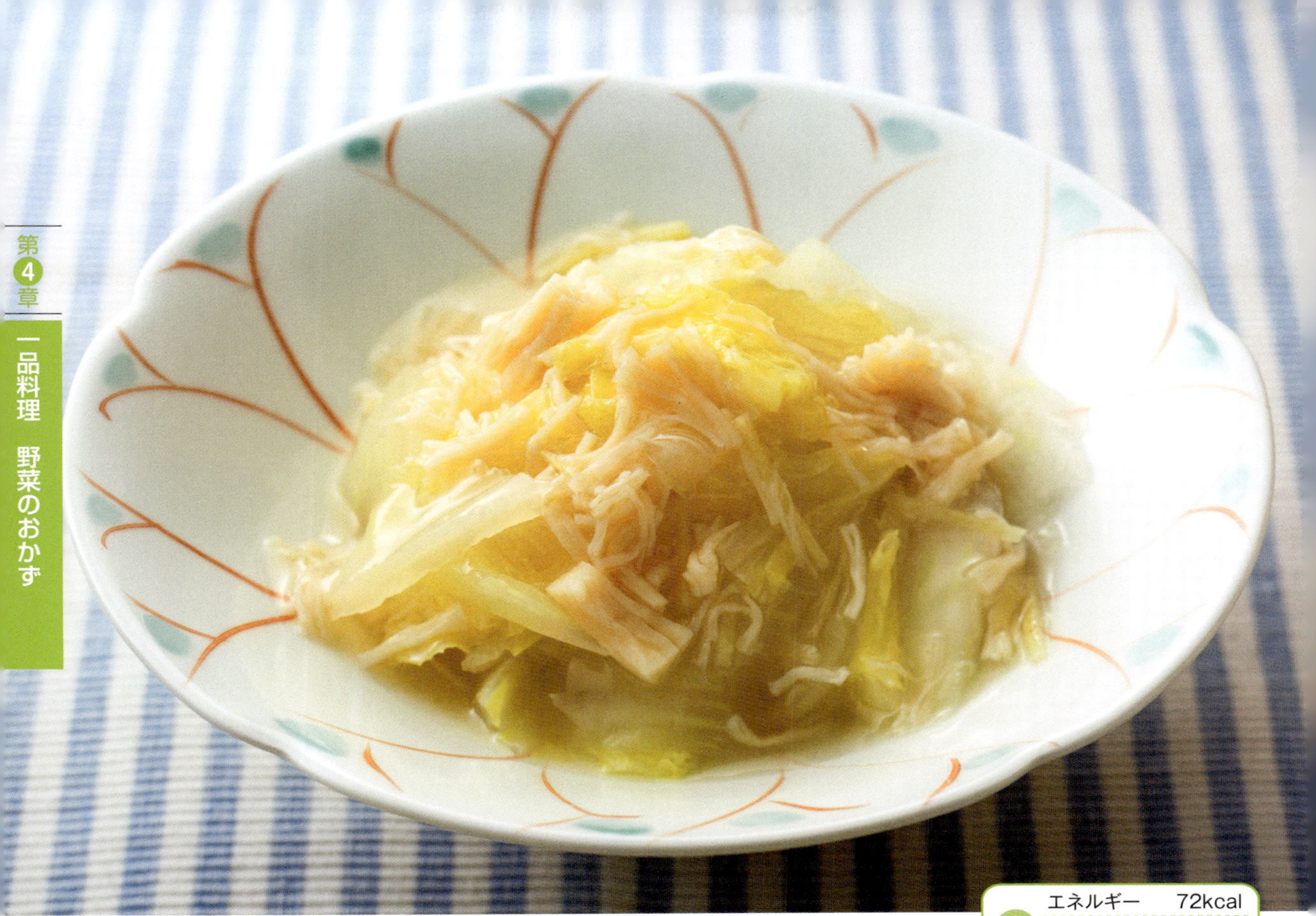

1人分	エネルギー	72kcal
	たんぱく質	9.6g
	塩分	2.5g

白菜とホタテのとろみ煮

材料（1人分）

白菜……………………1枚（100g）
ホタテ貝柱水煮（缶詰）
………小1缶（身45gと汁25g）
しょうが……………………½かけ
A
水…………½カップ（100㎖）
鶏がらだし（顆粒）
……………小さじ⅘（2g）
しょうゆ……小さじ¼（1.5g）
塩…………………………少量

かたくり粉……小さじ⅔（2g）
水……………………………小さじ1

作り方

1 白菜は、軸は一口大のそぎ切りにし、葉は一口大に切る。しょうがはせん切りにする。
2 フライパンにAとしょうが、ホタテを缶汁ごと入れて火にかけ、煮立ったら白菜の軸、葉の順に加えて2分ほど煮る。
3 白菜がしんなりしたら水どきかたくり粉を加えて混ぜながら煮立たせ、とろみをつける。

◉ホタテのたんぱく質には、肝機能や心機能によいとされるタウリンが多いのが特徴です。また、たんぱく質の合成や味覚の正常化に必要な亜鉛をはじめ、ミネラル、ビタミンも豊富です。貝柱の缶詰はうま味が汁にもとけ出しているので、汁ごと使うと少量でも料理の味が深まります。

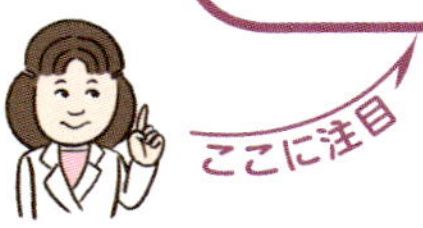

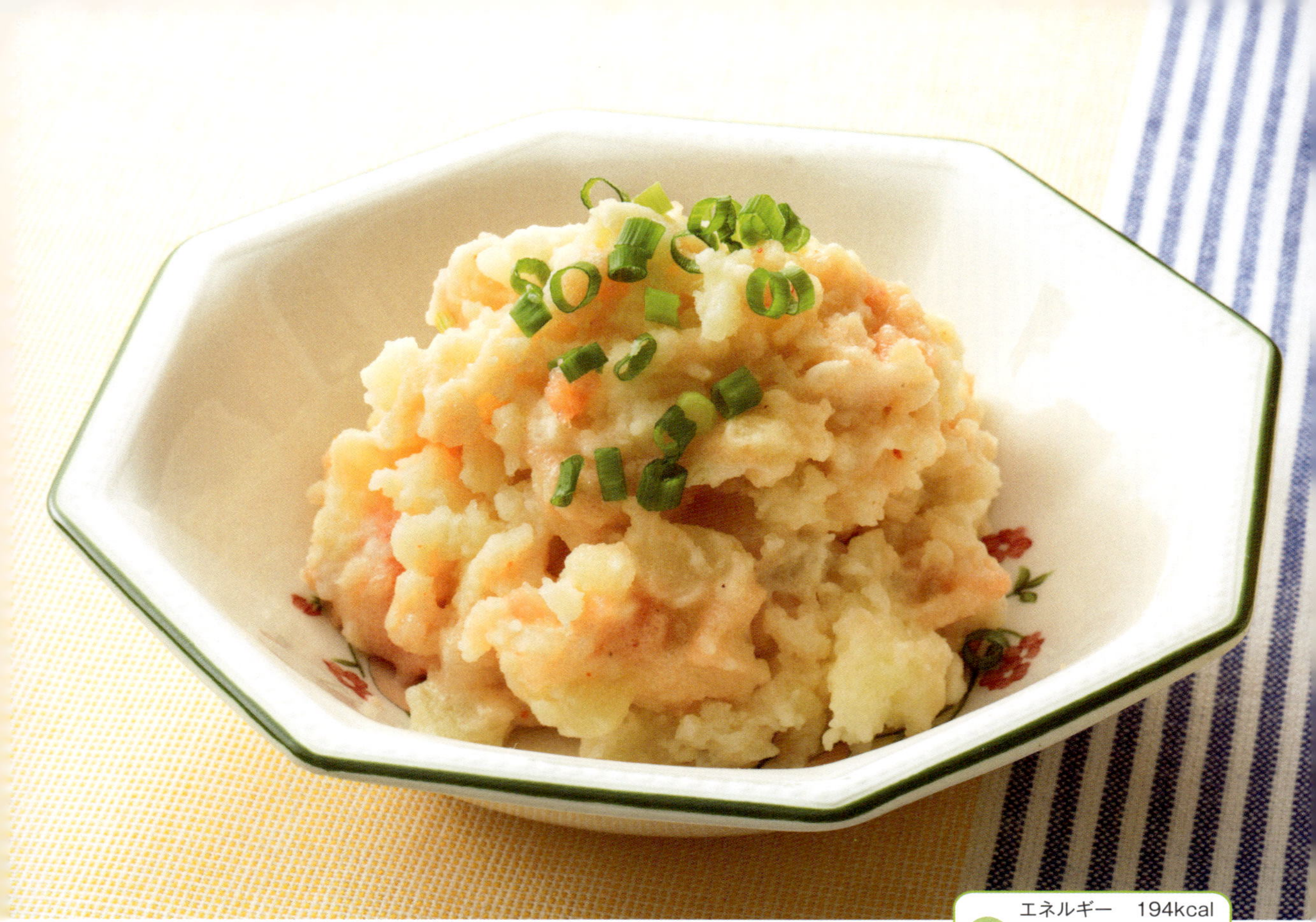

1人分		
	エネルギー	194kcal
	たんぱく質	6.9g
	塩分	1.7g

ポテトの明太子サラダ

材料（1人分）

じゃが芋 ……………… 1個（100g）
フレンチドレッシング（市販品）
…………………… 大さじ½弱（6g）
玉ねぎ ……………………………20g
明太子 ……………………………20g

A
- マヨネーズ…… 小さじ2（8g）
- 白ワイン…… 小さじ1弱（4g）
- レモン汁……… 小さじ½（2.5g）
- 塩・こしょう ………… 各少量

小ねぎの小口切り ……………… 少量

作り方

1 じゃが芋は皮をむいて厚めのいちょう切りにし、塩少量（分量外）を加えた湯でやわらかくなるまでゆでる。
2 なべの湯を捨て、再び火にかけながらなべをゆすって水けをとばす。火を消し、ドレッシングをかけてあえる。
3 玉ねぎは薄切りにして水にさらし、ざるにあげる。
4 明太子は薄皮を除いてボールに入れ、Aを加えて混ぜる。2と3も加えてあえる。
5 器に盛り、小ねぎを散らす。

＊明太子はタラコにかえてもかまいません。
＊タラコや明太子はビタミンB群や亜鉛などを多く含む食品ですが、塩分が高いので、このように調味料を兼ねた使い方がおすすめです。

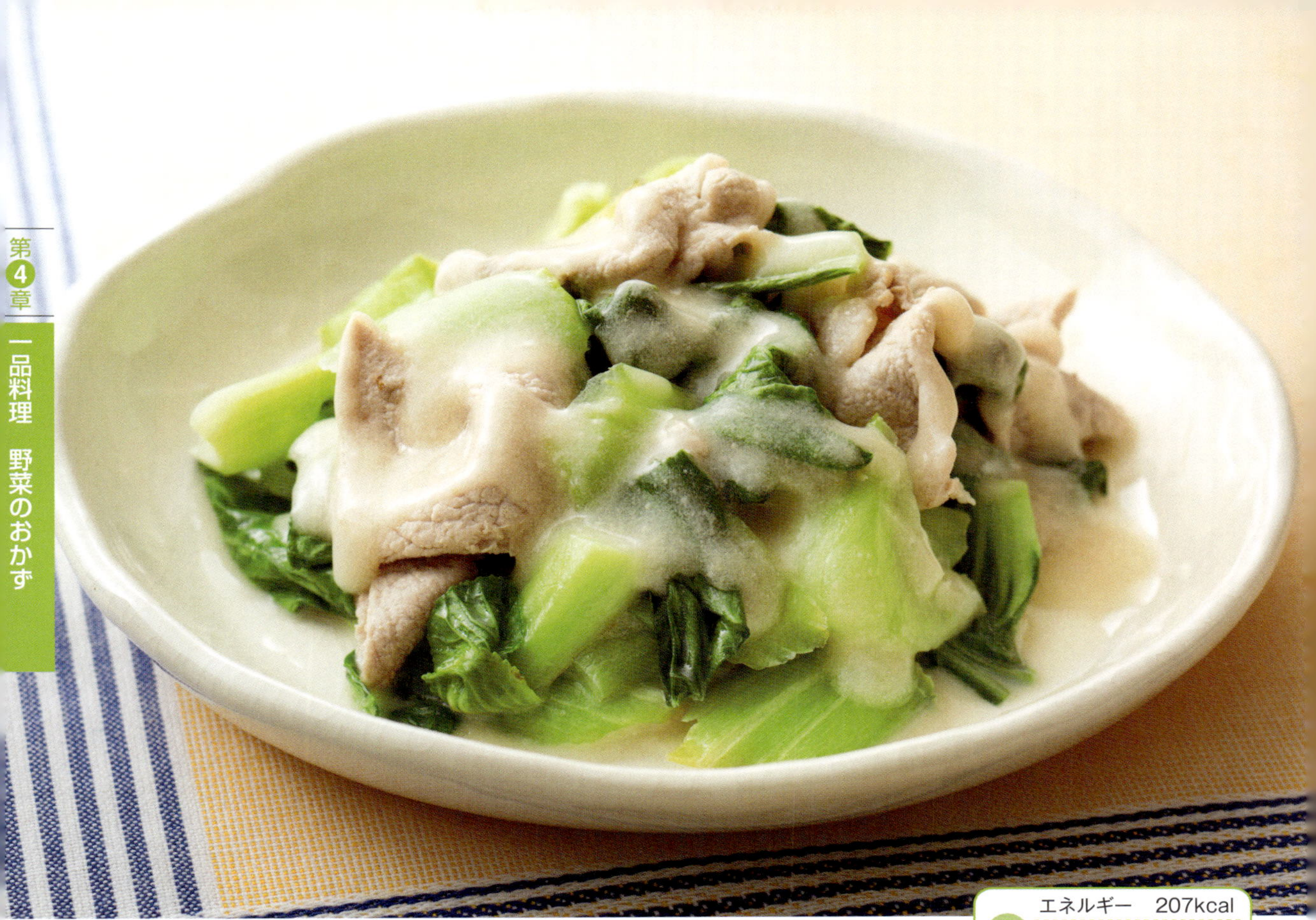

1人分	エネルギー	207kcal
	たんぱく質	12.4g
	塩分	1.1g

青梗菜のクリーム煮

材料（1人分）

青梗菜 ……………… 1½株（150g）
豚もも薄切り肉 ………………… 50g
水 ……………… ½カップ（100mℓ）
サラダ油 …………… 小さじ1（4g）
バター ……………… 小さじ1（4g）
塩・こしょう・酒 ………… 各少量
エバミルク（無糖練乳）
………………… 大さじ1（15mℓ）
［かたくり粉 ……… 小さじ1（3g）
　水 …………………………… 小さじ2

＊エバミルクがなければ牛乳を¼カップ使い、肉を煮る水の量を¼カップにします。

作り方

1 青梗菜は、軸は一口大のそぎ切りにし、葉は3～4㎝長さに切る。
2 豚肉は一口大に切り、なべに入れて分量の水を加えて火にかけ、アクを除きながらひと煮する。
3 フライパンに油とバターを熱し、青梗菜の軸を加えて塩をふり、強火でさっといためる。少ししんなりしたら葉を加えて塩をふり、軸といため合わせ、酒をふる。
4 2を汁ごととこしょうを加え、青梗菜がやわらかくなるまで煮る。
5 エバミルクを加え、煮立ったら水どきかたくり粉を加えてとろみをつけ、器に盛る。

ここに注目

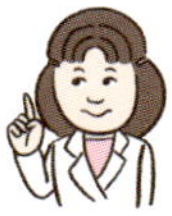

◉エバミルクは牛乳を濃縮したもので、脂質の量は生クリームの⅕程度ですが、シチューやグラタン、パスタ料理などに少し使うと、まろやかなコクと風味が加わります。缶詰なので常備できるのも利点です。ない場合は、牛乳やコーヒー用クリームで代用します。

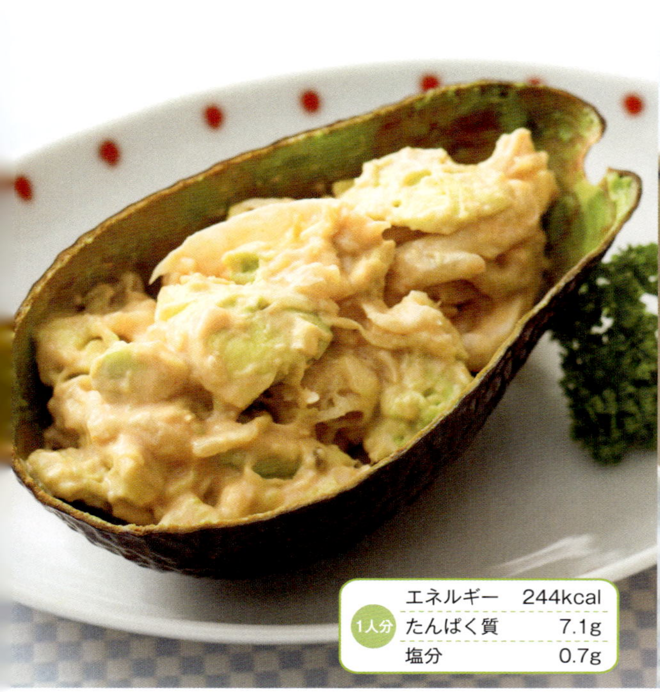

1人分		
	エネルギー	244kcal
	たんぱく質	7.1g
	塩分	0.7g

アボカドのサラダ

材料(1人分)

アボカド(種を除く)……………… ½個(70g)
鶏ささ身(筋を除く)……………… ½本(20g)
A［酒……………………………… 小さじ1(5g)
　 塩・こしょう……………………… 各少量
キャベツのせん切り……………………… 20g
B［マヨネーズ……………… 大さじ1(12g)
　 トマトケチャップ………… 小さじ1(5g)
塩・こしょう……………………………… 各少量
パセリ……………………………………… 少量

作り方

1 鶏ささ身は耐熱皿にのせてAをふり、ラップをかけて電子レンジで30～40秒加熱して火を通し、さまして手で細く裂く。キャベツはラップに包み、電子レンジで20秒ほど加熱し、さます。

2 アボカドは実をスプーンですくい出し、ざっとつぶしてBを混ぜ、1を加えてあえ、塩とこしょうで調味する。アボカドの皮に詰め、器に盛ってパセリを添える。

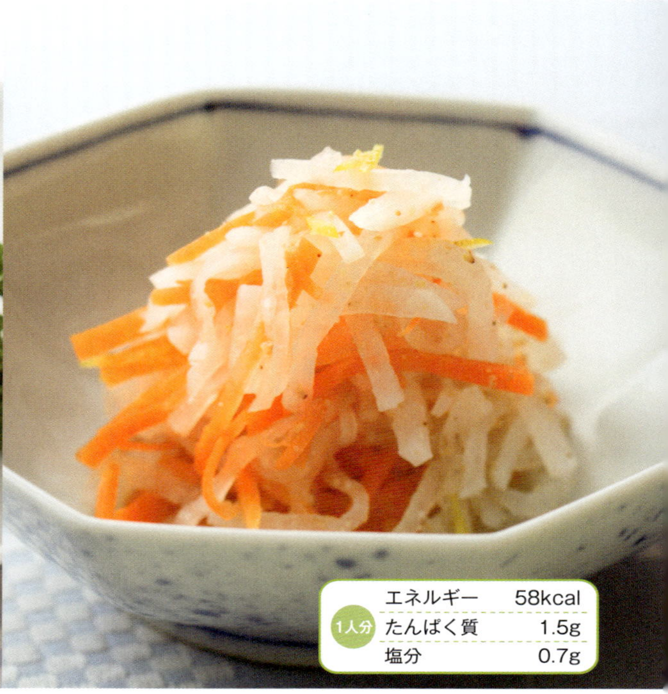

1人分		
	エネルギー	58kcal
	たんぱく質	1.5g
	塩分	0.7g

大根とにんじんのごま酢あえ

材料(1人分)

大根…………………………………………… 60g
にんじん……………………………………… 10g
A［すり白ごま……………… 小さじ1½強(5g)
　 うす口しょうゆ……………… 小さじ½(3g)
　 砂糖…………………………… 小さじ1(3g)
　 酢………………………… 小さじ⅔(3g強)
　 塩…………………………………………… 少量
ゆずの皮のせん切り…………………… 少量

作り方

1 大根とにんじんは皮をむいてせん切りにし、塩と酢各少量(分量外)を加えた湯でさっとゆでてざるにあげ、さます。

2 Aをボールに合わせてごま酢を作り、1を加えてあえる。

3 器に盛り、ゆずの皮を散らす。

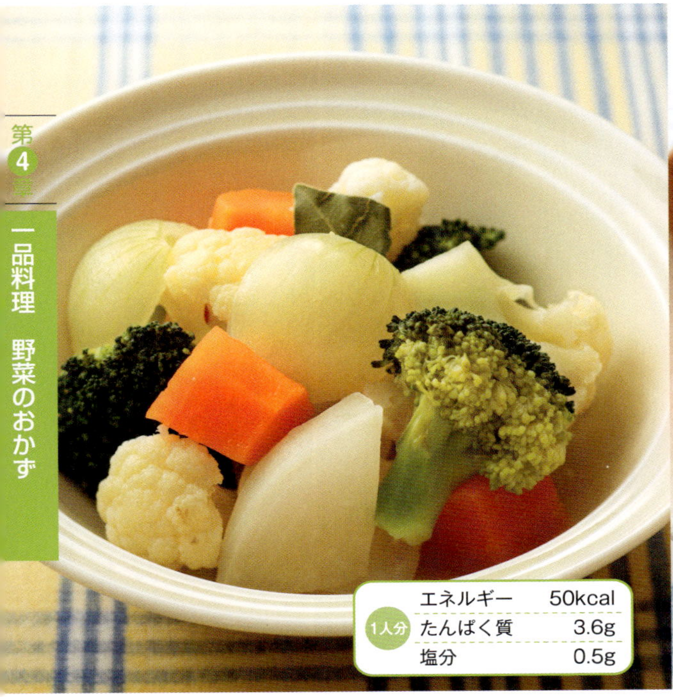

1人分		
	エネルギー	50kcal
	たんぱく質	3.6g
	塩分	0.5g

野菜のワイン蒸し

材料（1人分）

ブロッコリー……………………………… 40g
カリフラワー……………………………… 40g
小玉ねぎ ………………………… 1個（20g）
にんじん ………………………………… 20g
かぶ…………………………… 小1個（40g）
A ┌白ワイン……………… 大さじ3弱（40mℓ）
　│ロリエ…………………………………… 1枚
　└塩・こしょう …………………… 各少量

作り方

1 ブロッコリーとカリフラワーは小房に分ける。小玉ねぎは皮を除く。にんじんとかぶは皮を除いて一口大に切る。

2 なべに小玉ねぎとにんじんを入れ、Aを加えてふたをして火にかけ、沸騰後弱火で5～6分蒸し煮にする。残りの野菜を加え、さらに4～5分蒸し煮にする。途中で水けがなくなったら足す。

＊電子レンジで蒸し煮にしてもOKです。

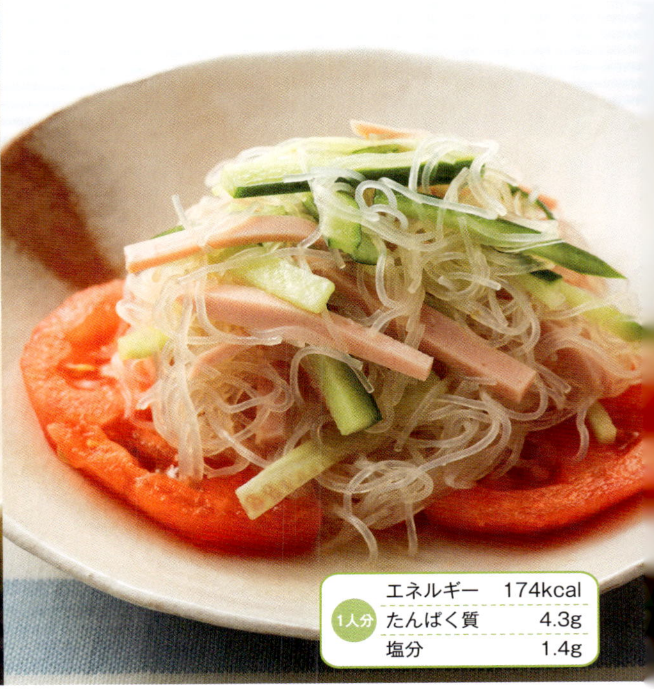

1人分		
	エネルギー	174kcal
	たんぱく質	4.3g
	塩分	1.4g

はるさめのサラダ

材料（1人分）

はるさめ（乾）…………………………… 20g
魚肉ソーセージ ………………… ⅓本（25g）
きゅうり ………………………… ¼本（25g）
トマト ………………………… ⅔個（100g）
A ┌しょうゆ……………… 小さじ1（6g）
　│酢 ……………………… 小さじ1（5g）
　└ごま油………………… 小さじ1（4g）

作り方

1 はるさめは熱湯で2～3分ゆでてもどし、水にとり、水けをきって食べやすい長さに切る。

2 ソーセージときゅうりは細い棒状に切る。

3 トマトは皮を湯むきして輪切りにし、器に敷く。

4 ボールにAを合わせ、1と2を加えてよくあえ、トマトの上に盛る。

＊ハムより消化のよい魚肉ソーセージを使います。症状がよければハムを使ってもかまいません。

主食

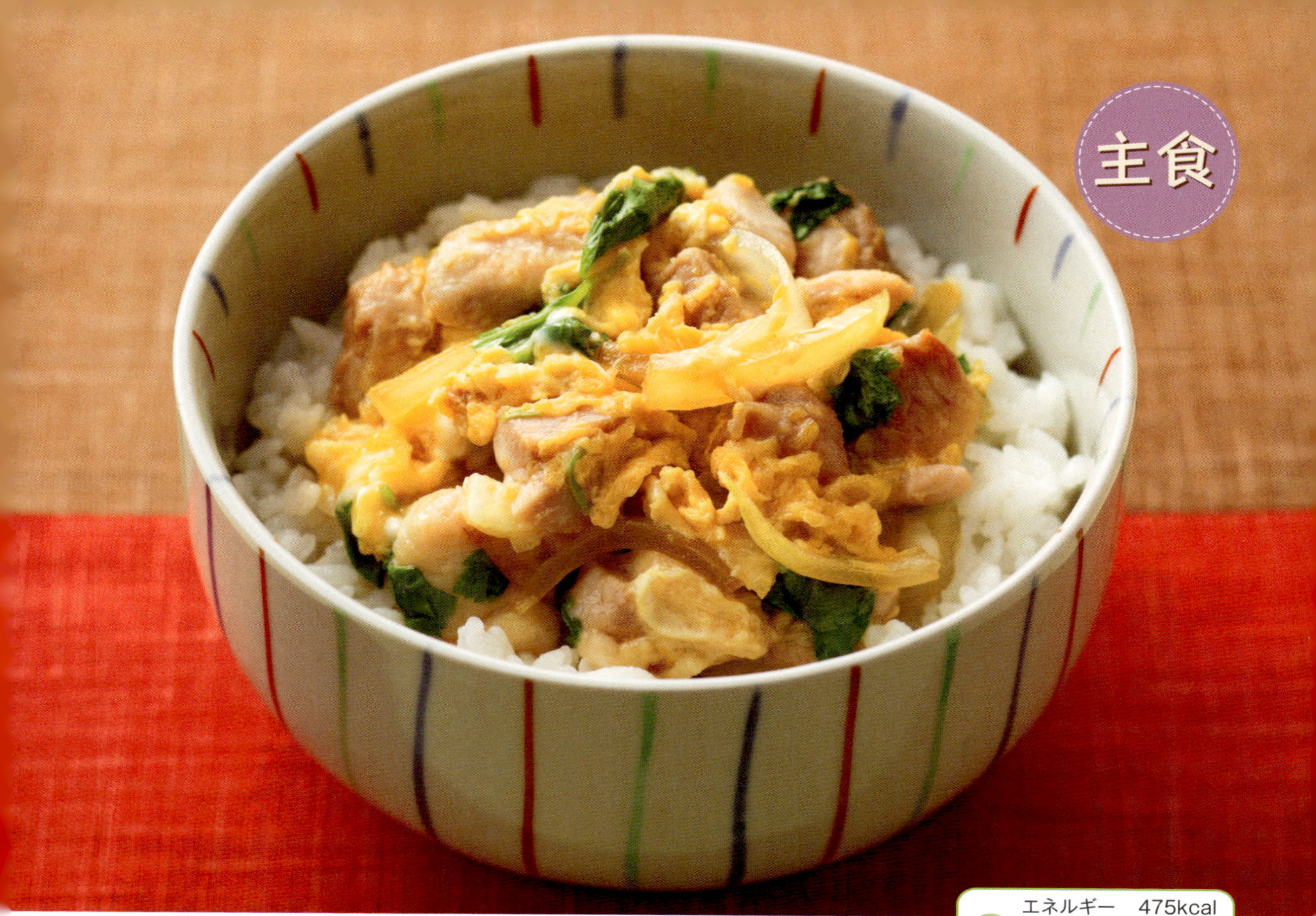

1人分		
	エネルギー	475kcal
	たんぱく質	24.1g
	塩分	2.1g

親子丼

材料（１人分）

温かいごはん……………………150g
鶏もも肉（皮なし）………………70g
玉ねぎ…………………… ⅕個（40g）
三つ葉……………………………10g
卵……………………… L１個（60g）
A
- だし ………… ¼カップ（50mℓ）
- しょうゆ………小さじ２（12g）
- みりん…………小さじ２（12g）
- 砂糖 ……………小さじ２（６g）
- 酒 ………… 小さじ１½（7.5g）

作り方

1 鶏肉は約1.5cm角に切る。玉ねぎは薄切り、三つ葉は３cm長さに切る。卵はといておく。
2 なべにAを入れて煮立て、玉ねぎを平らに入れ、次に鶏肉を均等に入れ、中火で１分ほど煮る。
3 肉に火が通ったら三つ葉を散らし、といた卵を細くまわし入れる。ふたをして弱火にし、ときどきなべをゆすりながら煮、卵が半熟状になったらすぐ火からおろす。
4 器にごはんを盛り、３をのせる。

ここに注目

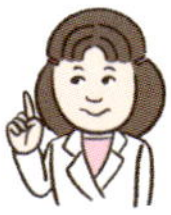

◉丼物やめん料理は手軽で、忙しいときなどにも便利です。外食や市販品は塩分や油脂が多い傾向にあるので、家でひと工夫して作りましょう。親子丼も皮なし胸肉で作ると安心です。

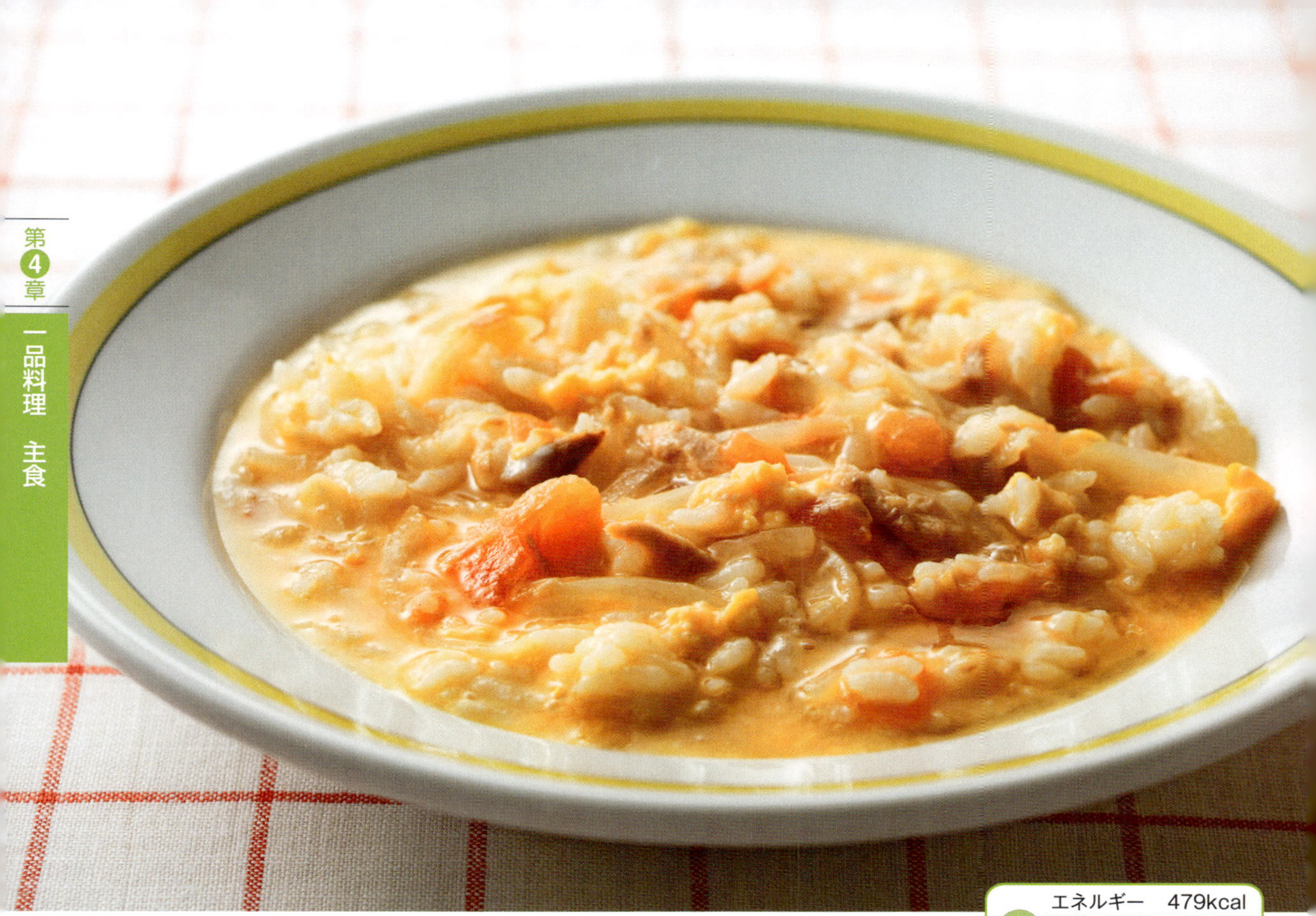

洋風おじや

1人分		
	エネルギー	479kcal
	たんぱく質	18.8g
	塩分	1.8g

材料（1人分）

ごはん……………………………120g
卵……………………… L 1個（60g）
ツナ水煮またはスープ煮（缶詰）
……………………小½缶（40g）
トマト…………………⅓個（50g）
キャベツ………………………40g
玉ねぎ……………………………30g
バター……………大さじ½（6g）
水…………… 1½カップ（300㎖）
ブイヨン（固形）……約½個（2.5g）

作り方

1 トマトは皮と種を除いて一口大に切り、キャベツも一口大に切る。玉ねぎは薄切りにする。
2 なべにバターをとかして玉ねぎとキャベツをいため、水とブイヨンを加え、沸騰後弱火で数分煮る。
3 ごはんとツナ、トマトを加えて混ぜ、さらにごはんがふっくらするまで煮る。
4 卵をときほぐして流し入れ、半熟状に煮えたら火を消す。

＊さらりとしたおじやにしたいときは、ごはんをさっと洗います。
＊水の一部を牛乳や豆乳にしたり、チーズを加えたりと、アレンジはお好みで。野菜も家にあるもので応用しましょう。

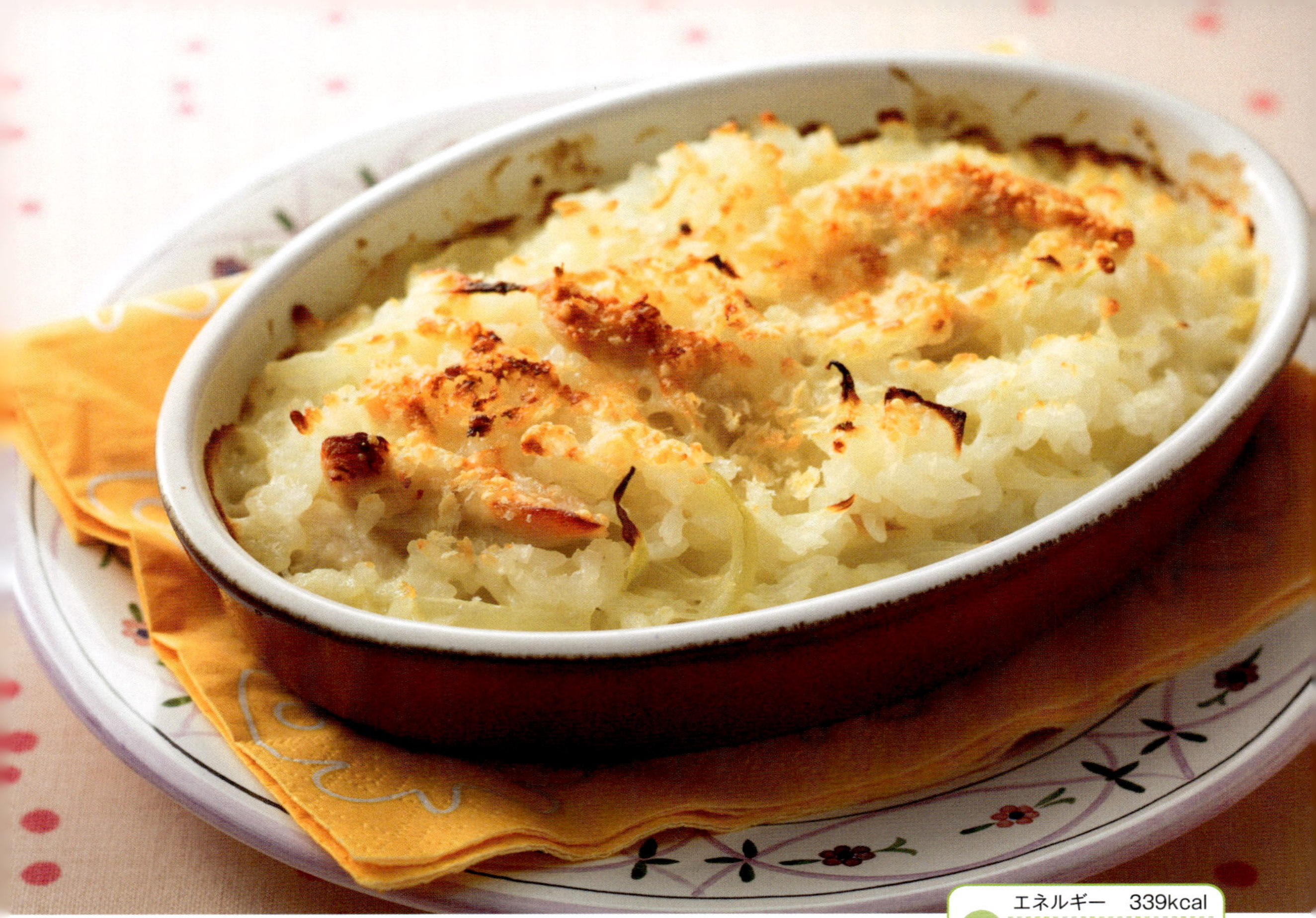

1人分	
エネルギー	339kcal
たんぱく質	13.4g
塩分	0.9g

玉ねぎとごはんのグラタン

材料（１人分）

ごはん	100g
鶏ささ身	小１本（30g）
塩	少量
玉ねぎ	¼個（50g）
バター	小さじ１強（５g）
水	½カップ（100mℓ）
チキンブイヨン（固形）	¼個（1.3g）
牛乳	¼カップ（50mℓ）
卵黄	½個
塩・こしょう	各少量
A 粉チーズ・パン粉	各少量
A とかしバター	少量
バター（器用）	少量

作り方

1 鶏ささ身は筋を除いて１㎝幅に切り、塩をふる。玉ねぎは薄切りにする。

2 なべにバターをとかして玉ねぎを軽くいため、水とブイヨンを加えて煮る。

3 玉ねぎがしんなりしたらごはん、ささ身、牛乳を加えてさらに煮る。

4 ごはんがふっくら煮えたら、卵黄を加えて混ぜ、塩とこしょうで味をととのえる。

5 グラタン皿にバターを薄く塗り、4を平らに入れ、Aをかける。オーブントースターまたは200度に熱したオーブンに入れ、焼き色がつくまで焼く。

＊ゆでた青菜やにんじんを加えると、より栄養豊かな一品になります。

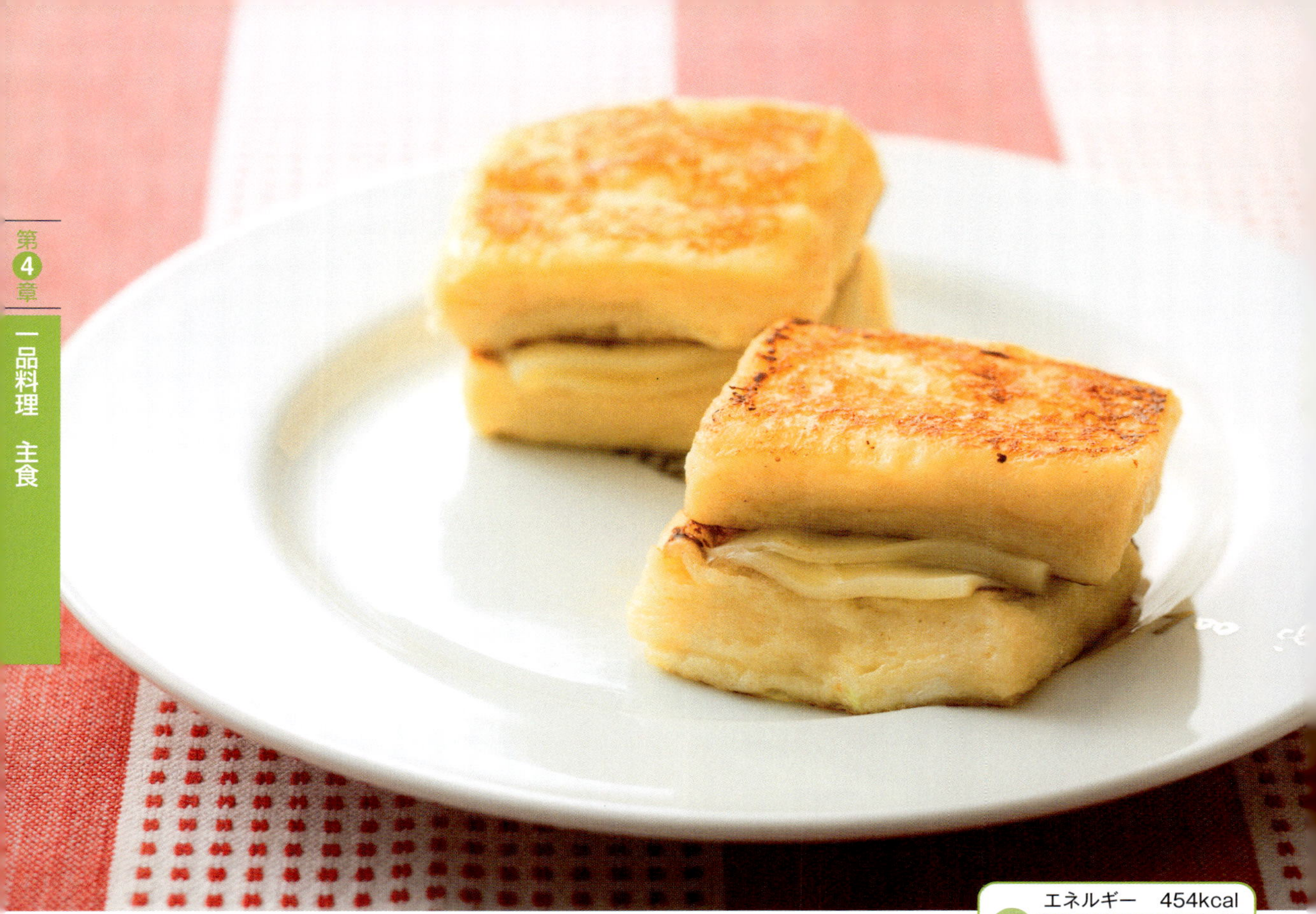

フレンチトーストチーズサンド

1人分		
	エネルギー	454kcal
	たんぱく質	16.6g
	塩分	1.7g

材料（１人分）

４枚切り食パン（耳を除く）
…………………………１枚（60g）
卵……………………Ｌ½個（30g）
砂糖…………………大さじ１（９g）
牛乳……………½カップ（100㎖）
スライスチーズ………１枚（17g）
バター……………大さじ１（12g）

作り方

1 ボールに卵と砂糖を入れて泡立て器でよく混ぜ、牛乳を加えて混ぜ、バットに移す。
2 食パンを４等分に切り、1に浸す。途中で表裏を返し、卵液をよくしみ込ませる。
3 フライパンにバターをとかして2を並べ、中火弱でゆっくりと両面を焼き、中まで火を通す。
4 ２枚一組にして、４等分に切ったチーズを２枚ずつはさむ。

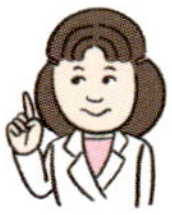

ここに注目

◉フレンチトーストは食が進まないときも口にしやすく、たんぱく質などの栄養を無理なくとれます。はちみつやジャムをかけることが多いのですが、チーズをはさむと甘いものが苦手な男性にも食べやすいでしょう。

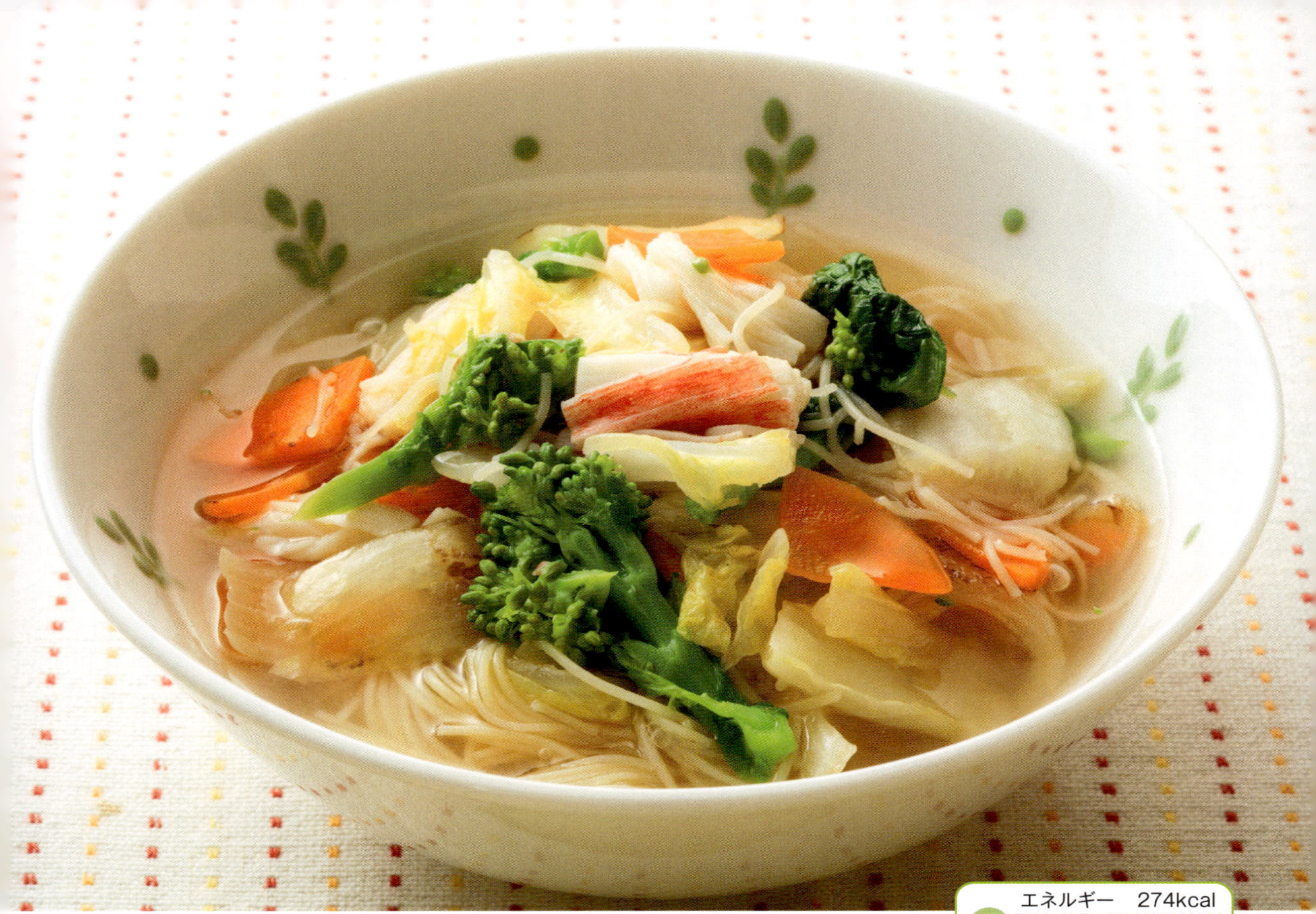

1人分	エネルギー	274kcal
	たんぱく質	8.2g
	塩分	3.1g

汁ビーフン

材料（1人分）

ビーフン（乾）……………………50g
カニ風味かまぼこ ………………20g
白菜……………………… ½枚（50g）
玉ねぎ ……………………………20g
にんじん …………………………20g
菜の花（葉先）……………………20g
サラダ油 ………… 小さじ½（2g）
ごま油 …………… 小さじ¼（1g）
塩・こしょう………………… 各少量
A ［水 ………… 1カップ（200mℓ）
鶏がらだし（顆粒）
…………… 小さじ1強（3g）
しょうゆ …………小さじ1（6g）

作り方

1 ビーフンは熱湯に3分ほどつけてもどし、さっと洗ってざるにあげて水けをきる。
2 白菜は一口大のそぎ切りにし、玉ねぎは薄切りに、にんじんは薄いいちょう切りにする。
3 菜の花はやわらかくゆでて水にとり、水けを絞って3㎝長さに切る。
4 深めのフライパンかなべにサラダ油とごま油を熱して2の野菜をいため、しんなりしたら塩、こしょうをふる。
5 Aと1を加え、カニ風味かまぼこを軽くほぐして入れ、ふたをして中火弱で5～6分煮る。
6 しょうゆで調味して火を消し、器に盛り、3をのせる。

◉ビーフンは米の粉を原料としためん。肉や野菜を具にしていためた焼きビーフンがおなじみですが、汁ビーフンのほうが具もめんもやわらかく仕上がり、油も少量ですみます。

ここに注目

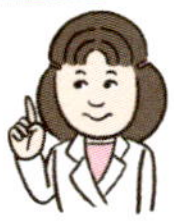

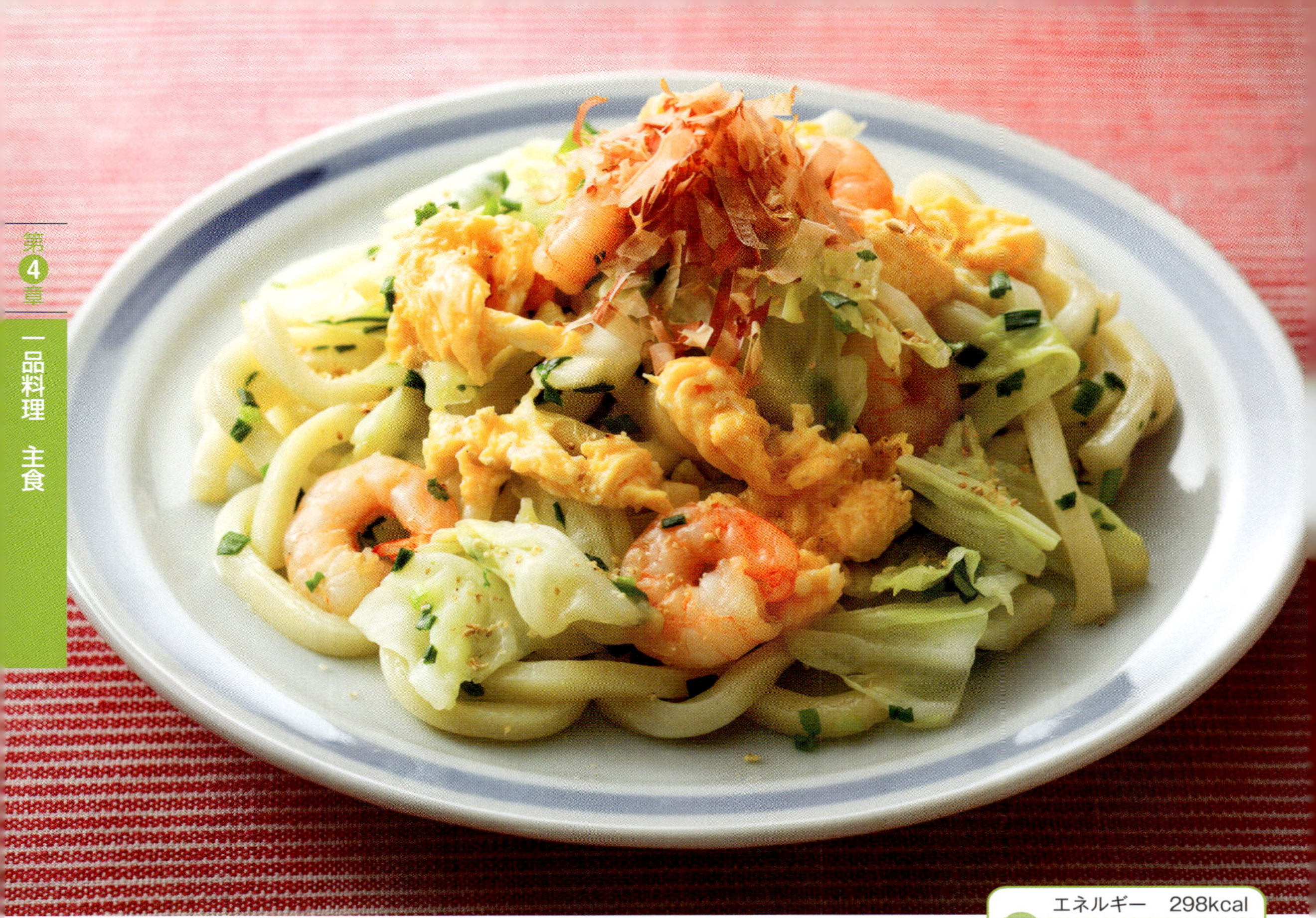

1人分	エネルギー	298kcal
	たんぱく質	14.9g
	塩分	2.6g

焼きうどん

材料（1人分）

ゆでうどん…………約⅔玉（150g）
むきエビ……………………………20g
卵……………………… L ½個（30g）
キャベツ ………………………100g
小ねぎ……………………約3本（20g）
サラダ油 ……………小さじ1（4g）
塩…………………… 小さじ⅙（1g）
しょうゆ ……………小さじ1（6g）
すり白ごま……………………少量
カツオ節 ……………………………1g

作り方

1 うどんは熱湯をかけてほぐす。卵はときほぐす。
2 キャベツは3㎝角に切り、小ねぎは小口切りにする。
3 フライパンに油の半量を熱し、といた卵を入れてふわっといためてとり出す。
4 3のフライパンに残りの油を熱してエビとキャベツを入れ、塩をふっていため、油がまわったらうどんを加えてよくいためる。最後に小ねぎを加えていため、しょうゆで調味する。
5 器に盛って3のいり卵をのせ、すりごまをふりかけ、カツオ節をのせる。

＊めんは、ゆでたそうめん、もどしたビーフンなども合います。味つけはお好みでソース味にしても。

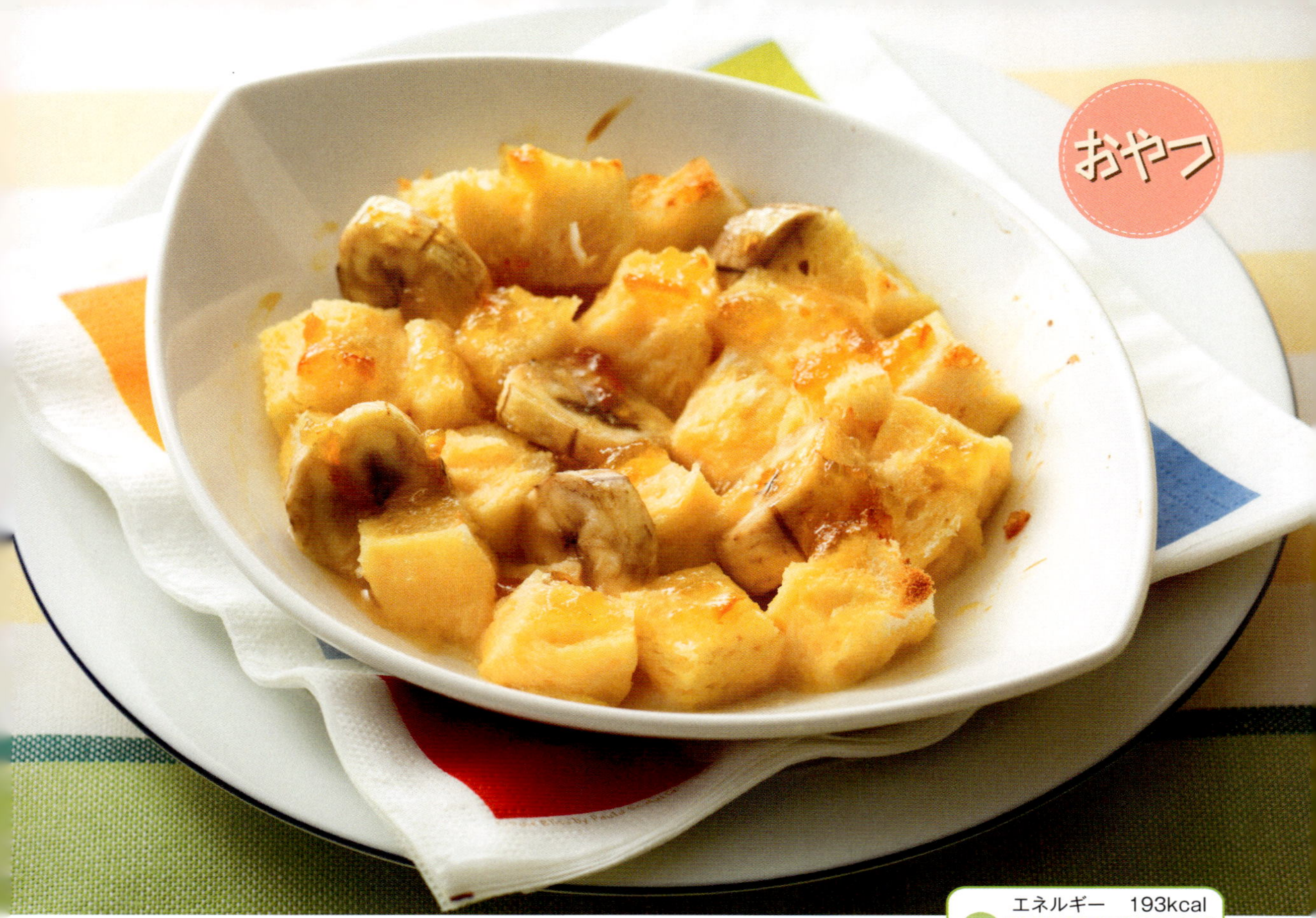

1人分		
	エネルギー	193kcal
	たんぱく質	6.7g
	塩分	0.5g

パンとバナナのプディング

材料（１人分）

食パン（耳を除く）……………………20g
バナナ…………………………¼本（25g）
卵………………………………L ⅓個（20g）
牛乳……………………⅓カップ弱（60mℓ）
マーマレード…………小さじ１（７g）
とかしバター…………小さじ１（４g）
バター（器用）…………………………少量

作り方

1 パンは1.5㎝角に切る。バナナは5㎜厚さの輪切りにする。
2 ボールに卵をときほぐし、牛乳、マーマレードのうち少量、とかしバターを加えて混ぜ合わせる。
3 耐熱皿にバターを薄く塗り、1を均等に入れて2の卵液を流し入れ、残りのマーマレードを点々とのせる。
4 オーブントースターに入れ、８～10分焼く。

ここに注目

◉食事は量を控えめに回数を多くとるのも、胃腸に負担をかけない対策の一つ。おやつ（間食）は楽しみの要素も大事にしながら、栄養も考えてとりましょう。
◉パンプディングはプリンより手軽にできて、食べごたえがあります。

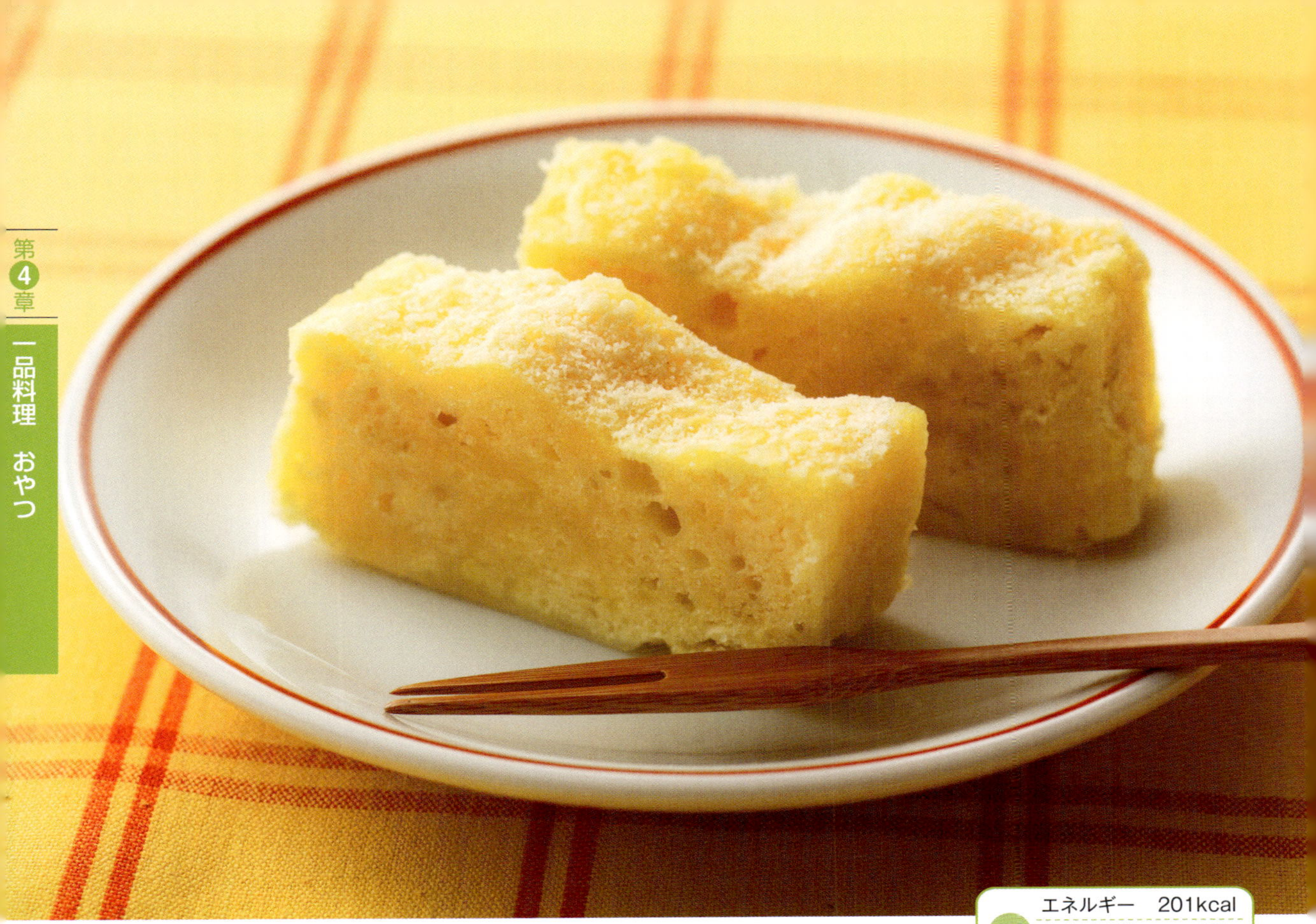

1人分		
	エネルギー	201kcal
	たんぱく質	4.7g
	塩分	0.3g

おさつケーキ

材料（4人分）
18㎝×9㎝×高さ6㎝のパウンド型1本分

さつま芋……………………200g
卵……………………L ½個（30g）
牛乳……………½カップ（100㎖）
ホットケーキミックス………100g
アーモンドパウダー‥大さじ1（9g）
バター（型用）……………………少量

作り方

1 さつま芋は皮をよく洗ってラップに包み、電子レンジでやわらかくなるまで5分ほど加熱し、皮を除いてフォークでよくつぶす。

2 ボールに卵をときほぐして牛乳を混ぜ、ホットケーキミックスを加えて泡立て器でなめらかに混ぜ合わせる。さらに1の芋を加え、ゴムべらで混ぜ合わせる。

3 パウンド型（電子レンジにかけられるもの）にバターを薄く塗り、2を入れて平らにならし、アーモンドパウダーをふる。

4 ラップをかけ、電子レンジで7～8分加熱する。中心まで竹串を刺してみてなにもつかなければよい。とり出してそのままさます。

5 あら熱がとれたらラップをはずし、¼量を食べやすく切って器に盛る。

＊さつま芋の自然な甘味を生かしたケーキ。残りは朝食にもどうぞ。

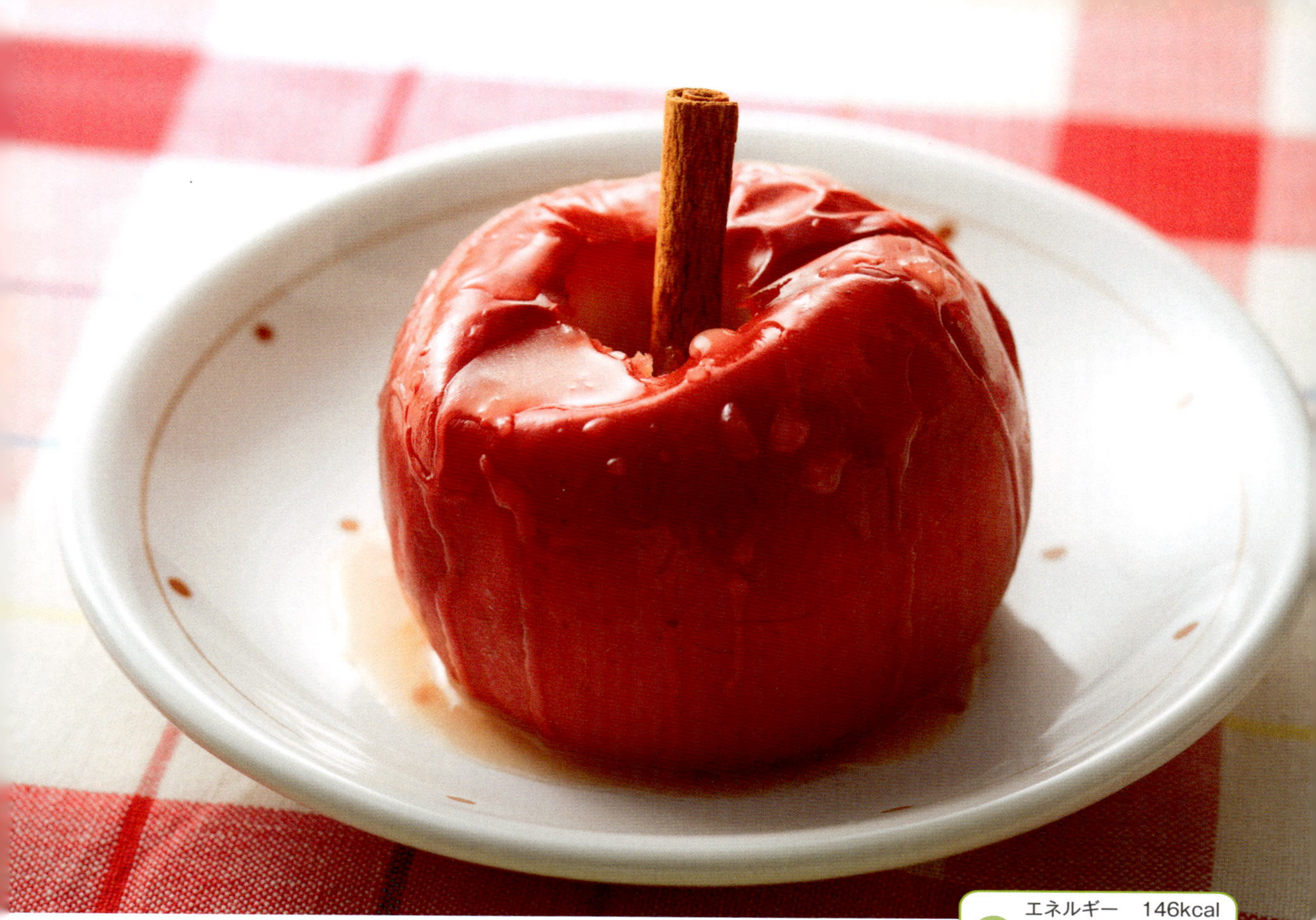

簡単レンジ焼きりんご

1人分		
	エネルギー	146kcal
	たんぱく質	0.3g
	塩分	0.1g

材料（1人分）

りんご……………………1個(150g)
砂糖……………………大さじ1（9g）
シナモンパウダー………………少量
バター………………小さじ1（4g）
シナモンスティック（あれば）‥1本

作り方

1 りんごは皮をよく洗い、底を抜かないようにして芯をくりぬき、皮のところどころに竹串で穴をあける。

2 耐熱皿にのせ、くりぬいた部分に砂糖、シナモン、バターを詰め、ラップをふわりとかけて電子レンジで4分弱加熱する。

3 器に盛り、あればシナモンスティックを真ん中に刺す。

◉焼きりんごは、電子レンジ加熱にすると短時間で火が通り、色もきれいです。オーブンで焼く場合は、りんごの周囲に水を少し張り、約160度で40～50分蒸し焼きにします。
◉加熱すると、抗酸化作用のあるポリフェノールを多く含む皮も食べられます。りんごには塩分の排泄を助けるカリウムも豊富です。

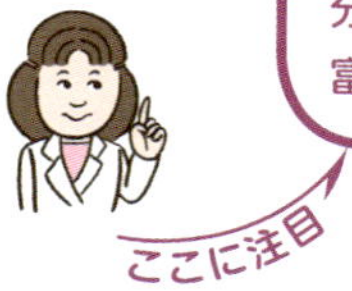

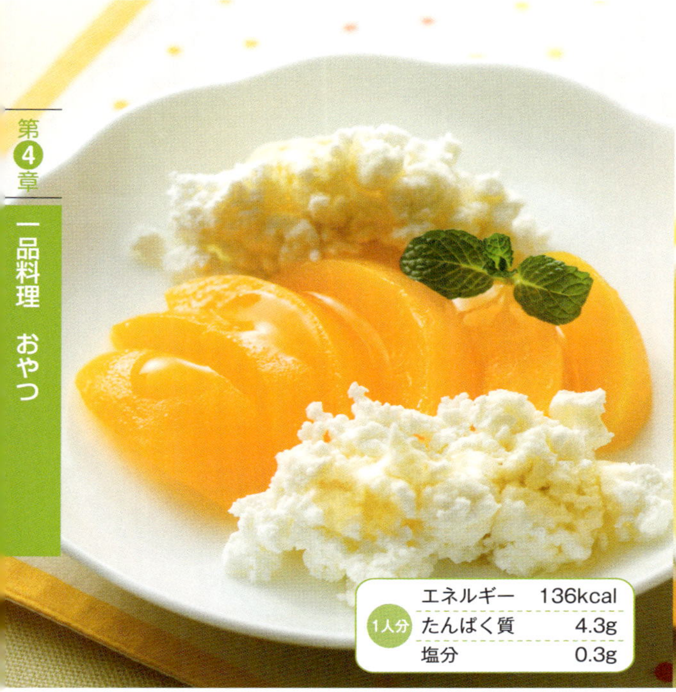

1人分		
	エネルギー	136kcal
	たんぱく質	4.3g
	塩分	0.3g

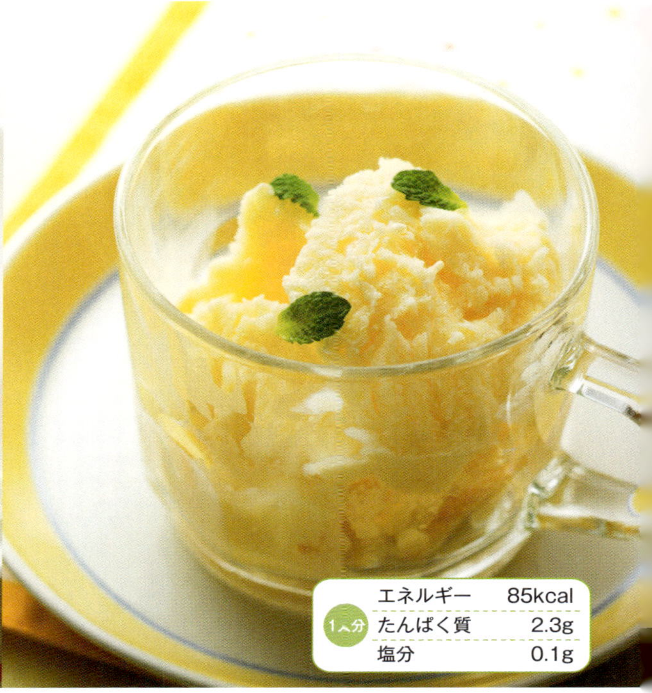

1人分		
	エネルギー	85kcal
	たんぱく質	2.3g
	塩分	0.1g

ピーチカッテージチーズ

材料（1人分）

桃のシロップ漬け（缶詰）… 半割り1切れ（50g）
カッテージチーズ …………………………… 30g
はちみつ ………………………… 大さじ1（21g）
ミント（あれば）……………………………… 少量

作り方

1 桃は食べやすく切る。
2 器に桃とカッテージチーズを盛り合わせ、はちみつをかけてミントを飾る。

＊3つの食品を合わせるだけの超簡単おやつですが、混ぜ合わせて食べるとよい相性です。

ここに注目

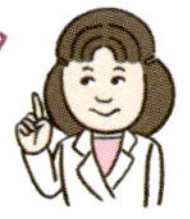

◉カッテージチーズは、脱脂乳を酸で固めて絞った、発酵させないタイプのチーズ。発酵型のチーズより低脂肪で低塩分です。

ヨーグルトマンゴーシャーベット

材料（2人分）

マンゴー（冷凍）………………………………… 30g
牛乳 …………………………… 大さじ1⅔（25mℓ）
砂糖 ………………………………… 大さじ2（18g）
プレーンヨーグルト …… 約½カップ（100g）
レモン汁 ………………………………………… ¼個分
ミント（あれば）………………………………… 少量

作り方

1 ミキサーにマンゴー、牛乳、砂糖を入れてなめらかになるまでかき混ぜる。ヨーグルトとレモン汁も加えて混ぜ合わせる。
2 密閉容器に入れてふたをし、冷凍庫で4～5時間凍らせる（固まりかけるころに1～2回スプーンでかき混ぜると、口当たりがふんわりする）。スプーンなどですくって器に盛り、ミントを飾る。

＊マンゴーのかわりに、バナナやいちご、桃、メロンなど、いろいろなくだもので応用できます。

胃・十二指腸潰瘍で気になること、お答えします！

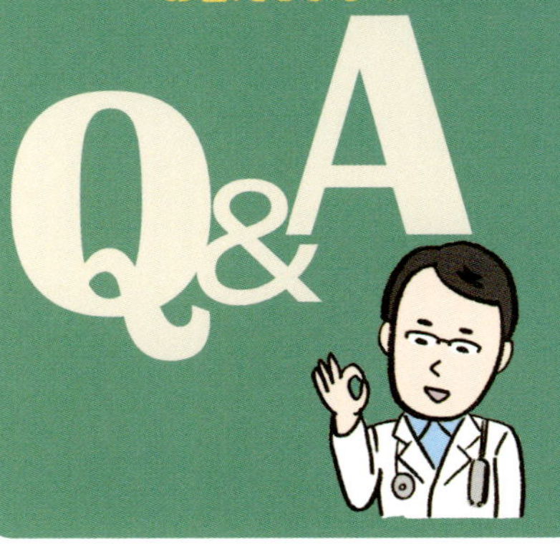

病気について

Q1 潰瘍は遺伝する可能性はありますか？

A1 ありません。

潰瘍のおもな原因はピロリ菌の感染と非ステロイド性消炎鎮痛薬です。これにストレス、アルコール、喫煙によるニコチンなどの影響が間接的に関与するとみられています。ピロリ菌の感染は上下水道の普及率が低かった時期に生まれた世代に多く、免疫力の弱い小児期に成立しやすいと考えられています（P12～13参照）。もし、家族の中で潰瘍の発生率が高いとすれば、同じ生活環境下にあったためと考えるのが妥当です。

日本では衛生環境の整備とともにピロリ菌の感染は著しく低下しているので、今後はより減少すると予想されます。

Q2 潰瘍が治りにくい人や再発しやすい人の傾向はありますか？

A2 自覚症状がなくなると、よくなったと自己判断で服薬をやめてしまう人は、要注意です。また、食事時間が不規則だったり欠食したりして空腹時間が長くなりやすい人は、胃の粘膜が胃液によって直接刺激を受けることが多くなります。たばこの吸いすぎやアルコールの飲みすぎを改められない人、過度のストレスが常にかかるような人も、治りが遅い傾向にあります。

再発は、ピロリ菌感染が原因の場合は、ピロリ菌を除菌すればほぼ抑えられます。ピロリ菌感染以外の場合は、前記の点が再発につながる可能性もあるので、気をつけましょう。

Q3 ピロリ菌感染の有無を知るには、どんな検査が必要ですか？ 内視鏡以外の方法もありますか？

A3 内視鏡を使う検査と使わない検査があります。

◎内視鏡を使う検査

内視鏡で採取した胃粘膜の組織を用いて検査を行います。培養法（組織を培養して菌の有無を調べる方法）、鏡検法（組織の菌の有無を顕微鏡で観察する方法）、迅速ウレアーゼ検査（組織を試薬と反応させて菌の有無を判定する方法）があります。鏡検法はピロリ菌の有無のほか、炎症の程度やがん細胞の有無なども同時

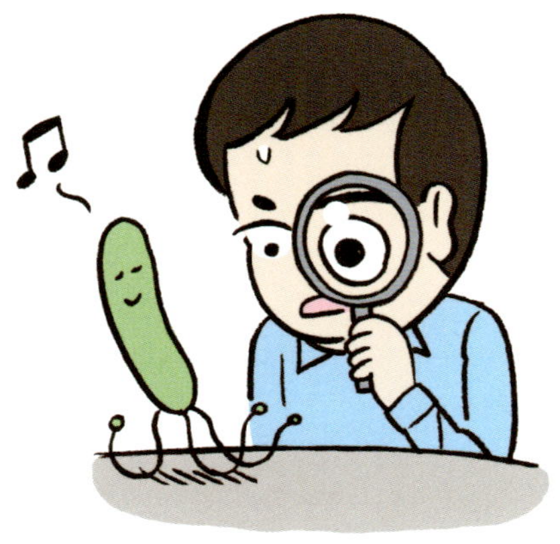

に診断できます。

◎内視鏡を使わない検査

特殊な診断薬を飲んで吐き出した呼気を調べる尿素呼気検査のほか、血液検査、尿検査、便の検査があります。

内視鏡を使わない検査は簡単で、体への負担も少ない方法です。ただし、確実性の点で複数の検査が必要な場合もあります。ピロリ菌除菌を健康保険で受けるためには、内視鏡検査や造影検査が必要です。

Q4 ピロリ菌の除去をすれば もう再発の心配はありませんか？

A4 ピロリ菌の除去をしたからといって、決して再発しないというわけではありません。非ステロイド性消炎鎮痛薬（P11参照）などもピロリ菌以外の潰瘍の原因です。心筋梗塞や脳梗塞の治療に血栓予防の目的で用いられる、低用量（少量）のアスピリンの服用でも潰瘍ができることがあります。また、飲酒や喫煙、あるいは過度のストレスが潰瘍を再発させる一因となることもあります。

なお、胃がんの場合も、ピロリ菌除菌後も新たながんができることがあるので、定期的な検査を受けることが必要です。

Q5 ストレスは潰瘍の原因と聞いたことがありますが、どの程度影響するのでしょうか？

A5 ストレスは潰瘍を起こす主因ではありません。ピロリ菌に感染して胃炎が生じ、潰瘍になりやすくなっているところにストレスなどが影響因子として加わり、粘膜の防御因子と攻撃因子のバランスが崩れると、潰瘍になります。

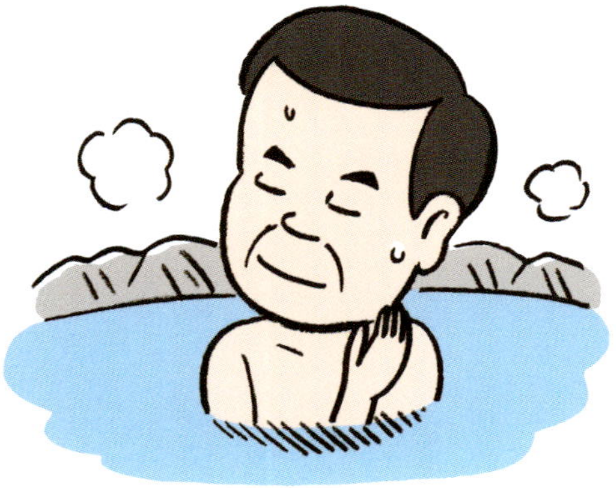

ストレスには、外傷、病気、寒冷、精神的ショックなどさまざまなものがあります。ストレスを受けると脳の一部が刺激され、その刺激が副交感神経や交感神経を介して胃腸の働きにも影響を与えるとみられています。現代人は、仕事や人間関係による精神的苦痛、睡眠不足、疲労などによるものが多いのではないかと推察されます。また、ストレスの影響でたばこやお酒に依存したり、暴飲暴食をしたり、不規則な生活に陥ったりして、それが胃腸に負担をかけている場合も少なくないでしょう。

生きている以上ストレスをゼロにはできないので、ため込まないような対策が必要です。

・睡眠や休息はできるだけ確保する。睡眠時間は7時間程度を目標に。
・ゆっくりお風呂に入ったり、音楽を聴いたりする。
・親しい人と話をしたり食事をしたりする。
・散歩やスポーツなどで体を動かす。好きな趣味を楽しむ。

などのことを心がけて、心身をときほぐしましょう。

胃・十二指腸潰瘍で気になること、お答えします！

Q&A

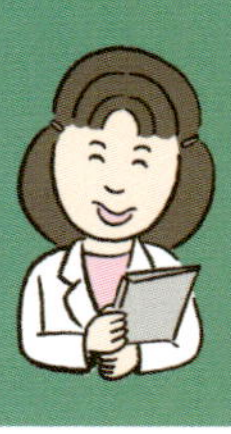

Q6 今病院で薬をもらっていますが、市販の漢方薬を「よく効くし、生薬は安全だから」とすすめる人がいます。のんでもよいですか？

A6 病院で処方されている薬だけにしましょう。病院では診察の結果、病状に応じた薬を必要な量と期間を考えて処方します。市販の漢方薬は、現在の病状に合っていない場合や、病院で処方されている薬と同じ作用を持つものもあり、効かなかったり、逆に薬の量が過剰になって体調を崩したりするおそれがあります。漢方薬は「植物などが原料だから、効き目もおだやか」と思われやすいのですが、作用が強いものも多く、肝臓などに負担をかける場合もあります。

健康食品やサプリメントも同様です。どうしても試してみたいものがある場合は、主治医や病院の薬剤師に必ず相談をしてください。

Q7 潰瘍は薬物療法と食事療法で治りますか？　どのような場合に手術が必要ですか？

A7 現在、胃・十二指腸潰瘍の治療は薬物療法が中心となっており、それに食事療法を組み合わせることで、多くは治ります。薬は胃酸の分泌を抑制する薬（胃酸分泌抑制薬）や、粘膜の防御機能を強化する薬（防御因子増強薬）などがありますが、おもに胃酸分泌抑制薬を中心に治療が行われています。

手術を行うのは、大量出血や穿孔《せんこう》（胃壁に穴があいた状態）があるなど、ごく限られた場合です（Ｐ17参照）。

Q8 潰瘍ががん化することはありますか？

A8 ピロリ菌感染による胃炎から胃潰瘍や十二指腸潰瘍、萎縮性胃炎などが生じて、その一部ががん化する場合もあります（Ｐ31参照）。

食欲不振や上腹部の痛みなどの症状が続くような場合は、早めに検査を受けてください。

食生活について

Q9 胃の調子がよくないときは、胃を休ませるために絶食したほうがよいのでしょうか？

A9 絶食は、出血がひどいなど病状によっては必要なこともありますが、その場合は入院治療がすすめられます。胃が痛い、胃がもたれる、胸やけがするなどの一般的な症状の場合には、必要ありません。むしろ食事をとらないで空腹時間が長くなると胃酸で胃壁が荒れやすいので、食事の時間を決めて規則正しく食べることが大事です。また、一度に食べすぎないこと、消化に時間のかかる油脂や胃粘膜を刺激する香辛料やアルコール、喫煙などを控えることも忘れないようにしましょう（Ｐ18参照）。

心配だからと食事をとらずにいると、体の機能維持に必要な栄養素が不足して免疫力も低下します。胃腸の粘膜を丈夫にするためにも、たんぱく質やビタミン・ミネラルなどが必要不可欠です。

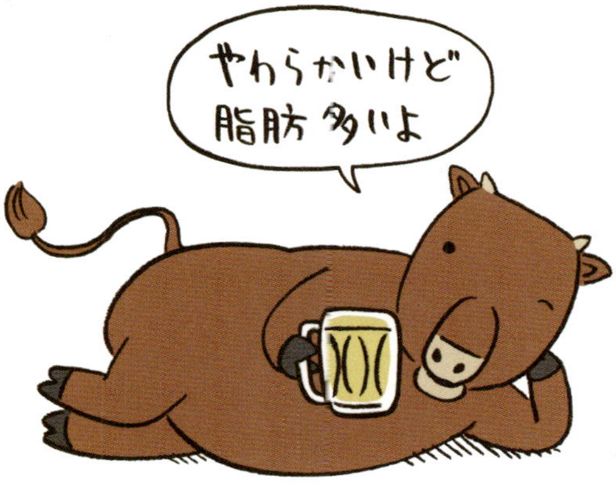

Q10 よく「消化がよく、やわらかいものを」といいますが、やわらかいものなら消化がよいのですか?

A10 やわらかいもの＝消化がよいもの、ではありません。やわらかくても脂肪が多いものは、消化に時間がかかります。たとえば、牛の霜降り肉やマグロのトロ、豚バラ肉などはとろけるような口当たりですが、脂肪たっぷりで、胃酸や消化酵素の分泌を促進させ、長く胃にとどまって負担をかけます。生クリームたっぷりのケーキ、油脂をふんだんに使う洋食や中華料理にもご用心。

Q11 仕事の都合で夕飯をとる時間が遅く、食べたらすぐ入浴して寝るという生活です。食事などで気をつけることはありますか?

A11 仕事を終えてからようやくとる夕食は、空腹でもあり、食べすぎてしまいやすいのではないでしょうか。できれば夕方におにぎりやサンドイッチなどの軽食をとり、遅い時間にとる夕食は量を控えめにしてください。消化がよく、たんぱく質やビタミン・ミネラルが充分とれるものを工夫しましょう。卵や青菜を入れた煮込みうどんやおじやなどは手軽で、体も温まります。冷蔵庫にある魚や肉、豆腐、野菜で作るなべ物やホイル蒸しなども手がかからず、栄養が充実します。

Q12 発酵食品が胃腸によいと聞きましたが?

A12 発酵食品は、微生物の作用で発酵させた食品で、乳製品、漬物、調味料、酒類など多くの種類があります。その中で、ヨーグルト、チーズ、納豆、カツオ節などは、たんぱく質やビタミン・ミネラルが豊富で、発酵により消化がよくなっており、おすすめの食品です。ヨーグルトや納豆は腸内環境の改善にも役立ちます。ただ、チーズで塩分の高いものはとりすぎないように注意しましょう。

キムチ漬けなどの漬物類は消化に時間がかかり、塩分や辛味もあるので、控えめにします。みそやしょうゆ、魚醤《ぎょしょう》などの調味料、酒粕、麹などは、料理の味つけ・風味づけとして利用するとよいでしょう。

なお、発酵食品は症状改善に効果があるわけではありません。体によいからと特定のものばかりを多くとるのではなく、バランスのよい食事を心がけることが重要です。

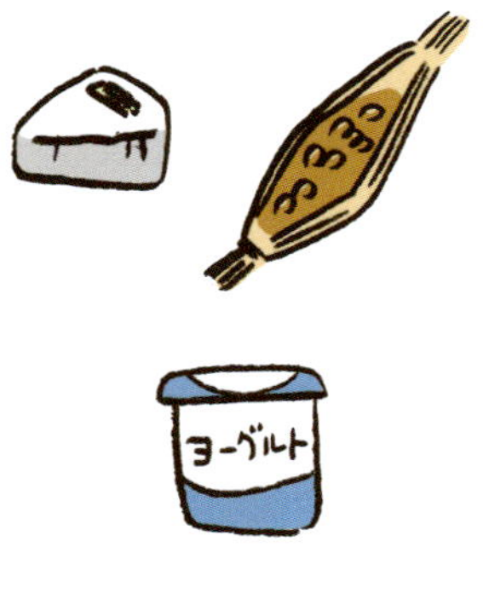

胃・十二指腸潰瘍で気になること、お答えします！

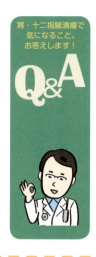

Q&A

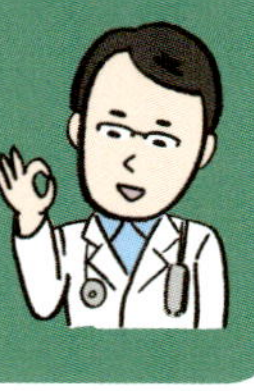

Q13 食物繊維は消化が悪いと聞きますが、とらないと便秘になりそうで不安です。

A13 食物繊維は腸内環境改善や便秘予防、糖尿病や脂質異常症の予防・改善にも役立つもので、ある程度は必要です。むやみに控える必要はありません。野菜類は繊維を短く断ち切り、よく煮たり蒸したりしてとるとよいでしょう。控えめにしたいのは、玄米や全粒粉のような外皮を含む穀物、薄皮つきの豆、ごぼうのように食物繊維が多いうえに繊維がかたいものなどです。きのこや海藻、こんにゃくなども控えめにします。

２０１４年に報じられた国立がん研究センターによる長期追跡研究では、男性では野菜やくだものの摂取量が多いほど下部胃がんの発生率が下がると報告されています。胃がん予防のためにも、野菜やくだものはじょうずにとりたいものです。

Q14 刺身、タルタルステーキなど、生の魚や肉は食べてもよいですか？

A14 生の魚は、衛生的に取り扱いされていて新鮮なものなら食べても問題ありません。ただ、胃腸が弱っているときにもし鮮度の落ちたものを気づかずに食べると、下痢などの体調不良を起こしやすいので、注意が必要です。

生の肉の料理も注意点は同様ですが、タルタルステーキは肉に油を混ぜるうえ、肉自体に脂肪が多い場合もあるので、消化の点であまりすすめられません。食べたい場合は少量にとどめましょう。

Q15 牛乳は胃壁を保護してくれるといいますが、たくさん飲んだほうがいいですか？

A15 牛乳は良質なたんぱく質と消化吸収のよい乳脂肪、カルシウムなどを含む栄養豊富な食品です。胃酸分泌を抑えるビタミン様物質（ビタミンU）を含むことなどから、胃壁を保護するといわれますが、あくまでも食品で、薬効があるわけではありません。飲みすぎれば栄養がかたより、人によってはおなかがゆるくなります。牛乳やヨーグルトは１日２カップ程度を目安に、何度かに分けてとるとよいでしょう。

Q16 お酒はまったく飲んではダメですか？

A16 お酒を多量に飲んだり、アルコール度数の高いお酒を一気に飲んだりすると、胃粘膜を傷つけることになります。ただ、病状が安定している状態であれば、食事のときに適量ならよいでしょう。たんぱく質を含む料理といっしょに、ゆっくり飲みましょう。空腹時にぐいっと飲むのは要注意です。

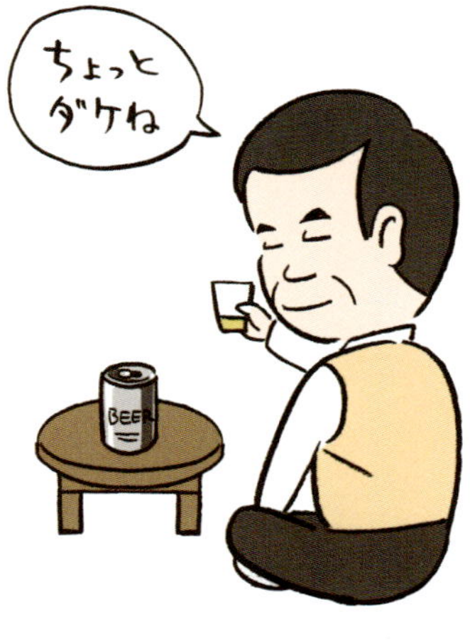

Q17 甘いものが大好きですが、潰瘍にはよくないですか？

A17 甘いものがすべてよくないというわけではありません。控えたいのは、たとえばようかんやおしるこ、清涼飲料水など多量の砂糖を含むもので、胃酸分泌を過剰に刺激する要因になります。また、胃切除後の人では、ダンピング症候群（P32参照）の原因になります。どうしても食べたい場合は量を少なくして、ゆっくり味わってください。

かりんとうやドーナツなど、油で揚げてあるお菓子は砂糖のほかに油脂も多くとるので、消化の点でもよくありません。

ティータイムに甘いものをとりたいときは、たんぱく質もとれるプリンやミルクゼリー、フルーツヨーグルト、また、油脂のあまり多くないビスケットやウエハース、ワッフル、カステラ、和風ならういろうや芋ようかん、甘辛団子などいかがでしょう。

Q18 コーヒーやお茶はよくないと聞きますが、どれくらいなら飲んでもよいですか？

A18 コーヒーや緑茶や紅茶に含まれるカフェインは、胃壁を刺激して胃酸の分泌を促します。カフェインが多いコーヒーやお茶は薄くして飲むなら、食後に1杯くらいはよいでしょう。カフェインで安眠が妨げられやすい人は、夕方以降は控えます。コーヒーはカフェインレスにし、緑茶や紅茶は麦茶やほうじ茶などにかえると、安心して飲めます。

生活全般について

Q19 たばことなかなか縁が切れないのですが、やめるべきですよね？

A19 たばこを吸うと、タールやニコチンをはじめ多くの有害物質・発がん物質が唾液に溶けて胃に流れ込み、粘膜の血流を妨げて傷つけます。そのため、潰瘍やがんの一因となるうえ、治療後の回復の遅れや再発の原因ともなります。したがって禁煙が原則です。どうしてもできない場合は、これを機会に禁煙外来にかかるのも一つの方法です。

Q20 治るまでは運動は避けたほうがいいのでしょうか？

A20 吐血や下血、痛みがあるときや、手術後すぐは運動を控える必要があります。しかし病状が安定している場合は、適度な運動は必要です。好きな運動を楽しめば、気分転換になってストレス発散にも役立ち、内臓の働きもよくなります。なお、食事は規則的にとって、運動中に空腹になりすぎたり、逆に運動後に食べすぎや飲みすぎにならないように気をつけましょう。

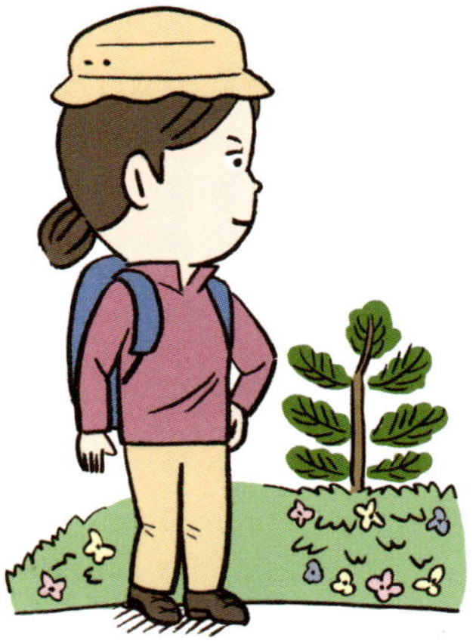

栄養成分値一覧

『日本食品標準成分表2010』（文部科学省）に基づいて算出しています。同書に記載のない食品は、それに近い食品（代用品）の数値で算出しました。市販品は、メーカーから公表された成分値のみ合計しています。１人分（１回分）あたりの成分値です。

		掲載 (ページ)	エネルギー (kcal)	たんぱく質 (g)	脂質 (g)	炭水化物 (g)	カリウム (mg)	カルシウム (mg)	鉄 (mg)	亜鉛 (mg)	ビタミンA レチノール当量 (μg)	ビタミンB1 (mg)	ビタミンB2 (mg)	ビタミンC (mg)	n-3系多価不飽和脂肪酸 (g)	コレステロール (mg)	食物繊維：総量 (g)	食塩相当量 (g)
おかゆ	豆乳梅がゆ	36	261	7.6	3.0	48.6	295	24	1.7	1.1	1	0.07	0.04	1	0.16	1.8	0.7	0.8
	卵がゆ	36	293	10.6	6.6	44.7	143	34	1.2	1.5	92	0.07	0.27	1	0.10	255	0.4	1.4
	もち入り青菜がゆ	36	262	4.8	0.8	56.4	135	26	0.8	1.3	39	0.07	0.04	5	0.02	0	1.0	0.8
スープ	豆腐とレタスのまろやか酸味スープ	38	49	5.3	2.0	2.4	178	119	0.7	0.5	6	0.05	0.04	2	0.13	21	0.5	1.5
	白身魚とカリフラワーのスープ	39	91	9.4	2.2	9.4	513	40	0.6	0.7	30	0.11	0.12	54	0.04	24	2.7	1.6
	ブロッコリーのポタージュ	40	282	7.6	20.4	18.4	468	112	1.1	1.0	213	0.17	0.27	100	0.09	55	4.4	1.7
	かぶのピュレスープ	41	39	1.3	0.4	8.6	352	47	0.4	0.2	14	0.06	0.05	26	0	4	2.2	1.5
	ミネストローネ	42	144	5.1	5.2	20.4	525	57	0.9	0.4	163	0.17	0.20	39	0.05	10	2.8	1.7
	中国風コーンスープ	43	98	4.8	3.5	11.8	141	18	0.8	0.6	49	0.04	0.15	3	0.05	128	0.9	1.7
ドリンク	紅茶のくず湯	44	71	0.2	0	17.6	29	3	0.1	0	0	0	0.02	0	0	0	0.1	0
	甘酒入り豆乳	44	151	7.1	7.4	14.5	278	128	2.4	1.0	0	0.09	0.06	0	0.17	0	1.6	0.3
	パンプキンドリンク	45	159	5.2	4.9	24.0	457	145	0.4	0.7	245	0.09	0.24	27	0.04	15	2.1	0.1
	さつま芋のソイミルク	45	198	5.5	2.6	38.0	617	51	2.1	0.5	6	0.13	0.05	23	0.17	0	2.2	0.1
	豆乳きな粉ドリンク	46	196	11.1	6.5	25.3	583	50	3.1	1.1	0	0.07	0.06	1	0.45	0	2	0
	いちごミルクドリンク	46	168	6.3	7.1	19.9	310	208	0.1	0.8	71	0.08	0.28	11	0.04	22	0.2	0.2
	ブルーベリーラッシー	47	191	6.0	5.7	30.5	304	196	0.3	0.8	62	0.08	0.26	7	0.02	20	1.7	0.2
	グリーンヨーグルトスムージー	47	154	6.4	4.4	24.2	777	250	1.7	0.8	186	0.14	0.29	36	0.05	16	2.1	0.2
1日目の献立	【朝食】																	
	サケのチーズ焼き	50	165	21.7	7.7	0.4	293	119	0.5	0.9	54	0.13	0.23	1	0.68	60	0	0.7
	ブロッコリーのおかかあえ	50	40	4.4	1.2	4.8	314	50	1.1	0.7	54	0.12	0.17	96	0.01	1	3.7	0.6
	白菜とにんじんのみそ汁	50	32	2.1	0.7	4.8	248	34	0.5	0.2	71	0.03	0.04	8	0.07	0	1.3	1.4
	ごはん（白飯）	50	252	3.8	0.5	55.7	44	5	0.2	0.9	0	0.03	0.02	0	0	0	0.5	0
	朝食合計		489	32.0	10.1	65.7	899	208	2.3	2.7	179	0.31	0.46	105	0.76	61	5.5	2.7
	【昼食】																	
	かき玉うどん	52	363	14.5	7.2	58.0	523	79	2.4	1.4	331	0.15	0.39	15	0.16	253	3.6	2.0
	かぼちゃのサラダ	52	184	2.6	10.8	19.4	371	22	0.6	0.4	295	0.06	0.10	34	0.55	25	2.8	0.5
	くだもの（桃の缶詰）	52	51	0.3	0.1	12.4	48	2	0.1	0.1	0	0.01	0.01	1	0	0	0.8	0
	昼食合計		598	17.4	18.1	89.8	942	103	3.1	1.9	626	0.22	0.50	50	0.71	278	7.2	2.5
	【間食】																	
	ジャム入りヨーグルト	52	103	3.7	3.0	15	186	122	0.1	0.4	45	0.04	0.14	1	0.01	12	0.2	0.1
	【夕食】																	
	豆腐と鶏ひき肉のハンバーグ	54	268	21.4	13.3	14.7	605	119	2.2	1.3	73	0.2	0.27	20	0.33	116	1.7	1.8
	車麩の含め煮	54	56	4.3	0.5	8.7	138	29	0.8	0.3	76	0.03	0.04	4	0.02	0	0.9	0.4
	キャベツの甘酢あえ	54	22	0.7	0.1	4.9	104	22	0.2	0.1	2	0.02	0.02	21	0.01	0	0.9	0.3
	ごはん（白飯）	54	252	3.8	0.5	55.7	44	5	0.2	0.9	0	0.03	0.02	0	0	0	0.5	0
	夕食合計		598	30.2	14.4	84.0	891	175	3.4	2.6	151	0.28	0.35	45	0.36	116	4.0	2.5
	１日目合計		1788	83.3	45.6	254.5	2918	608	8.9	7.6	1001	0.85	1.45	201	1.84	467	16.9	7.8

		掲載 (ページ)	エネルギー (kcal)	たんぱく質 (g)	脂質 (g)	炭水化物 (g)	カリウム (mg)	カルシウム (mg)	鉄 (mg)	亜鉛 (mg)	ビタミンA レチノール当量 (μg)	ビタミンB1 (mg)	ビタミンB2 (mg)	ビタミンC (mg)	n-3系多価不飽和脂肪酸 (g)	コレステロール (mg)	食物繊維：総量 (g)	食塩相当量 (g)
2日目の献立	【朝食】																	
	カニ雑炊	56	300	17.6	6.7	39.8	488	72	1.7	3.5	160	0.11	0.37	9	0.14	270	1.1	2.3
	さつま芋のレモン煮	56	130	0.9	0.2	31.6	336	31	0.5	0.1	2	0.08	0.02	25	0.01	0	1.9	0
	朝食合計		430	18.5	6.9	71.4	824	103	2.2	3.6	162	0.19	0.39	34	0.15	270	3.0	2.3
	【昼食】																	
	パンケーキ	58	304	7.3	11.8	41.7	234	119	0.7	0.8	76	0.08	0.21	1	0.28	117	0.8	0.7
	コーンクリームスープ	58	202	5.5	9.0	24.9	319	123	0.5	0.8	83	0.06	0.22	4	0.04	24	1.8	1.7
	フルーツのヨーグルトあえ	58	134	4.3	3.2	23.6	398	126	0.2	0.5	43	0.08	0.17	13	0.01	12	1.1	0.1
	昼食合計		640	17.1	24.0	90.2	951	368	1.4	2.1	202	0.22	0.60	18	0.33	153	3.7	2.5
	【間食】																	
	レバーペーストのカナッペ	58	110	3.4	7.7	6.7	43	10	1.6	0.6	860	0.04	0.29	1	0.09	26	0.2	0.6
	ミルクティー	58	136	5.7	6.0	14.9	292	184	0.5	0.7	61	0.06	0.26	2	0.03	19	1.1	0.2
	間食合計		246	9.1	13.7	21.6	335	194	2.1	1.3	921	0.10	0.55	3	0.12	45	1.3	0.8
	【夕食】																	
	カキの土手なべ風	60	94	9.1	2.3	9.6	549	203	4.1	13.5	178	0.10	0.23	27	0.40	51	1.8	2.8
	キャベツのミートソース煮	60	154	5.6	7.4	18.5	608	100	1.2	0.4	68	0.19	0.10	94	0.03	8	3.8	1.3
	カリフラワーのオーロラあえ	60	97	2.6	7.3	6.4	358	25	0.6	0.5	145	0.06	0.10	58	0.51	15	2.6	0.4
	ごはん（白飯）	60	252	3.8	0.5	55.7	44	5	0.2	0.9	0	0.03	0.02	0	0	0	0.5	0
	夕食合計		597	21.1	17.5	90.2	1559	333	6.1	15.3	391	0.38	0.45	179	0.94	74	8.7	4.5
	2日目合計		1913	65.8	62.1	273.4	3669	998	11.8	22.3	1676	0.89	1.99	234	1.54	542	16.7	10.1
3日目の献立	【朝食】																	
	ツナロールサンド	62	310	15.6	14.3	29.8	241	39	1.1	0.7	36	0.08	0.08	2	1.31	34	1.5	1.5
	じゃが芋と鶏肉と野菜のスープ	62	85	6.2	0.4	14.6	429	18	0.4	0.4	75	0.09	0.06	22	0.01	14	1.7	1.8
	くだもの（パパイヤ）	62	30	0.4	0.2	7.3	142	20	0.1	0.1	24	0.02	0.03	43	0.01	0	1.9	0
	朝食合計		425	22.2	14.9	51.7	812	77	1.6	1.2	135	0.19	0.17	67	1.33	48	5.1	3.3
	【昼食】																	
	お好み焼き	64	669	30.7	20.8	83.6	614	201	3.1	2.8	119	0.53	0.47	33	0.59	335	4.2	1.2
	ホット抹茶ミルク	64	156	7.4	7.9	13.7	364	235	0.3	1.0	126	0.09	0.34	3	0.07	25	0.8	0.2
	昼食合計		825	38.1	28.7	97.3	978	436	3.4	3.8	245	0.62	0.81	36	0.66	360	5	1.4
	【夕食】																	
	タラちりなべ	66	157	22.3	3.4	10.0	1026	200	2.8	1.3	133	0.27	0.25	35	0.29	48	3.5	2.3
	里芋のごまみそかけ	66	50	1.5	0.7	9.9	399	19	0.5	0.3	0	0.05	0.02	4	0.02	0	1.7	0.4
	にんじんのオレンジ風味グラッセ	66	73	0.7	2.5	12.7	258	21	0.2	0.2	425	0.06	0.03	23	0.01	6	1.6	0.2
	ごはん（白飯）	66	252	3.8	0.5	55.7	44	5	0.2	0.9	0	0.03	0.02	0	0	0	0.5	0
	夕食合計		532	28.3	7.1	88.3	1727	245	3.7	2.7	558	0.41	0.32	62	0.32	54	7.3	2.9
	3日目合計		1782	88.6	50.7	237.3	3517	758	8.7	7.7	938	1.22	1.30	165	2.31	462	17.4	7.6
4日目の献立	【朝食】																	
	卵とじゃが芋と野菜のココット	68	197	9.8	12.2	11.7	422	49	1.7	1.2	183	0.13	0.35	54	0.51	264	2.2	1.2
	バナナ入りコーンフレーク	68	357	10.5	8.6	60.5	528	231	0.5	1.0	85	0.12	0.34	10	0.04	25	1.5	1.1
	トマトジュース	68	31	1.3	0.2	7.2	468	11	0.5	0.2	47	0.07	0.07	11	0	0	1.3	0
	朝食合計		585	21.6	21.0	79.4	1418	291	2.7	2.4	315	0.32	0.76	75	0.55	289	5.0	2.3

		掲載 (ページ)	エネルギー (kcal)	たんぱく質 (g)	脂質 (g)	炭水化物 (g)	カリウム (mg)	カルシウム (mg)	鉄 (mg)	亜鉛 (mg)	ビタミンA レチノール当量 (µg)	ビタミンB1 (mg)	ビタミンB2 (mg)	ビタミンC (mg)	n-3系多価不飽和脂肪酸 (g)	コレステロール (mg)	食物繊維：総量 (g)	食塩相当量 (g)
4日目の献立	【昼食】																	
	にゅうめん	70	294	12.1	2.5	54.0	419	61	1.1	0.7	78	0.10	0.14	8	0.30	16	2.8	1.7
	焼き豆腐の田楽	70	109	8.3	5.9	5.3	126	159	2.0	0.9	0	0.07	0.04	2	0.41	0	1.0	0.4
	ホットりんご	70	39	0.1	0.1	10.4	56	3	0	0	1	0.01	0.01	2	0	0	0.8	0
	昼食合計		442	20.5	8.5	69.7	601	223	3.1	1.6	79	0.18	0.19	12	0.71	16	4.6	2.1
	【間食】																	
	プリン	70	80	1.1	2.2	13.9	69	40	0	0	0	0	0	0	0	0	0	0.1
	【夕食】																	
	豚肉とキャベツのミルク蒸し煮	72	251	20.6	10.1	19.9	820	232	1.2	2.2	262	0.71	0.44	47	0.25	57	3.2	1.5
	小松菜のシラスあえ	72	19	2.6	0.2	2.1	386	131	2.1	0.2	189	0.07	0.10	27	0.06	12	1.3	0.8
	かぶの甘酢漬け	72	30	0.3	0.1	6.9	127	13	0.1	0.1	0	0.02	0.02	11	0	0	0.8	0.3
	ごはん（白飯）	72	252	3.8	0.5	55.7	44	5	0.2	0.9	0	0.03	0.02	0	0	0	0.5	0
	夕食合計		552	27.3	10.9	84.6	1377	381	3.6	3.4	451	0.83	0.58	85	0.31	69	5.8	2.6
	4日目合計		1659	70.5	42.6	247.6	3465	935	9.4	7.4	845	1.33	1.53	172	1.57	374	15.4	7.1
5日目の献立	【朝食】																	
	オムレツ	74	170	9.4	12.9	3.9	263	58	1.5	1.1	153	0.10	0.35	43	0.32	268	1.6	0.6
	チーズトースト	74	256	9.6	11.1	28.9	90	126	0.5	1.0	76	0.05	0.10	12	0.09	24	1.6	1.3
	ミルクココア	74	122	5.2	6.0	14.4	354	144	0.8	0.9	47	0.06	0.20	1	0.03	15	1.4	0.1
	くだもの（メロン）	74	34	0.8	0.1	8.3	280	5	0.2	0.2	10	0.04	0.02	20	0	0	0.4	0
	朝食合計		582	25.0	30.1	55.5	987	333	3.0	3.2	286	0.25	0.67	76	0.44	307	5.0	2.0
	【昼食】																	
	チキンマカロニグラタン	76	398	20.2	19.3	34.0	550	86	1.6	2.2	161	0.25	0.26	15	0.09	74	2.4	1.5
	トマトのイタリアンサラダ	76	85	0.9	6.4	6.8	268	14	0.2	0.1	46	0.06	0.02	17	0.45	0	1.3	0.5
	ロールパン	76	95	3.0	2.7	14.6	33	13	0.2	0.2	0	0.03	0.02	0	0	0	0.6	0.4
	くだもの（いちご）	76	20	0.5	0.1	5.1	102	10	0.2	0.1	1	0.02	0.01	37	0.01	0	0.8	0
	昼食合計		598	24.6	28.5	60.5	953	123	2.2	2.6	208	0.36	0.31	69	0.55	74	5.1	2.4
	【間食】																	
	カステラ	76	96	1.9	1.4	19.0	24	9	0.3	0.2	14	0.01	0.13	0	0.02	48	0.2	0
	ほうじ茶	76	0	Tr	0	0.2	36	3	Tr	Tr	0	0	0.03	Tr		0	-	0
	間食合計		96	1.9	1.4	19.2	60	12	0.3	0.2	14	0.01	0.16	0	0.02	48	0.2	0
	【夕食】																	
	刺身盛り合わせ	78	188	24.4	7.9	2.7	453	15	1.0	1.1	53	0.11	0.13	4	1.52	59	0.2	1.1
	青梗菜とにんじんのごまあえ	78	59	1.7	2.8	7.9	195	107	1.0	0.5	204	0.05	0.05	10	0.01	0	1.6	0.6
	金銀豆腐のすまし汁	78	78	7.1	4.0	3.8	285	71	1.5	0.7	37	0.11	0.19	26	0.14	110	1.0	1.6
	ごはん（白飯）	78	252	3.8	0.5	55.7	44	5	0.2	0.9	0	0.03	0.02	0	0	0	0.5	0
	夕食合計		577	37.0	15.2	70.1	977	198	3.7	3.2	294	0.30	0.39	40	1.67	169	3.3	3.3
	5日目合計		1853	88.5	75.2	205.3	2977	666	9.2	9.2	802	0.92	1.53	185	2.68	598	13.6	7.7

		掲載 (ページ)	エネルギー (kcal)	たんぱく質 (g)	脂質 (g)	炭水化物 (g)	カリウム (mg)	カルシウム (mg)	鉄 (mg)	亜鉛 (mg)	ビタミンA レチノール当量 (μg)	ビタミンB1 (mg)	ビタミンB2 (mg)	ビタミンC (mg)	n-3系多価不飽和脂肪酸 (g)	コレステロール (mg)	食物繊維：総量 (g)	食塩相当量 (g)
肉のおかず	鶏ささ身のパン粉焼き	82	182	15.3	10.3	6.4	371	22	0.6	0.5	52	0.09	0.10	20	0.56	56	1.2	0.4
	鶏ひき肉のサラダ菜包み煮込み	83	199	15.2	12.0	7.5	812	91	3.1	0.8	377	0.15	0.34	16	0.19	56	2.7	2.1
	牛肉と小松菜のいため物	84	305	16.3	21.6	10.0	821	181	4.1	3.5	262	0.16	0.30	41	0.63	49	2.4	2.2
	豚肉とじゃが芋のうま煮	85	235	14.0	6.2	31.1	799	28	1.1	1.5	274	0.6	0.18	41	0.23	34	3.0	1.8
	豚肉とかぼちゃの冷しゃぶ	86	210	18.1	6.9	17.5	624	72	1.5	2.1	206	0.75	0.26	30	0.04	46	3.0	1.0
	肉団子と白菜の中国風スープ	87	213	15.0	11.9	11.1	563	63	1.3	2.2	153	0.48	0.21	23	0.11	54	2.3	2.7
魚のおかず	サケのムニエル グリーンソース	88	264	19.3	17.5	5.8	537	43	1.3	0.7	193	0.16	0.25	12	1.00	74	1.1	1.0
	サワラのワイン蒸し	89	153	16.4	7.9	2.7	476	35	1.1	0.9	41	0.09	0.30	18	1.32	48	0.8	0.4
	キンメダイの煮物	90	177	16.0	7.3	12.9	546	98	1.6	0.4	154	0.07	0.12	16	1.12	48	0.8	2.0
	タラのみそマヨネーズホイル焼き	91	258	16.6	13.5	17.6	684	45	0.9	0.7	31	0.18	0.13	36	0.99	74	1.9	1.3
	カジキのなべ照り焼き	92	144	20.1	3.5	8.6	412	15	0.8	0.7	20	0.10	0.11	26	0.49	37	0.9	1.4
	サバの中国風あんかけ	93	306	17.9	19.8	12.3	403	22	1.2	1.0	159	0.14	0.25	10	1.78	52	1.1	2.3
卵のおかず	にんじん入りスクランブルエッグ	94	162	9.8	12.1	2.3	142	101	1.2	1.1	273	0.05	0.31	1	0.13	268	0.5	0.8
	ポーチドエッグ おろしあんかけ	95	114	8.2	6.2	5.3	178	40	1.3	0.9	90	0.05	0.27	3	0.10	252	0.4	1.2
	スペイン風オムレツ	96	198	10.1	13.2	8.6	284	90	1.3	1.2	131	0.08	0.31	15	0.36	262	0.8	1.0
	納豆オムレツ	97	222	12.6	15.6	7.1	367	69	2.0	1.3	140	0.09	0.39	9	0.55	273	2.2	1.1
大豆製品のおかず	豆腐とカニの中国風うま煮	98	157	13.3	8.5	6.7	308	145	1.2	2.0	17	0.13	0.10	30	0.58	16	1.5	1.3
	豆腐のエビあんかけ	99	147	14.2	4.6	13.2	395	91	1.5	1.3	1	0.19	0.10	0	0.30	45	0.5	2.2
	豆腐のみそグラタン	100	499	25.0	38.5	12.8	717	345	2.8	1.6	231	0.25	0.26	17	1.66	21	2.5	2.7
	麻婆風高野豆腐	101	278	21.0	18.1	6.4	243	147	2.0	2.2	3	0.46	0.12	3	0.75	34	1.1	1.2
野菜のおかず	のっぺい汁	102	111	7.8	0.2	20.5	1101	78	1.1	1.5	148	0.12	0.10	22	0.04	25	3.7	2.8
	白菜とホタテのとろみ煮	103	72	9.6	0.2	8.5	416	79	0.9	2.1	8	0.03	0.07	19	0.08	43	1.4	2.5
	ポテトの明太子サラダ	104	194	6.9	9.4	20.4	510	15	0.7	0.9	10	0.24	0.13	45	0.83	82	1.6	1.7
	青梗菜のクリーム煮	105	207	12.4	13.8	7.6	625	200	2.1	1.6	286	0.51	0.27	37	0.32	47	1.8	1.1
	大根とにんじんのごま酢あえ	106	58	1.5	2.8	7.6	196	77	0.7	0.4	68	0.04	0.03	7	0.01	0	1.7	0.7
	アボカドのサラダ	106	244	7.1	22.0	7.4	657	20	0.8	0.7	16	0.11	0.19	20	0.70	31	4.2	0.7
	はるさめのサラダ	107	174	4.3	6.0	26.2	307	45	0.8	0.3	52	0.11	0.19	19	0.04	8	2.0	1.4
	野菜のワイン蒸し	107	50	3.6	0.4	10.9	518	48	0.9	0.6	164	0.11	0.15	90	0	0	4.3	0.5
主食	親子丼	108	475	24.1	13.9	72.5	500	57	1.9	3.0	144	0.14	0.44	7	0.17	321	1.3	2.1
	洋風おじや	109	479	18.8	20.3	52.9	441	64	1.7	1.8	148	0.12	0.31	26	0.68	278	2.1	1.8
	玉ねぎとごはんのグラタン	110	339	13.4	10.8	44.7	321	89	0.9	1.5	98	0.10	0.18	5	0.08	174	1.1	0.9
	フレンチトーストチーズサンド	111	454	16.6	23.8	42.2	266	255	1.0	1.8	190	0.11	0.38	1	0.18	177	1.4	1.7
	汁ビーフン	112	274	8.2	4.1	50.2	329	97	1.3	0.7	180	0.10	0.11	38	0.18	4	2.8	3.1
	焼きうどん	113	298	14.9	8.5	39.6	406	95	1.8	1.2	62	0.13	0.24	47	0.37	162	3.8	2.6
おやつ	パンとバナナのプディング	114	193	6.7	9.0	21.3	233	88	0.6	0.7	78	0.06	0.20	5	0.07	101	0.8	0.5
	おさつケーキ	115	201	4.7	4.3	36.1	361	83	0.7	0.5	25	0.10	0.13	15	0.04	43	1.9	0.3
	簡単レンジ焼きりんご	116	146	0.3	3.4	30.9	167	6	0	0	23	0.03	0.02	6	0.01	8	2.3	0.1
	ヨーグルトマンゴーシャーベット	117	85	2.3	2.0	14.9	134	76	0	0.3	29	0.03	0.10	6	0.01	8	0.2	0.1
	ピーチカッテージチーズ	117	136	4.3	1.4	27.6	58	19	0.3	0.3	13	0.01	0.06	2	0.01	6	0.7	0.3

著者プロフィール

■病態監修

宮﨑招久（みやざき・あきひさ）

順天堂大学医学部名誉教授。
順天堂大学医学部附属練馬病院消化器内科特任教授。1979年、順天堂大学医学部卒業後、1984年にカナダトロント大学医学部附属小児病院病理学留学。専門分野は消化器疾患、肝臓病。日本消化器病学会専門医・指導医、日本肝臓学会専門医・指導医。

■栄養指導・献立

髙橋徳江（たかはし・とくえ）

順天堂大学医学部附属浦安病院栄養科課長。
1980年、女子栄養大学卒業。順天堂大学医学部附属順天堂医院栄養部、順天堂大学医学部附属練馬病院を経て、2018年より現職。生活習慣病をはじめとする種々の疾病の栄養相談・栄養管理に従事。共著に『糖尿病の満足ごはん』（女子栄養大学出版部）ほか多数。

STAFF

料理製作■今井久美子
撮影■青山紀子
スタイリング■渡辺孝子
調理アシスタント■松浦橋子
本文デザイン・DTP■足立秀夫
カバー・表紙・大扉デザイン■鈴木住枝（Concent,Inc）
イラスト■前田はんきち
校正■滄流社
編集■足立礼子

食事療法はじめの一歩シリーズ

消化がよく胃腸にやさしい

胃・十二指腸潰瘍の安心ごはん

2015年3月23日　初版第1刷発行
2020年10月15日　初版第3刷発行

著者■宮﨑招久、髙橋徳江
発行者■香川明夫
発行所■女子栄養大学出版部

〒170-8481　東京都豊島区駒込3-24-3
電話■03-3918-5411（営業）
　　03-3918-5301（編集）
ホームページ■http://www.eiyo21.com
振替■00160-3-84647
印刷所■凸版印刷株式会社

ISBN978-4-7895-1875-8